循序渐进学习
冠状动脉慢性完全闭塞病变介入治疗
Manual of Chronic Total Occlusion Interventions
A Step-by-Step Approach

第 2 版

主　编　Emmanouil Brilakis
主　译　李　悦　徐　波
副主译　孙党辉　公永太　薛竞宜　盛　力　程　翔

人民卫生出版社
·北　京·

敬告

本书的作者、译者及出版者已尽力使书中的知识符合出版当时普遍接受的标准。但医学在不断地发展，随着科学研究的不断探索，各种诊断分析程序和临床治疗方案以及药物使用方法都在不断更新。强烈建议读者在使用本书涉及的诊疗仪器或药物时，认真研读使用说明，尤其对于新的产品更应如此。出版者拒绝对因参照本书任何内容而直接或间接导致的事故与损失负责。

需要特别声明的是，本书中提及的一些产品名称（包括注册的专利产品）仅仅是叙述的需要，并不代表作者推荐或倾向于使用这些产品；而对于那些未提及的产品，也仅仅是因为限于篇幅不能一一列举。

本着忠实于原著的精神，译者在翻译时尽量不对原著内容做删节。然而由于著者所在国与我国的国情不同，因此一些问题的处理原则与方法，尤其是涉及宗教信仰、民族政策、伦理道德或法律法规时，仅供读者了解，不能作为法律依据。读者在遇到实际问题时应根据国内相关法律法规和医疗标准进行适当处理。

图书在版编目（CIP）数据

循序渐进学习冠状动脉慢性完全闭塞病变介入治疗/（美）埃马努伊尔·布瑞拉基斯（Emmanouil Brilakis）主编；李悦，徐波主译. —北京：人民卫生出版社，2022.2

ISBN 978-7-117-31269-1

Ⅰ.①循…　Ⅱ.①埃…②李…③徐…　Ⅲ.①冠状血管-动脉疾病-介入性治疗　Ⅳ.①R543.305

中国版本图书馆 CIP 数据核字（2021）第 028510 号

人卫智网　www.ipmph.com　医学教育、学术、考试、健康，
购书智慧智能综合服务平台
人卫官网　www.pmph.com　人卫官方资讯发布平台

图字：01-2019-7824 号

循序渐进学习
冠状动脉慢性完全闭塞病变介入治疗
Xunxujianjin Xuexi Guanzhuang Dongmai Manxing
Wanquan Bise Bingbian Jieru Zhiliao

主　　译：李　悦　徐　波
出版发行：人民卫生出版社（中继线 010-59780011）
地　　址：北京市朝阳区潘家园南里 19 号
邮　　编：100021
E - mail：pmph @ pmph. com
购书热线：010-59787592　010-59787584　010-65264830
印　　刷：北京汇林印务有限公司
经　　销：新华书店
开　　本：889×1194　1/16　印张：20　字数：620 千字
版　　次：2022 年 2 月第 1 版
印　　次：2022 年 3 月第 1 次印刷
标准书号：ISBN 978-7-117-31269-1
定　　价：218. 00 元

打击盗版举报电话：010-59787491　E - mail：WQ @ pmph. com
质量问题联系电话：010-59787234　E - mail：zhiliang @ pmph. com

循序渐进学习
冠状动脉慢性完全闭塞病变介入治疗

Manual of Chronic Total Occlusion Interventions
A Step-by-Step Approach

第 2 版

主　编　Emmanouil Brilakis
主　译　李　悦　徐　波
副主译　孙党辉　公永太　薛竞宜　盛　力　程　翔
译　者（以汉语拼音为序）

曹　阳（哈尔滨医科大学附属第一医院）　　石治宇（哈尔滨医科大学附属第一医院）
程　翔（华中科技大学同济医学院附属　　宋鹏伟（哈尔滨医科大学附属第一医院）
　　　　协和医院）　　　　　　　　　　孙党辉（哈尔滨医科大学附属第一医院）
董　国（哈尔滨医科大学附属第一医院）　　孙建涛（哈尔滨医科大学附属第一医院）
公永太（哈尔滨医科大学附属第一医院）　　孙延明（哈尔滨医科大学附属第一医院）
井　玲（哈尔滨医科大学附属第一医院）　　王定宇（哈尔滨医科大学附属第一医院）
李　悦（哈尔滨医科大学附属第一医院）　　王中华（哈尔滨医科大学附属第一医院）
李俭强（哈尔滨医科大学附属第一医院）　　兴树丰（哈尔滨医科大学附属第一医院）
李　爽（哈尔滨医科大学附属第一医院）　　徐　波（中国医学科学院阜外医院）
李天开（哈尔滨医科大学附属第一医院）　　徐　巍（哈尔滨医科大学附属第一医院）
李文鹏（哈尔滨医科大学附属第一医院）　　薛竞宜（哈尔滨医科大学附属第一医院）
梁　玉（哈尔滨理工大学外国语学院）　　　杨　勇（华中科技大学同济医学院附属
刘　越（哈尔滨医科大学附属第一医院）　　　　　　协和医院）
刘广忠（哈尔滨医科大学附属第一医院）　　张　松（哈尔滨医科大学附属第一医院）
潘　薇（哈尔滨医科大学附属第一医院）　　赵继义（哈尔滨医科大学附属第一医院）
邵　群（哈尔滨医科大学附属第三医院）　　赵玉娟（哈尔滨医科大学附属第一医院）
盛　力（哈尔滨医科大学附属第一医院）　　邹轶伦（哈尔滨医科大学附属第一医院）

人民卫生出版社
·北　京·

Manual of Chronic Total Occlusion Interventions：A Step-by-Step Approach，2nd edition

Emmanouil Brilakis

ISBN：978-0-12-809929-2

Copyright © 2018 Elsevier Inc. All rights reserved.

Authorized Chinese translation published by People's Medical Publishing House.

《循序渐进学习冠状动脉慢性完全闭塞病变介入治疗》（第 2 版）（李悦、徐波主译）

ISBN：978-7-117-31269-1

注意

本书涉及领域的知识和实践标准在不断变化。新的研究和经验拓展我们的理解，因此须对研究方法、专业实践或医疗方法作出调整。从业者和研究人员必须始终依靠自身经验和知识来评估和使用本书中提到的所有信息、方法、化合物或本书中描述的实验。在使用这些信息或方法时，他们应注意自身和他人的安全，包括注意他们负有专业责任的当事人的安全。在法律允许的最大范围内，爱思唯尔、译文的原文作者、原文编辑及原文内容提供者均不对因产品责任、疏忽或其他人身或财产伤害及/或损失承担责任，亦不对由于使用或操作文中提到的方法、产品、说明或思想而导致的人身或财产伤害及/或损失承担责任。

序 1

冠状动脉慢性闭塞（CTO）病变介入治疗难度大、风险高，对心血管介入治疗医生的经验和技术都有很高的要求，是经皮冠状动脉介入治疗（PCI）最具挑战的领域。近年随着广泛的学术交流以及新器械和新技术的不断涌现，CTO病变介入治疗发展迅速，已成为PCI领域的全球性热点之一。

我国CTO病变介入治疗走过了20多年的艰辛历程，在众多专家学者们的不断努力下，国内CTO病变PCI技术迅速发展，并吸引越来越多的年轻介入医生投身其中。一些经验丰富的术者，CTO病变开通成功率已超过90%，但仍存在各地区、各级医院水平发展不均衡态势。规范CTO病变介入治疗流程及操作技术有助于全面提升我国CTO病变介入治疗整体水平。

李悦教授近年一直致力于CTO病变介入治疗技术在国内的开展与普及。2017年李悦教授主译的第1版《循序渐进学习冠状动脉慢性完全闭塞病变介入治疗》深入浅出地详细介绍了CTO病变PCI各种治疗技术，既是介入治疗初学者的重要培训教程，也有助于进阶者进一步提升技术水平。第2版《循序渐进学习冠状动脉慢性完全闭塞病变介入治疗》在第1版的基础上，系统介绍了CTO病变介入治疗领域的最新器械和技术进展，详细解析了各种新技术的操作要领和注意事项。该书内容系统翔实，病例和理论相结合，图文并茂，是一本具有很高参考价值的CTO病变介入治疗译著。我欣然为之作序，相信这部书能够对我们攻克CTO病变有很大帮助。

中国工程院院士
全军心血管病研究所所长
北部战区总医院心血管内科主任
中华心血管病分会主任委员
2021年5月8日于沈阳

序 2

　　慢性完全闭塞(chronic total occlusion,CTO)病变是近年来经皮冠状动脉介入治疗(percutaneous coronary intervention,PCI)发展最为迅速的领域,新理念、新技术的不断涌现,极大增进了我们对 CTO 病变介入治疗的理解,闭塞病变开通成功率大幅度提高。

　　不断学习该领域前沿知识和先进技术不仅是冠心病介入治疗医生提高自身业务能力的需要,也是使广大 CTO 病变患者得到更有效治疗,使患者获益最大化的需求。《循序渐进学习冠状动脉慢性完全闭塞病变介入治疗》英文原著是由美国著名 CTO 介入治疗专家 Emmanouil Brilakis 编写,全面介绍了 CTO 病变介入治疗的手术策略、技术要领、器械进展以及并发症防治等,并通过大量精美示意图和典型病例对 CTO 病变 PCI 的关键技术进行细化拆分和深入解析,为 CTO 病变介入治疗医生的成长指明了路径,大大降低了学习 CTO 病变介入治疗的难度。该书第 2 版与时俱进,在第 1 版基础上进行了大量内容更新,涵盖了近年来 CTO 病变介入治疗领域的最新进展,凝聚了当代 CTO 病变介入治疗理念和技术精华,是一本常读常新的学术专著。

　　近年来,我国 CTO 病变介入治疗整体水平虽然取得长足进步,但地区间发展不平衡、从事 CTO 病变介入治疗医生理论知识、实践经验和技术水平参差不齐等问题仍然存在,需要再充实、再规范、再提高。我很高兴看到李悦教授团队将本书翻译介绍给国内同行,相信该书的出版一定会对我国心血管介入治疗医生 CTO 病变介入治疗水平的提高和规范化发挥重要的推动作用,也一定会受到广大读者的关注和欢迎。

中国科学院院士
中国医师协会心血管内科医师分会会长
复旦大学附属中山医院心血管内科主任
上海市心血管病研究所所长
2021 年 5 月 18 日于上海

原著前言

冠状动脉慢性完全闭塞(chronic total occlusion,CTO)病变经皮冠状动脉介入治疗(percutaneous coronary intervention,PCI)被视为 CTO 病变介入治疗的最后堡垒。在我从事 CTO 病变介入治疗工作中,经常有人问我是如何取得现在的成就?对初学者有哪些建议?首先,我认为自己的技术水平尚未达到预期高度;其次,我们应该从每一例 CTO 病变介入治疗中总结经验,并虚心向每一位术者学习值得借鉴的技术和经验。我一直在努力提升自身技术,同时很欣慰地看到我的一些学生已经成为这个领域的佼佼者。冠心病介入治疗医生应牢记,治疗 CTO 病人不仅仅只是处理闭塞病变,更要关注患者远期获益;不应炫耀成功,而要不断反思和总结,努力提升技术水平,给患者提供最佳的治疗。PROGRESS、UK Hybrid、Euro CTO、Japanese Expert Registry 和 OPEN CTO 等研究显示,目前 CTO 病变 PCI 成功率已达 88%~92%,也就是说,只要你投入足够时间和精力去学习和实践,就能取得同样的成功率。

我的另一个建议是不要急于求成,要多考虑如何提升技术水平。成功的开通闭塞病变不等于成功的治疗。当你成功开通一例 CTO 病变,却耗时超过 2 小时,就要思考哪些地方还需要改进。观看手术演示时,要向术者学习安全、高效的手术策略和技术方法。需要注意的是,尽管有 30 多种不同种类的 CTO 介入治疗专用导丝和 10 多种微导管可供临床使用,但术者要熟悉哪些器械是必备的,并了解器械的细微差别以便在使用时能够扬长避短。

手术过程中,要及时调整手术策略,学会如何摆脱困境,提高效率。无论采取何种策略和技术,使心肌获得足够的血供是我们介入治疗的最终目标。阅读本书时,不要纠结过多的细节,而应通过本书的学习,能够在实践中采取最行之有效的策略和方法开通闭塞血管。

原则上开通 CTO 病变只有两个路径(正向和逆向)和两种技术(导丝升级和夹层再入真腔)。杂交策略的核心思想是制订最科学的介入手术方案,以提高手术成功率和效率。流程图为我们在术中遇到难题时,如导丝无法穿刺进入纤维帽、导丝通过侧支血管但微导管无法通过、正向和逆向纤维帽辨识不清等,提供相应的解决方案。推荐做读书笔记,并在实践中不断积累经验。

我常听有些术者讲"这个病例不能做,那个病例不能做……"。我认为没有不能开通的 CTO 病变,只有不愿意学习或乐于接受失败的术者。勇于实践的人一定会找到办法,为需要实现完全血运重建的患者开通闭塞血管。让我们一起努力为该领域的发展作出贡献,为患者提供更好的治疗。

William Lombardi MD

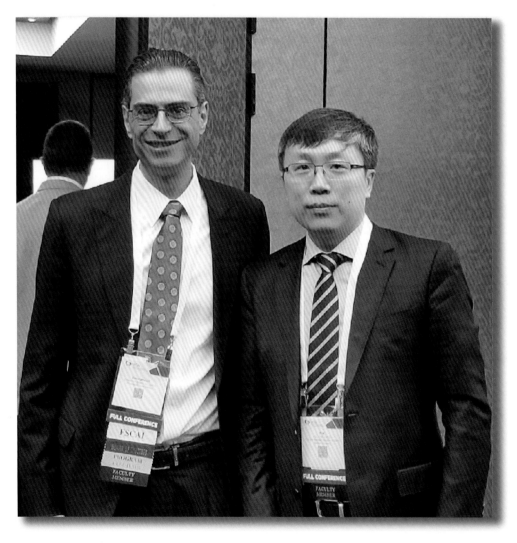

Emmanouil Brilakis 教授与李悦教授在 2019 SCAI 年会中合影留念

献词

献给 Nicole、Stelios 和 Thomas

编者名录

Khaldoon Alaswad, Wayne State University, Detroit, MI, United States

Ehrin J. Armstrong, University of Colorado School of Medicine, Denver, CO, United States

Alexandre Avran, Arnault Tzanck Institut St. Laurent du Var Nice Saint Laurent du Var, France

Lorenzo Azzalini, San Rafaelle Scientific Institute, Milan, Italy

Subhash Banerjee, University of Texas Southwestern Medical Center, Dallas, TX, United States

Nicolas Boudou, Rangueil University Hospital, Toulouse, France

Marouane Boukhris, University of Tunis El Manar, Tunis, Tunisia; Abderrahmen Mami Hospital, Ariana, Tunisia

Leszek Bryniarski, Jagiellonian University Medical College, Krakow, Poland

M.N. Burke, Minneapolis Heart Institute, Minneapolis, MN, United States

Mauro Carlino, San Raffaele Scientific Institute, Milan, Italy

Charles E. Chambers, Penn State University School of Medicine, Hershey, PA, United States

Konstantinos Charitakis, McGovern Medical School at Texas Medical Center, Houston, TX, United States

James W. Choi, Baylor Heart and Vascular Hospital at Baylor University Medical Center, Dallas, TX, United States

Antonio Colombo, San Raffaele Hospital and Columbus Hospital, Milan, Italy

Stephen L. Cook, Oregon Heart & Vascular Institute, Springfield, OR, United States

Kevin J. Croce, Harvard Medical School, Boston, MA, United States

Tony J. DeMartini, Interventional Cardiologist Advocate Heart Institute, Downers Grove, IL, United States

Ali E. Denktas, UT McGovern Medical School, Houston, TX, United States; Michael E. DeBakey VA Medical Center, Houston, TX, United States

Joseph Dens, Ziekenhuis Oost Limburg, Genk, Belgium

Anthony H. Doing,　UC Health Cardiology Medical Center of the Rockies, Loveland, CO, United States

Parag Doshi,　Chicago Cardiology Institute, Schaumburg, IL, United States

Mohaned Egred,　Freeman Hospital & Newcastle University, Newcastle upon Tyne, United Kingdom

Stephen Ellis,　Cleveland Clinic, Cleveland, OH, United States

Javier Escaned,　Hospital Clinico San Carlos and Universidad Complutense de Madrid, Madrid, Spain

Alfredo R. Galassi,　University of Catania, Catania, Italy

Santiago Garcia,　University of Minnesota, Minneapolis, MN, United States

Gabriele L. Gasparini,　Humanitas Research Hospital, Milan, Italy

Omer Goktekin,　Bezmialem Vakif University, Istanbul, Turkey

J. Aaron Grantham,　University of Missouri Kansas City, Kansas City, MO, United States

Luis A. Guzman,　Virginia Commonwealth University Pauley Heart Center, Richmond, VA, United States

Sean Halligan,　Avera Heart Hospital, Sioux Falls, SD, United States

Scott Harding,　Wellington Hospital, Wellington, New Zealand

Tarek Helmy,　St. Louis University School of Medicine, Saint Louis, MO, United States

Jose P.S. Henriques,　Academic Medical Centre of the University of Amsterdam, Amsterdam, The Netherlands

Elizabeth M. Holper,　The Heart Hospital Baylor Plano, Plano, TX, United States

Wissam Jaber,　Emory University School of Medicine, Atlanta, Georgia

Farouc Jaffer,　Harvard Medical School, Boston, MA, United States; Massachusetts General Hospital, Boston, MA, United States

Yangsoo Jang,　YUHS, Seoul, Republic of Korea

Risto Jussila,　Helsinki Heart Hospital, Helsinki, Finland

Sanjog Kalra,　Albert Einstein Medical Center, Philadelphia, PA, United States

Arun Kalyanasundaram,　Seattle Heart and Vascular Institute, Seattle, WA, United States

David E. Kandzari,　Piedmont Heart Institute, Atlanta, GA, United States

Judit Karacsonyi,　University of Texas Southwestern Medical Center and VA North Texas Healthcare System, Dallas, TX, United States; University of Szeged, Szeged, Hungary

Dimitri Karmpaliotis, Columbia University Medical Center, New York, NY, United States

Jaikirshan Khatri, Cleveland Clinic, Cleveland, OH, United States

Ajay J. Kirtane, Columbia University Medical Center, New York, NY, United States

Michalis J. Koutouzis, Hellenic Red Cross Hospital, Athens, Greece

Thierry Lefèvre, Hopital Privé Jacques Cartier, Massy, France

Nicholas J. Lembo, Columbia University Medical Center, New York, NY, United States

Martin B. Leon, Columbia University Medical Center, New York, NY, United States

John R. Lesser, Minneapolis Heart Institute, Minneapolis, MN, United States

William Lombardi, University of Washington, Seattle, WA, United States

Michael Luna, UT Southwestern Medical Center/Parkland Memorial Hospital, Dallas, TX, United States

Ehtisham Mahmud, University of California, San Diego, CA, United States

Kambis Mashayekhi, University Heartcenter Freiburg, Bad Krozingen, Germany

Lampros K. Michalis, University of Ioannina, Ioannina, Greece

Jeffrey Moses, Columbia University Medical Center, Roslyn, NY, United States; Columbia University Medical Center, New York, NY, United States

Bilal Murad, United Heart and Vascular Clinic, St. Paul, MN, United States

William J. Nicholson, Wellspan Health System, York, PA, United States

Göran Olivecrona, Skåne University Hospital-Lund/ University of Lund, Lund, Sweden

Mitul P. Patel, UC San Diego Sulpizio Cardiovascular Center, La Jolla, CA, United States

Stylianos A. Pyxaras, Coburg-Clinic, Coburg, Germany

Mark J. Ricciardi, Northwestern University Feinberg School of Medicine, Chicago, IL, United States

Stéphane Rinfret, McGill University, Montreal, QC, Canada

Habib Samady, Emory University School of Medicine, Atlanta, GA, United States

James Sapontis, Monash University, Melbourne, VIC, Australia

Kendrick Shunk, University of California, San Francisco, CA, United States

George Sianos, AHEPA University Hospital, Thessaloniki, Greece

Anthony J. Spaedy, Missouri Heart Center, Columbia, MO, United States

目录

第 1 章

CTO 病变 PCI 概述

一、CTO 病变定义

冠状动脉慢性完全闭塞(chronic total occlusion,CTO)病变是指冠状动脉完全闭塞,前向血流 TIMI 0 级,且闭塞时间超过 3 个月[1]。如无既往冠状动脉造影证据,闭塞时间通常依据靶血管区域心肌梗死病史和首次临床症状发作时间来推测[2]。

二、CTO 病变流行病学

冠状动脉 CTO 病变约占行诊断性冠状动脉造影病例的 1/3(表 1-1)[3-10]。加拿大一项多中心临床研究纳入 14 439 例冠状动脉造影患者,其中 18.4%的冠心病患者至少一支冠状动脉存在 CTO 病变[6]。既往行冠状动脉旁路移植术(coronary artery bypass graft,CABG)患者中 CTO 病变检出率达 54%,而接受直接经皮冠状动脉介入治疗(percutaneous coronary intervention,PCI)的急性 ST 段抬高型心肌梗死(ST-segment elevation myocardial infarction,STEMI)患者中约 10%合并 CTO 病变(图 1-1)。半数以上的 CTO 病变患者左心室功能正常。约 50%的 CTO 病变见于右冠状动脉(right coronary artery,RCA)。瑞典全国性注册研究和意大利多中心注册研究中,冠心病患者中 CTO 病变检出率分别为 16%[10]和 13%[9]。

表 1-1　CTO 病变检出率

第一作者	国家	发表年份	参与中心数量	患者总数	CTO 病变患病率/%	既往 CABG 患者中 CTO 病变患病率%
Kahn[3]	美国	1993	1	287	35	—
Christofferson[4]	美国	2005	1	8 004	52	—
Werner[5]	德国	2009	64	2 002	35	—
Fefer[6]	加拿大	2012	3	14 439	18	54
Jeroudi[7]	美国	2013	1	1 669	31	89
Azzalini[8]	加拿大	2015	1	2 514	20	87
Tomasello[9]	意大利	2015	12	13 423	13	—
Ramunddal[10]	瑞典	2016	30	89 872	16	—

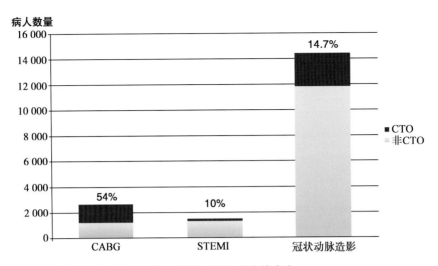

图 1-1　加拿大多中心大规模注册研究 CTO 病变检出率
Reproduced from Fefer P, Knudtson ML, Cheema AN, et al. Current perspectives on coronary chronic total occlusions: the Canadian multicenter chronic total occlusions registry. J Am Coll Cardiol 2012;59:991-7.

三、CTO 病变 PCI 适应证

CTO 病变的治疗方法包括最佳药物治疗(optimal medical therapy, OMT)和冠状动脉血运重建治疗(PCI 或 CABG)。

并非所有 CTO 病变都需要行血运重建。CTO 病变血运重建指征包括:存在心绞痛或其他心肌缺血症状如呼吸困难等;非侵入性检查提示存在心肌缺血证据;左心室功能障碍(图 1-2)[8,9,11]。PCI 推荐用

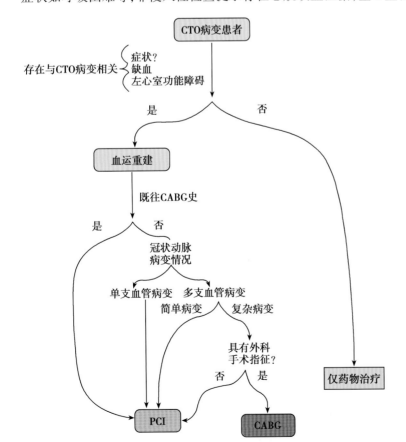

图 1-2　CTO 病变患者血运重建策略选择

CTO 病变患者血运重建策略选择流程:CTO 病变患者血运重建适应证为存在由于 CTO 病变导致的临床症状、严重心肌缺血或左心功能障碍。既往 CABG 患者由于再次行 CABG 术风险较高,故通常再次血运重建时选择 PCI。对于既往无 CABG 史的 CTO 病变患者,PCI 和 CABG 两种治疗策略均可选择:复杂多支血管病变患者建议选择 CABG;简单多支血管病变或单支血管病变或缺乏 CABG 适应证的患者建议行 PCI

Modified with permission from Azzalini L, Torregrossa G, Puskas JD, et al. Percutaneous revascularization of chronic total occlusions: rationale, indications, techniques, and the cardiac surgeon's point of view. Int J Cardiol 2017;231:90-96.

于单支 CTO 病变或 CABG 术后(尤其左侧内乳动脉至前降支桥血管通畅)患者。而合并冠状动脉多支血管病变或复杂血管病变的 CTO 病变患者(尤其合并糖尿病),更推荐行 CABG[11-13]。

CTO 病变患者是否行 PCI 主要取决于预期获益和风险。

(一) CTO 病变 PCI 获益评估

CTO 病变 PCI 的潜在获益主要取决于:①临床表现(如心肌缺血的症状及程度,心脏功能情况);②PCI 成功的可能性[14]。CTO 病变 PCI 风险主要包括术中不良事件[15]和远期不良事件(图 1-3)。

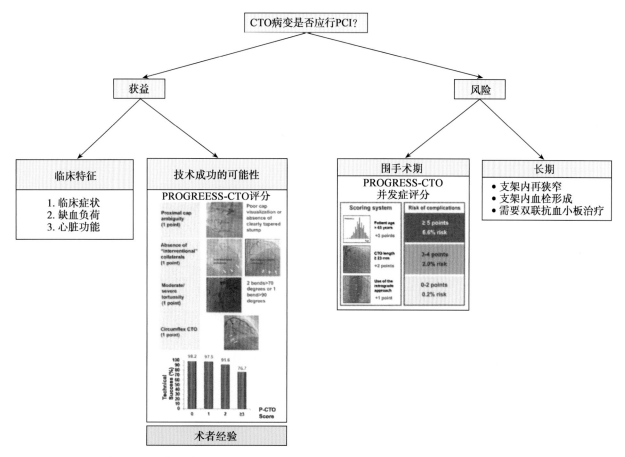

图 1-3　CTO 病变 PCI 决策思路
决定 CTO 病变是否行 PCI 主要取决于预期风险/获益比。预期获益主要考虑患者的临床特征和介入技术成功的可能性。潜在风险包括围手术期风险和长期风险。采用评分系统如 PROGRESS-CTO 评分[14]和 PROGRESS-CTO 并发症评分[15]可对 CTO 病变 PCI 术的成功可能性和围手术期的并发症风险进行评估

CTO 病变 PCI 获益主要是心肌缺血症状的改善。对于无心肌缺血症状的 CTO 病变患者,只有存在较大区域(>10%)心肌缺血时才考虑行 PCI。

CTO 病变患者可能仅表现为进行性体力活动受限或呼吸困难,而无典型心绞痛症状[16]。对此类患者,建议首先行运动平板试验、6 分钟步行试验和生活质量问卷调查等客观性评估。

1. CTO 病变 PCI 的临床获益

CTO 病变成功 PCI 带来的获益包括:

(1) 改善生活质量

对于 CTO 病变诱发难治性心绞痛的患者,CTO 病变成功 PCI 可以减轻或消除心绞痛症状,减少对抗心绞痛药物的需求并提高运动耐量[17-20]。

有些 CTO 病变患者可能并无典型心绞痛症状,而仅表现为呼吸困难和/或乏力[16]。这些症状易被忽视,或错误地归咎于自然衰老或其他因素。Bruckel 等[21]报道,部分 CTO 病变患者还伴有抑郁症状,

此类患者成功 PCI 后获益更大。

CTO 病变成功 PCI 后,患者可减少甚至完全停用抗心绞痛药物,降低相关花费和副作用。有性功能障碍的男性冠心病患者停用硝酸酯类药物后,可恢复使用磷酸二酯酶抑制剂(如西地那非、伐地那非和他达那非)。DECISION-CTO 研究纳入 834 例 CTO 病变患者,随机分为 OMT 组和 OMT 联合 PCI 组,中位随访 3.1 年结果显示,OMT 组与 OMT 联合 PCI 组具有相似的临床预后。但该研究存在很多局限性:入组患者未达预期数量提前终止;18% OMT 组患者接受了 PCI 治疗;两组患者中大多数同时接受了非CTO 病变 PCI;入组患者多为轻症患者。EuroCTO 研究由于入组缓慢而提前终止,但对已纳入的 407 例患者随访 12 个月显示,OMT 联合 PCI 组患者西雅图心绞痛量表得分明显高于单纯 OMT 组。

(2) 减少 CABG 需求

CABG 可降低复杂多支病变患者死亡率和心肌梗死发生风险。虽然对于 Syntax 评分≤22 的冠心病患者,PCI 和 CABG 治疗预后相似[22](图 1-3),但对于复杂冠状动脉病变,CABG 仍是首选的血运重建策略。现实中很多患者因担心外科手术并发症和术后恢复问题,拒绝接受 CABG 治疗。存在多种合并症或既往曾行 CABG 的患者行 CABG 风险较高,PCI 为此类患者提供了另一选择。右冠状动脉或左回旋支单支 CTO 病变、难治性心绞痛和既往行 CABG(特别是左侧内乳动脉-左前降支桥血管仍通畅)患者更适合行 PCI(图 1-3)[13]。

(3) 减少心肌缺血

多项研究证实,即使 CTO 病变靶血管已有良好侧支循环建立,但实际上仍然存在心肌缺血。在一项纳入 92 例 CTO 病变患者的研究中,微导管通过 CTO 病变后(未行球囊扩张和支架置入)立刻行靶血管血流储备分数(fractional flow reserve,FFR)检测,结果显示 78% 的患者 FFR 值<0.80[22]。另一项纳入 50 例 CTO 病变的研究也发现,无论侧支循环建立程度如何,CTO 病变靶血管支配区域均存在心肌缺血(图 1-4)[24]。

在成功开通 CTO 病变后,为 CTO 病变提供侧支循环的供血血管自身病变的血流动力学会发生改变。Sachdeva 等[25]观察 14 例 CTO 病变血运重建前后供血血管(均存在 30%~70% 狭窄病变)血流储备分数变化,发现有 9 支供血血管基线 FFR 值<0.80,在 CTO 病变开通后再次行 FFR 检测,其中 6 支供血血管的FFR 值>0.80,供血血管 FFR 平均值在 CTO 病变开通后增加了 0.098±0.04。另一项研究结果显示,CTO 病变开通后,供血血管 FFR 平均值增加了 0.03[26]。因此,对为 CTO 病变提供侧支循环供血血管的 FFR 检测结果解读需谨慎。

一项纳入 301 例 CTO 病变患者研究中,所有患者于 PCI 前后分别行心肌灌注显像评估心肌缺血范围,结果发现术前缺血负荷>12.5% 的 CTO 病变患者成功 PCI 后心肌缺血负荷显著降低,提示心肌缺血程度越重的 CTO 病变患者成功 PCI 后获益越大[27]。

在 SYNTAX 研究中,CTO 病变是 PCI 治疗多支血管病变患者非完全性血运重建的最强独立预测因子。无论选择 CABG 或 PCI,非完全性血运重建都与术后 4 年包括死亡在内的临床不良事件发生率显著增加相关[28]。

(4) 改善左心室收缩功能

研究发现,如 CTO 病变靶血管支配区域存在存活心肌,CTO 病变血运重建成功且靶血管血流保持通畅的患者,左心室收缩功能显著改善[29-37]。对伴有收缩性心力衰竭的患者,成功开通闭塞病变能够显著改善左心室射血分数、纽约心功能分级和心绞痛症状,并降低 BNP 水平[38]。一项研究随访 3 年发现,CTO 病变成功 PCI 可以改善左心室重构并提高左心室射血分数[35]。

> **提示**
>
> 心肌存活可用多种技术进行评估。如果受累心肌节段运动幅度减低,且心电图相应导联无病理性 Q 波形成,提示该区域有心肌存活[39]。

EXPLORE 研究旨在观察对直接 PCI 后 1 周内的 STEMI 患者非梗死相关血管 CTO 病变行 PCI 能否改善左心室射血分数并降低左心室舒张末容积。该研究中 CTO 病变 PCI 手术成功率为 73%,随访 4 个月结果显示,与单纯药物治疗相比,早期 CTO 病变 PCI 治疗并未进一步改善左心室射血分数和左心室舒张末容积(图 1-4)[40],但亚组分析显示左前降支 CTO 病变 PCI 术后左心功能得到改善。

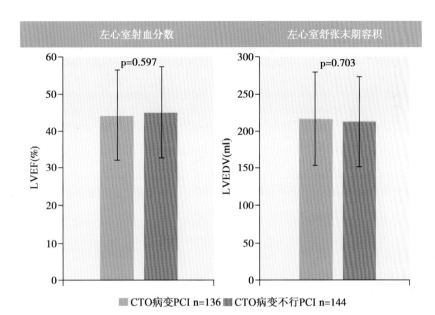

图 1-4　STEMI 患者行 CTO 病变 PCI 后随访 4 个月时左心室功能和结构改变
两组患者总体左心室射血分数和左心室舒张期末容积没有统计学差异。但亚组分析显示左前降支 CTO 病变患者 PCI 术后左心功能得到改善
Reproduced with permission from Henriques JP, Hoebers LP, Ramunddal T, et al. Percutaneous intervention for concurrent chronic total occlusions in patients with STEMI: the EXPLORE trial. J Am Coll Cardiol 2016; 68: 1622-32.

（5）改善远期生存率

多项观察性研究[41-43]和荟萃分析[18,44,45]结果显示,与 CTO 病变 PCI 未成功患者相比,CTO 病变成功 PCI 患者具有更高的远期生存率。对于存在良好侧支循环的 CTO 病变患者,结果同样如此[46]。另有研究报道,与非 CTO 病变冠心病患者相比,CTO 病变患者具有较高的死亡率[10]。成功开通 CTO 病变可改善患者远期生存率的可能原因包括提高患者在供血血管发生急性闭塞时的耐受性,改善心肌收缩功能和降低缺血性心律失常发生风险。但遗憾的是,上述研究均为回顾性、观察性研究,没有与仅接受药物治疗的对照组进行比较。新近两项随机对照研究 DECISION CTO 研究和 EuroCTO 研究显示,随访期间单纯 OMT 和 OMT 联合 PCI 两组间不良心血管事件发生率无显著差别,这可能与研究存在的诸多局限性有关。

（6）提高患者对急性心肌缺血事件的耐受性

与非 CTO 病变患者相比,CTO 病变患者发生急性冠脉综合征(acute coronary syndrome,ACS)时早期和远期临床预后都更差[47-50](图 1-5)。

尽管尚无前瞻性研究证实 CTO 病变"预防性"PCI 能够改善患者以后发生 ACS 时的临床预后[51],但荟萃分析结果显示,STEMI 患者中非梗死相关动脉 CTO 病变(占全部患者的 11.7%)与全因死亡率增加相关(OR 2.90,P<0.001,中位随访时间 25.2 个月)[52],提示"预防性"PCI 可能使 CTO 病变患者获益。

（7）降低心律失常发生风险

心肌缺血是导致室性心律失常最常见原因之一。VACTO 研究结果显示,162 例置入埋藏式心脏复律除颤器的缺血性心肌病患者中,44% 的患者至少存在 1 处 CTO 病变[53]。在 26 个月中位随访时间内,CTO 病变与室性心律失常发生率和死亡率密切相关(P<0.01),但该发现在后续研究中并未得到验证[54]。有研究报道,梗死相关动脉 CTO 病变是室性心动过速消融术后复发的独立预测因子[55]。开通 CTO 病变可以减少心肌缺血诱发的心律失常[56]。

2. 评估 CTO 病变 PCI 成功率

既往 CTO 病变 PCI 成功率约 70%~80%[57],随着新器械、新技术和新治疗策略的发展,CTO 病变

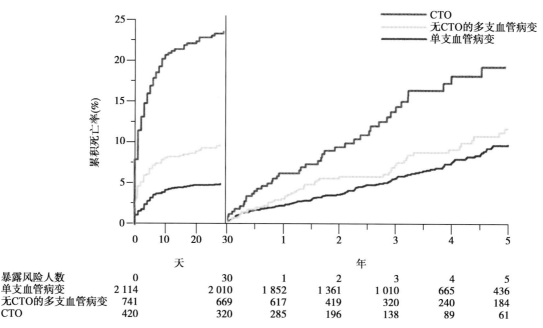

图 1-5　CTO 病变对 STEMI 患者预后的影响

Reproduced with permission from Claessen BE,van der Schaaf RJ,Verouden NJ,et al. Evaluation of the effect of a concurrent chronic total occlusion on long-term mortality and left ventricular function in patients after primary percutaneous coronary intervention. JACC Cardiovasc Interv 2009;2:1128-34.

PCI 成功率显著提高。一些著名的心脏中心 CTO 病变 PCI 成功率可达到 85%～90%[58-62]，但一些缺乏经验的心脏中心 CTO 病变 PCI 成功率仍较低。美国国家心血管注册研究显示,2009～2013 年美国 CTO 病变 PCI 平均成功率仅为 59%[63]。

CTO 病变 PCI 成功与否主要取决于术者的经验和病变复杂程度。目前已有多种基于冠状动脉造影参数和临床参数的评分系统用于预测 CTO 病变 PCI 成功率(表 1-2)[14,60,64,65]。

表 1-2　CTO 病变 PCI 预测评分系统比较

	J-CTO 评分[64]	CL 评分[65]	PROGRESS-CTO 评分[14]	ORA 评分[60]
参数个数	5	6	4	3
患者数量	494	1 657	781	1 073
数据来源	日本 12 家中心	法国 2 家中心	美国 7 家中心	单一术者
时间	2006—2007	2004—2013	2012—2015	2005—2014
总体成功率	86.6% （导丝通过）	72.5% （手术成功）	92.9% （技术成功）	91.9% （技术成功）
临床参数				
年龄≥75 岁				+
既往 CABG 史		+		
既往 MI 史		+		
既往 CTO PCI 失败	+			
造影参数				
钝头残端	+	+	+[a]	
开口 CTO 病变				+
严重钙化	+	+		

表 1-2　CTO 病变 PCI 预测评分系统比较（续）

	J-CTO 评分[64]	CL 评分[65]	PROGRESS-CTO 评分[14]	ORA 评分[60]
严重迂曲	+		+	
CTO 病变长度>20mm	+	+		
CTO 病变靶血管		+（非 LAD）	+（LCX）	
侧支循环			+ （适于介入）	+ （Rentrop 分级<2 级）

　　CABG,冠状动脉旁路血管移植术;CTO,慢性完全闭塞病变;CL 评分,基于临床特征与病变特征的评分系统;J-CTO 评分,基于日本 CTO 病变多中心注册研究的评分系统;LAD,前降支;LCX,回旋支;MI,心肌梗死;PCI,经皮冠状动脉介入治疗;PROGRESS-CTO 评分,基于全球慢性闭塞性病变介入治疗前瞻性注册研究的评分系统;ORA 评分,基于开口位置、侧支灌注 Rentrop 分级和年龄的一种简易评分系统。
　　ᵃ 近端纤维帽辨识不清

　　日本多中心 CTO 注册研究总结出的 J-CTO 评分是最早应用于临床的 CTO 病变评分系统,该评分纳入 5 个冠状动脉造影参数（闭塞段长度≥20mm、近端纤维帽呈钝形残端、CTO 病变内可见钙化、闭塞段走行迂曲、既往尝试开通失败,每个参数计 1 分,累计 5 分）,可用于预测 30 分钟内导丝成功通过 CTO 病变的可能性（图 1-6）[64]。

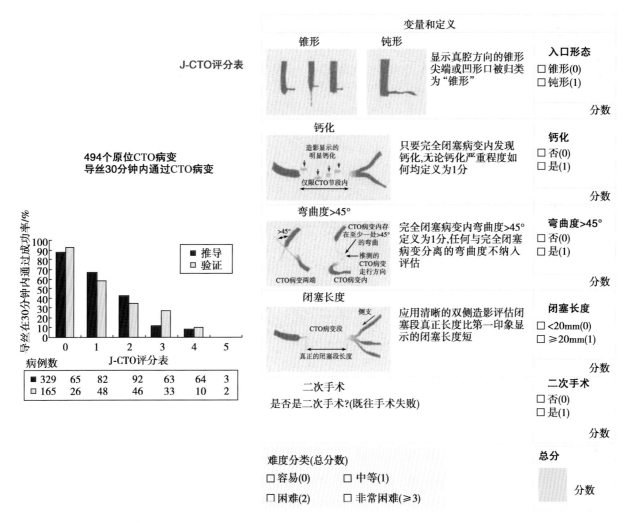

图 1-6　J-CTO 评分
用于预测导丝 30 分钟内成功通过 CTO 病变的可能性
Reproduced with permission from Morino Y,Abe M,Morimoto T,et al. Predicting successful guidewire crossing through chronic total occlusion of native coronary lesions within 30 minutes;the J-CTO(Multicenter CTO Registry in Japan)score as a difficulty grading and time assessment tool. JACC Cardiovasc Interv 2011;4:213-21.

另一个常用的 CTO 病变评分系统是基于全球慢性闭塞性病变介入治疗前瞻性注册研究提出的 PROGRESS-CTO 评分,该评分纳入四个冠状动脉造影参数(近端纤维帽辨识不清、闭塞段中-重度迂曲、回旋支 CTO 病变、缺乏可用于行逆向 PCI 的侧支血管,每个参数计为 1 分,合计 4 分),可用于预测 CTO 病变 PCI 的技术成功率(图 1-7)[14]。

多种 CTO 病变 PCI 评分系统请访问 *http://www.progresscto.org/cto-scores*。

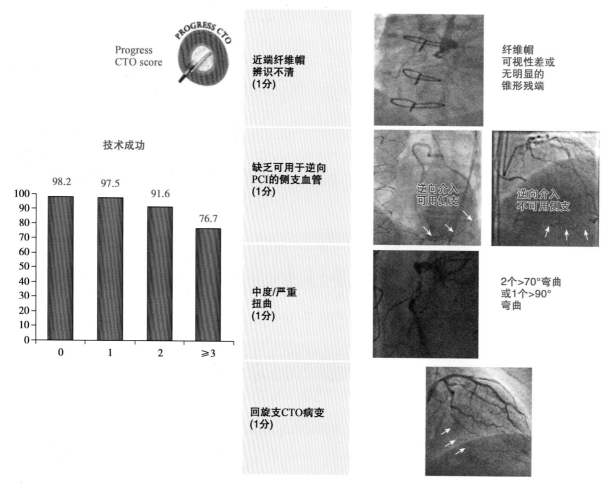

图 1-7 PROGRESS-CTO 评分

用于预测 CTO 病变 PCI 技术成功率

Reproduced with permission from Christopoulos G, Kandzari DE, Yeh RW, et al. Development and Validation of a Novel Scoring System for Predicting Technical Success of Chronic Total Occlusion Percutaneous Coronary Interventions: the PROGRESS CTO(Prospective Global Registry for the Study of Chronic Total Occlusion Intervention)Score. JACC Cardiovas Interv 2016;9:1-9.

(二) 风险评估

1. 并发症评分

与非 CTO 病变 PCI 相比,CTO 病变 PCI 并发症风险显著增加。美国国家心血管注册研究显示,CTO 病变 PCI 主要不良心血管事件(major adverse cardiac events, MACE)发生率为 1.6%,而非 CTO 病变 PCI 的 MACE 发生率为 0.8%(P<0.001)[63]。全球慢性闭塞性病变介入治疗前瞻性注册研究显示,CTO 病变 PCI 的 MACE 发生率为 2.8%,且与年龄>65 岁、闭塞病变长度≥23mm 和采用逆向技术密切相关[15,66]。PROGRESS-CTO 并发症评分可用于预测 CTO 病变 PCI 的 MACE 发生风险(图 1-8)[15]。

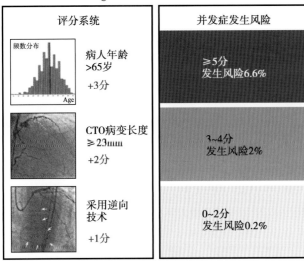

图 1-8　PROGRESS-CTO 并发症评分
该评分用于预测 CTO 病变 PCI 围手术期并发症发生风险。围手术期并发症包括死亡、心肌梗死、需要再次紧急血运重建（PCI 或 CABG）、需要心包穿刺术或心脏外科处理的心脏压塞和卒中等院内不良事件
Reproduced with permission from Danek BA, Karatasakis A, Karmpaliotis D, et al. Development and Validation of a Scoring System for Predicting Periprocedural Complications during Percutaneous Coronary Interventions of Chronic Total Occlusions: the Prospective Global Registry for the Study of Chronic Total Occlusion Intervention (PROGRESS CTO) Complications Score. J Am Heart Assoc 2016; 5. (open access article).

2. CTO 病变 PCI 的禁忌证

绝对禁忌证：

　　不能耐受 P2Y12 抑制剂治疗的患者（如高危出血患者）。对应用 P2Y12 抑制剂有禁忌的患者建议行 CABG。

相对禁忌证：

1. 不能耐受长期双联抗血小板治疗（见第 11 章）。
2. 既往曾发生躯干皮肤放射性损伤。
3. 合并慢性肾脏疾病。由于 CTO 病变 PCI 术中可能需要使用大剂量对比剂，增加肾脏损害风险。
4. 既往放射线（尤其是近期、高剂量）暴露史或既往曾接受多次、长时间放射线照射的心脏手术。
5. 肝素诱导的血小板减少症（尽管可考虑使用比伐卢定）。
6. 对比剂过敏。

四、CTO 病变 PCI 指南推荐

　　2011 年美国 ACC/AHA 冠心病 PCI 指南中推荐：如临床适应证恰当、病变解剖特点适合且由介入治疗经验丰富的术者实施，CTO 病变 PCI 是合理的（Ⅱa 类推荐，B 级证据）[67]。2014 年 ESC/EAS 指南中推荐：如预计 CTO 病变 PCI 能够改善供血区域心肌缺血或/和缓解心绞痛症状，应考虑行 PCI（Ⅱa 类推荐，B 级证据）[68]。尽管有临床指南可以遵循，但不同医生和医疗机构之间在 CTO 病变患者治疗策略选择上仍存在显著差异[6]。

　　总之，具有临床适应证的冠状动脉 CTO 病变成功实施 PCI 能够使患者显著获益。无其他冠状动脉病变但存在心绞痛症状的患者，即使存在良好侧支循环，CTO 病变靶血管相应供血心肌区域通常仍会存在缺血，而持续心肌缺血将导致临床预后不良。CTO 病变成功 PCI 对于实现完全血运重建和缓解心肌缺血症状具有重要意义。CTO 病变 PCI 时机的选择主要取决于对手术预期风险和获益的权衡，需要以患者为中心进行个体化处理。如何成功和安全地实施 CTO 病变 PCI 将在以后章节中进行详细阐述。

（刘广忠　译）

参考文献

1. Stone GW, Kandzari DE, Mehran R, et al. Percutaneous recanalization of chronically occluded coronary arteries: a consensus document: part I. *Circulation* 2005;**112**:2364–72.

2. Hochman JS, Lamas GA, Buller CE, et al. Coronary intervention for persistent occlusion after myocardial infarction. *N Engl J Med* 2006;**355**:2395–407.

3. Kahn JK. Angiographic suitability for catheter revascularization of total coronary occlusions in patients from a community hospital setting. *Am Heart J* 1993;**126**:561–4.

4. Christofferson RD, Lehmann KG, Martin GV, Every N, Caldwell JH, Kapadia SR. Effect of chronic total coronary occlusion on treatment strategy. *Am J Cardiol* 2005;**95**:1088–91.

5. Werner GS, Gitt AK, Zeymer U, et al. Chronic total coronary occlusions in patients with stable angina pectoris: impact on therapy and outcome in present day clinical practice. *Clin Res Cardiol* 2009;**98**:435–41.

6. Fefer P, Knudtson ML, Cheema AN, et al. Current perspectives on coronary chronic total occlusions: the Canadian multicenter chronic total occlusions registry. *J Am Coll Cardiol* 2012;**59**:991–7.

7. Jeroudi OM, Alomar ME, Michael TT, et al. Prevalence and management of coronary chronic total occlusions in a tertiary veterans affairs hospital. *Catheter Cardiovasc Interv* 2014;**84**:637–43.

8. Azzalini L, Jolicoeur EM, Pighi M, et al. Epidemiology, management strategies, and outcomes of patients with chronic total coronary occlusion. *Am J Cardiol* 2016;**118**:1128–35.

9. Tomasello SD, Boukhris M, Giubilato S, et al. Management strategies in patients affected by chronic total occlusions: results from the Italian Registry of Chronic Total Occlusions. *Eur Heart J* 2015;**36**:3189–98.

10. Ramunddal T, Hoebers LP, Henriques JP, et al. Prognostic impact of chronic total occlusions: a report from SCAAR (Swedish coronary angiography and angioplasty registry). *JACC Cardiovasc Interv* 2016;**9**:1535–44.

11. Brilakis ES, Abdullah SM, Banerjee S. Who should undergo chronic total occlusion percutaneous coronary Intervention?: the EXPLORation continues. *J Am Coll Cardiol* 2016;**68**:1633–6.

12. Azzalini L. The clinical significance and management implications of chronic total occlusion associated with surgical coronary artery revascularization. *Can J Cardiol* 2016;**32**:1286–9.

13. Azzalini L, Torregrossa G, Puskas JD, et al. Percutaneous revascularization of chronic total occlusions: rationale, indications, techniques, and the cardiac surgeon's point of view. *Int J Cardiol* 2017;**231**:90–6.

14. Christopoulos G, Kandzari DE, Yeh RW, et al. Development and Validation of a Novel Scoring System for Predicting Technical Success of Chronic Total Occlusion Percutaneous Coronary Interventions: the PROGRESS CTO (Prospective Global Registry for the Study of Chronic Total Occlusion Intervention) Score. *JACC Cardiovasc Interv* 2016;**9**:1–9.

15. Danek BA, Karatasakis A, Karmpaliotis D, et al. Development and Validation of a Scoring System for Predicting Periprocedural Complications during Percutaneous Coronary Interventions of Chronic Total Occlusions: the Prospective Global Registry for the Study of Chronic Total Occlusion Intervention (PROGRESS CTO) Complications Score. *J Am Heart Assoc* 2016:5.

16. Safley DM, Grantham J, Jones PG, Spertus J. Heatlh Status benefits of angioplasty for chronic total occlusions – an analysis from the OPS/PRISM studies. *J Am Coll Cardiol* 2012;**59**:E101.

17. Olivari Z, Rubartelli P, Piscione F, et al. Immediate results and one-year clinical outcome after percutaneous coronary interventions in chronic total occlusions: data from a multicenter, prospective, observational study (TOAST-GISE). *J Am Coll Cardiol* 2003;**41**:1672–8.

18. Christakopoulos GE, Christopoulos G, Carlino M, et al. Meta-analysis of clinical outcomes of patients who underwent percutaneous coronary interventions for chronic total occlusions. *Am J Cardiol* 2015;**115**:1367–75.

19. Joyal D, Afilalo J, Rinfret S. Effectiveness of recanalization of chronic total occlusions: a systematic review and meta-analysis. *Am Heart J* 2010;**160**:179–87.

20. Rossello X, Pujadas S, Serra A, et al. Assessment of inducible myocardial ischemia, quality of life, and functional status after successful percutaneous revascularization in patients with chronic total coronary occlusion. *Am J Cardiol* 2016;**117**:720–6.

21. Bruckel JT, Jaffer FA, O'Brien C, Stone L, Pomerantsev E, Yeh RW. Angina severity, depression, and response to percutaneous revascularization in patients with chronic total occlusion of coronary arteries. *J Invasive Cardiol* 2016;**28**:44–51.

22. Mohr FW, Morice MC, Kappetein AP, et al. Coronary artery bypass graft surgery versus percutaneous coronary intervention in patients with three-vessel disease and left main coronary disease: 5-year follow-up of the randomised, clinical SYNTAX trial. *Lancet* 2013;**381**:629–38.

23. Werner GS, Surber R, Ferrari M, Fritzenwanger M, Figulla HR. The functional reserve of collaterals supplying long-term chronic total coronary occlusions in patients without prior myocardial infarction. *Eur Heart J* 2006;**27**:2406–12.

24. Sachdeva R, Agrawal M, Flynn SE, Werner GS, Uretsky BF. The myocardium supplied by a chronic total occlusion is a persistently ischemic zone. *Catheter Cardiovasc Interv* 2014;**83**:9–16.

25. Sachdeva R, Agrawal M, Flynn SE, Werner GS, Uretsky BF. Reversal of ischemia of donor artery myocardium after recanalization of a chronic total occlusion. *Catheter Cardiovasc Interv* 2013;**82**:E453–8.

26. Ladwiniec A, Cunnington MS, Rossington J, et al. Collateral donor artery physiology and the influence of a chronic total occlusion on fractional flow reserve. *Circ Cardiovasc Interv* 2015:8.

27. Safley DM, Koshy S, Grantham JA, et al. Changes in myocardial ischemic burden following percutaneous coronary intervention of chronic total occlusions. *Catheter Cardiovasc Interv* 2011;**78**:337–43.

28. Farooq V, Serruys PW, Garcia-Garcia HM, et al. The negative impact of incomplete angiographic revascularization on clinical outcomes and its association with total occlusions: the SYNTAX (Synergy between Percutaneous Coronary Intervention with Taxus and Cardiac Surgery) trial. *J Am Coll Cardiol* 2013;**61**:282–94.

29. Melchior JP, Doriot PA, Chatelain P, et al. Improvement of left ventricular contraction and relaxation synchronism after recanalization of chronic total coronary occlusion by angioplasty. *J Am Coll Cardiol* 1987;**9**:763–8.

30. Danchin N, Angioi M, Cador R, et al. Effect of late percutaneous angioplastic recanalization

of total coronary artery occlusion on left ventricular remodeling, ejection fraction, and regional wall motion. *Am J Cardiol* 1996;**78**:729–35.

31. Van Belle E, Blouard P, McFadden EP, Lablanche JM, Bauters C, Bertrand ME. Effects of stenting of recent or chronic coronary occlusions on late vessel patency and left ventricular function. *Am J Cardiol* 1997;**80**:1150–4.

32. Sirnes PA, Myreng Y, Molstad P, Bonarjee V, Golf S. Improvement in left ventricular ejection fraction and wall motion after successful recanalization of chronic coronary occlusions. *Eur Heart J* 1998;**19**:273–81.

33. Piscione F, Galasso G, De Luca G, et al. Late reopening of an occluded infarct related artery improves left ventricular function and long term clinical outcome. *Heart* 2005;**91**:646–51.

34. Baks T, van Geuns RJ, Duncker DJ, et al. Prediction of left ventricular function after drug-eluting stent implantation for chronic total coronary occlusions. *J Am Coll Cardiol* 2006;**47**:721–5.

35. Kirschbaum SW, Baks T, van den Ent M, et al. Evaluation of left ventricular function three years after percutaneous recanalization of chronic total coronary occlusions. *Am J Cardiol* 2008;**101**:179–85.

36. Cheng AS, Selvanayagam JB, Jerosch-Herold M, et al. Percutaneous treatment of chronic total coronary occlusions improves regional hyperemic myocardial blood flow and contractility: insights from quantitative cardiovascular magnetic resonance imaging. *JACC Cardiovasc Interv* 2008;**1**:44–53.

37. Werner GS, Surber R, Kuethe F, et al. Collaterals and the recovery of left ventricular function after recanalization of a chronic total coronary occlusion. *Am Heart J* 2005;**149**:129–37.

38. Cardona M, Martin V, Prat-Gonzalez S, et al. Benefits of chronic total coronary occlusion percutaneous intervention in patients with heart failure and reduced ejection fraction: insights from a cardiovascular magnetic resonance study. *J Cardiovasc Magn Reson* 2016;**18**:78.

39. Surber R, Schwarz G, Figulla HR, Werner GS. Resting 12-lead electrocardiogram as a reliable predictor of functional recovery after recanalization of chronic total coronary occlusions. *Clin Cardiol* 2005;**28**:293–7.

40. Henriques JP, Hoebers LP, Ramunddal T, et al. Percutaneous intervention for concurrent chronic total occlusions in patients with STEMI: the EXPLORE trial. *J Am Coll Cardiol* 2016;**68**:1622–32.

41. Mehran R, Claessen BE, Godino C, et al. Long-term outcome of percutaneous coronary intervention for chronic total occlusions. *JACC Cardiovasc Interv* 2011;**4**:952–61.

42. Jones DA, Weerackody R, Rathod K, et al. Successful recanalization of chronic total occlusions is associated with improved long-term survival. *JACC Cardiovas Interv* 2012;**5**:380–8.

43. George S, Cockburn J, Clayton TC, et al. Long-term follow-up of elective chronic total coronary occlusion angioplasty: analysis from the U.K. Central Cardiac Audit Database. *J Am Coll Cardiol* 2014;**64**:235–43.

44. Khan MF, Wendel CS, Thai HM, Movahed MR. Effects of percutaneous revascularization of chronic total occlusions on clinical outcomes: a meta-analysis comparing successful versus failed percutaneous intervention for chronic total occlusion. *Catheter Cardiovasc Interv* 2013;**82**:95–107.

45. Hoebers LP, Claessen BE, Elias J, Dangas GD, Mehran R, Henriques JP. Meta-analysis on the impact of percutaneous coronary intervention of chronic total occlusions on left ventricular

function and clinical outcome. *Int J Cardiol* 2015;**187**:90–6.

46. Jang WJ, Yang JH, Choi SH, et al. Long-term survival benefit of revascularization compared with medical therapy in patients with coronary chronic total occlusion and well-developed collateral circulation. *JACC Cardiovasc Interv* 2015;**8**:271–9.

47. Claessen BE, Dangas GD, Weisz G, et al. Prognostic impact of a chronic total occlusion in a non-infarct-related artery in patients with ST-segment elevation myocardial infarction: 3-year results from the HORIZONS-AMI trial. *Eur Heart J* 2012;**33**:768–75.

48. Claessen BE, van der Schaaf RJ, Verouden NJ, et al. Evaluation of the effect of a concurrent chronic total occlusion on long-term mortality and left ventricular function in patients after primary percutaneous coronary intervention. *JACC Cardiovasc Interv* 2009;**2**:1128–34.

49. Hoebers LP, Vis MM, Claessen BE, et al. The impact of multivessel disease with and without a co-existing chronic total occlusion on short- and long-term mortality in ST-elevation myocardial infarction patients with and without cardiogenic shock. *Eur J Heart Fail* 2013;**15**:425–32.

50. Lexis CP, van der Horst IC, Rahel BM, et al. Impact of chronic total occlusions on markers of reperfusion, infarct size, and long-term mortality: a substudy from the TAPAS-trial. *Catheter Cardiovasc Interv* 2011;**77**:484–91.

51. Yang ZK, Zhang RY, Hu J, Zhang Q, Ding FH, Shen WF. Impact of successful staged revascularization of a chronic total occlusion in the non-infarct-related artery on long-term outcome in patients with acute ST-segment elevation myocardial infarction. *Int J Cardiol* 2013;**165**:76–9.

52. O'Connor SA, Garot P, Sanguineti F, et al. Meta-analysis of the impact on mortality of non-infarct-related artery coronary chronic total occlusion in patients presenting with st-segment elevation myocardial infarction. *Am J Cardiol* 2015;**116**:8–14.

53. Nombela-Franco L, Mitroi CD, Fernandez-Lozano I, et al. Ventricular arrhythmias among implantable cardioverter-defibrillator recipients for primary prevention: impact of chronic total coronary occlusion (VACTO Primary Study). *Circ Arrhythm Electrophysiol* 2012;**5**:147–54.

54. Raja V, Wiegn P, Obel O, et al. Impact of chronic total occlusions and coronary revascularization on all-cause mortality and the incidence of ventricular arrhythmias in patients with ischemic cardiomyopathy. *Am J Cardiol* 2015;**116**:1358–62.

55. Di Marco A, Paglino G, Oloriz T, et al. Impact of a chronic total occlusion in an infarct-related artery on the long-term outcome of ventricular tachycardia ablation. *J Cardiovasc Electrophysiol* 2015;**26**:532–9.

56. Mixon TA. Ventricular tachycardic storm with a chronic total coronary artery occlusion treated with percutaneous coronary intervention. *Proc (Bayl Univ Med Cent)* 2015;**28**:196–9.

57. Patel VG, Brayton KM, Tamayo A, et al. Angiographic success and procedural complications in patients undergoing percutaneous coronary chronic total occlusion interventions: a weighted meta-analysis of 18,061 patients from 65 studies. *JACC Cardiovasc Interv* 2013;**6**:128–36.

58. Christopoulos G, Karmpaliotis D, Alaswad K, et al. Application and outcomes of a hybrid approach to chronic total occlusion percutaneous coronary intervention in a contemporary multicenter US registry. *Int J Cardiol* 2015;**198**:222–8.

59. Maeremans J, Walsh S, Knaapen P, et al. The hybrid Algorithm for treating chronic total occlu-

sions in Europe: the recharge registry. *J Am Coll Cardiol* 2016;**68**:1958–70.

60. Galassi AR, Boukhris M, Azzarelli S, Castaing M, Marza F, Tomasello SD. Percutaneous coronary revascularization for chronic total occlusions: a novel predictive score of technical failure using advanced technologies. *JACC Cardiovasc Interv* 2016;**9**:911–22.

61. Wilson WM, Walsh SJ, Yan AT, et al. Hybrid approach improves success of chronic total occlusion angioplasty. *Heart* 2016;**102**:1486–93.

62. Habara M, Tsuchikane E, Muramatsu T, et al. Comparison of percutaneous coronary intervention for chronic total occlusion outcome according to operator experience from the Japanese retrograde summit registry. *Catheter Cardiovasc Interv* 2016;**87**:1027–35.

63. Brilakis ES, Banerjee S, Karmpaliotis D, et al. Procedural outcomes of chronic total occlusion percutaneous coronary intervention: a report from the NCDR (national cardiovascular data registry). *JACC Cardiovasc Interv* 2015;**8**:245–53.

64. Morino Y, Abe M, Morimoto T, et al. Predicting successful guidewire crossing through chronic total occlusion of native coronary lesions within 30 minutes: the J-CTO (Multicenter CTO Registry in Japan) score as a difficulty grading and time assessment tool. *JACC Cardiovasc Interv* 2011;**4**:213–21.

65. Alessandrino G, Chevalier B, Lefevre T, et al. A clinical and angiographic scoring system to predict the probability of successful first-attempt percutaneous coronary intervention in patients with total chronic coronary occlusion. *JACC Cardiovasc Interv* 2015;**8**:1540–8.

66. Karatasakis A, Iwnetu R, Danek BA, et al. The impact of age and sex on in-hospital outcomes of chronic total occlusion percutaneous coronary intervention. *J Invasive Cardiol* 2017;**29**:116–22.

67. Levine GN, Bates ER, Blankenship JC, et al. 2011 ACCF/AHA/SCAI guideline for percutaneous coronary intervention. A report of the American College of Cardiology Foundation/ American heart association Task Force on practice guidelines and the Society for cardiovascular angiography and interventions. *J Am Coll Cardiol* 2011;**58**:e44–122.

68. Windecker S, Kolh P, Alfonso F, et al. 2014 ESC/EACTS guidelines on myocardial revascularization: the Task Force on myocardial revascularization of the European Society of Cardiology (ESC) and the European association for Cardio-Thoracic surgery (EACTS)Developed with the special contribution of the European association of percutaneous cardiovascular interventions (EAPCI). *Eur Heart J* 2014;**35**:2541–619.

第 2 章

CTO 病变 PCI 器械

"工欲善其事,必先利其器"。PCI 术中如何选择治疗器械是 CTO 病变 PCI 术者(尤其是初学者)最常遇到的问题之一[1]。

CTO 病变 PCI 器械配备当然越全越好,但由于器械购置价格和放置空间限制,需要对器械有所筛选。以下两点原则可供参考:

1. CTO 病变 PCI 术中每一操作步骤所需器械需至少配备一种。

2. 所配备器械应为术者熟悉并能熟练使用的器械。

CTO 病变 PCI 必备和建议配备的器械清单详见表 2-1[1-4]。

表 2-1　CTO 病变介入治疗器械清单

序号	器械	必备	建议配备
1	鞘管	6-8Fr 标准鞘管	• 45cm 长鞘 • 7Fr Slender 鞘(桡动脉途径)
2	指引导管和延长导管	• XB/EBU 3.0、3.5、3.75、4.0 指引导管 • AL1,AL0.75 指引导管 • JR4.0 指引导管 • 具有按压式止血阀的"Y"型连接器 • 延长导管(GuideLiner, Trapliner, Guidezilla, Guidion)	• 90cm 短指引导管 • 带侧孔指引导管,尤其是 AL1 指引导管 • 无鞘指引导管
3	微导管或 OTW 球囊	• Corsair, Corsair Pro, Cavavel, Turnpike 以及 Turnpike LP 微导管(150cm 用于逆向,135cm 用于正向),或 NHancer ProX 微导管(155cm 用于逆向,135cm 用于正向) • Finecross 微导管(150cm 用于逆向,130cm 用于正向)或 Micro 14(155cm) • 整体长度 145cm 或更长的小直径 OTW 球囊(球囊长度 20mm,直径 1.20、1.25 或 1.5mm) • TwinPass 或其他双腔微导管(NHancer Rx,Fine-eDuo,Crusade)	• Venture 微导管 • Turnpike Spiral 微导管 • SuperCross 微导管 • MultiCross 微导管 • CenterCross 微导管 • Prodigy 微导管 • NovaCross 微导管
4	导丝[a]	• Fielder XT,XT-A,XT-R 或 Fighter 导丝 • Conquest Pro 12 导丝 • Pilot 200 导丝 • Gaia 2,Gaia 3 导丝 • Sion 导丝 • Sion Black 导丝 • Suoh 03 导丝 • Fielder FC 导丝 • RG3 或 R350 导丝(体外化导丝)	• Ultimate Bros 3 导丝 • Hornet 10 和 14 导丝 • Astato 20 导丝 • Miracle 6,Miracle 12 导丝 • Wiggle 导丝 • 强支撑力导丝(IronMan、Grand Slam、BHW)
5	夹层再入真腔专用器械	• CrossBoss 导管 • Stingray LP 球囊和导丝	
6	抓捕器	• Ensnare 或 Atrieve(18~30mm 或 27~45mm)	• Amplatz GooseNeck 鹅颈式抓捕器

表 2-1　CTO 病变介入治疗器械清单(续)

序号	器械	必备	建议配备
7	处理球囊不能通过或不能扩张 CTO 病变的器械	• 小直径 OTW 球囊和快速交换球囊(20cm) • Threader 微扩张导管 • Tornus 或 Turnpike Gold 导管 • 激光 • 斑块旋磨装置(旋转式或轨道式)	Angioculpt 球囊
8	血管腔内影像	• 血管内超声(IVUS)	• IVUS(固态数组式),短头更佳 • 光学相干断层成像(OCT)
9	处理并发症的器械	• 覆膜支架 • 弹簧圈(首选兼容于 0.014 英寸微导管的弹簧圈,如 Axium 弹簧圈),如只有兼容于 0.018 英寸微导管的弹簧圈,须配备大腔微导管(如 Progreat 或 Renegade)	• 心包穿刺包 • 明胶海绵颗粒 • 凝血酶
10	放射线防护		• 放射线防护屏 • 具有降低放射线剂量功能的数字减影血管造影设备
11	球囊和支架	• 非顺应性长球囊 • Trapper 球囊 • 药物洗脱支架	• Ostial Flash • 切割球囊
12	血流动力学支持装置	• 主动脉球囊反搏(IABP) • Impella CP 心室辅助装置	体外膜肺氧合(ECMO)

a 经桡动脉应用 6Fr 指引导管(内径 0.071 英寸,如 Medtronic Launcher)实施球囊捕获技术可用于交换 Finecross、SuperCross、Twin-Pass、Turnpike(包括 Turnpike LP、Spiral 和 Gold)、Corsair 微导管和 2.1Fr 的 Tornus 导管,但无法交换 OTW 球囊、CrossBoss 导管和 Stingray LP 球囊,可采用以下方法:①使用 300cm 以上的长导丝;②连接延长导丝(适于 Asahi 和 Abbott 导丝);③使用 6Fr Trapliner 延长导管。另一种方法是通过 7Fr Slender 鞘送入 7Fr 指引导管或使用 6.5~7.5Fr 无鞘指引导管,采用球囊捕获技术完成器械交换。

一、鞘管

有些术者习惯常规使用双侧 8Fr 股动脉长鞘。股动脉长鞘(45cm)前端通常可送达横膈膜水平(图 2-1),能够拉直迂曲的髂动脉,为器械输送提供更好的支撑力,同时更便于指引导管操控。但使用股动脉长鞘可增加血栓形成风险,因此,在逆向 PCI 术中须保持活化凝血时间(activated clotting times,ACTs)>350 秒,以降低血栓发生风险。

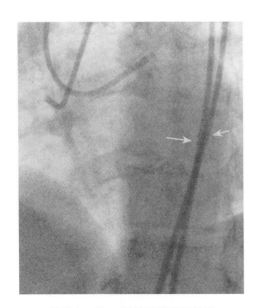

图 2-1　45cm 股动脉鞘前端位置

CTO 病变 PCI 经桡动脉入路、应用 6Fr 鞘管可降低血管入路并发症,但标准的 6Fr 鞘管仅可使用 6Fr 指引导管,存在以下不足:①6Fr 指引导管支撑力较差;②不能应用球囊捕获技术交换 OTW 球囊、CrossBoss 导管等器械(见第 3 章);③一旦术中发生血管穿孔并发症,无法经 6Fr 指引导管同时进行球囊封堵和送入覆膜支架(Block and deliver 技术,见第 12 章)操作。

如采用桡动脉入路,可使用 7.5Fr 无鞘指引导管(Eaucath,Asahi Intecc),其外径相当于 5Fr 动脉鞘管外径。8Fr 指引导管外径与 6Fr 动脉鞘管外径相当,可采用无鞘技术送入 8Fr 指引导管。采用无鞘技术时,8Fr 指引导管沿其内的扩张导管送入桡动脉后,撤出 0.035 英寸导丝,经扩张导管注入 Rotaglide 润滑剂(Boston Scientific)或"鸡尾酒"(60mg 利多卡因和 5mg 维拉帕米),再重新送入导丝并将指引导管推送至升主动脉[5]。

二、指引导管

(一) 导管的直径、长度和形状

CTO 病变 PCI 常使用 7Fr 或 8Fr 指引导管以获得较强支撑力,但逆向途径使用 6Fr 指引导管通常已能够提供足够的支撑力,并降低供血血管开口损伤风险。近年来,越来越多的术者联合采用经股动脉入路送入正向 8Fr 指引导管,经桡动脉入路送入逆向 6Fr 指引导管。还有些术者为避免术中混淆指引导管,采用经右股动脉送入右冠指引导管,经左股动脉入路送入左冠指引导管。

为便于导丝体外化操作,CTO 病变逆向 PCI 时建议使用 90cm 短指引导管。如使用 100cm 常规指引导管,应配备长度超过 3m 的导丝(如 RG3 或 R350)。更短的指引导管(如 80cm)因在某些患者中可能无法送至冠状动脉开口,故不推荐常规使用。导管室需常备头端预塑形支撑力较强的指引导管,如 XB、EBU 和 AL 等。

(二) 自制短指引导管

如导管室配备有 RG3 或 R350 导丝,通常不需要自制短指引导管,但在经静脉桥血管或经心尖的侧支行逆向 PCI 时,可能需要短指引导管。术者可按以下步骤将 100cm 标准指引导管改造成短指引导管(图 2-2)[6]:

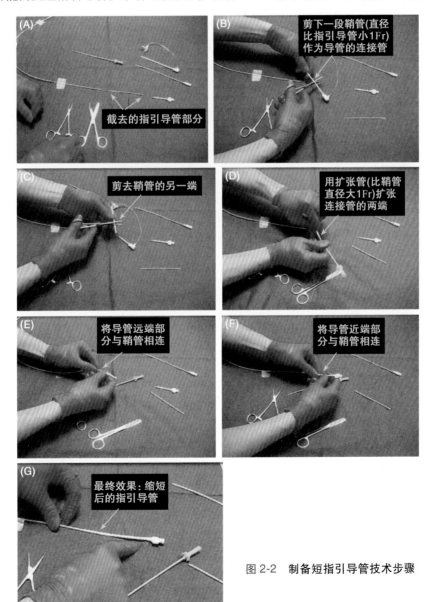

图 2-2　制备短指引导管技术步骤

如何自制短指引导管：

（1）将指引导管送至体内靶冠状动脉开口，标记股动脉鞘外的导管长度。

（2）撤出指引导管，比照先前测得的长度切除适当部分（图2-2A）。

（3）将比指引导管小1Fr的动脉鞘管剪至3~4cm，连接两段指引导管（图2-2B和C）。连接前将剪短的鞘管两端用与指引导管等直径的扩张管扩张（图2-2D）。

（4）连接两段指引导管后（图2-2E~G），用无菌透明薄膜覆于连接部位，以免意外断开。

导管操作时扭控性较差是自制短指引导管的主要缺点之一。

（三）侧孔

右冠状动脉CTO病变（尤其是近端闭塞病变）推荐使用带侧孔的指引导管（图2-3），以降低压力嵌顿和正向推注对比剂导致开口夹层风险，且可更安全地实施导管深插技术。左冠CTO病变PCI（除左主干开口闭塞外）不宜选择带侧孔指引导管，因其可能影响对压力嵌顿的识别。此外，带侧孔指引导管会增加术中对比剂用量，并降低造影影像质量[3]。

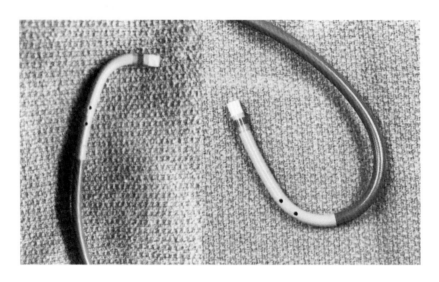

图2-3 带侧孔指引导管示例
Courtesy of Dr. William Nicholson

如无带侧孔指引导管，可借助18G针头或手术刀自制侧孔，制作完成后需充分冲洗导管腔和侧孔。但自制侧孔可能增加推送延长导管的阻力，且可能使指引导管扭控性下降，甚至发生指引导管打折。

（四）按压式止血阀的Y型连接器

CTO病变PCI通常耗时较长，使用具有按压式止血阀的Y型连接器，如Co-pilot（Abbott Vascular）或Guardian（Vascular Solutions）可显著减少患者失血量，使用大口径指引导管时尤其需要（图2-4）。

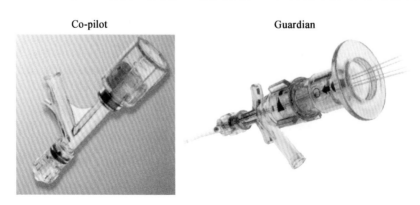

Co-pilot　　　　　　　　Guardian

图2-4 两种具有按压式止血阀的Y型连接器

（五）延长导管

目前国际上可供使用的延长导管包括 GuideLiner V3（Vascular Solutions，图 2-5）、Trapliner（Vascular Solutions，图 2-6）、Guidezilla Ⅱ（Boston Scientific，图 2-7）和 Guidion（Interventional Medical Device Solutions，图 2-8）导管。

延长导管包括远段可送入冠状动脉内的输送导管（GuideLiner V3、Guidezilla Ⅱ 和 Guidion 导管为 25cm，Trapliner 导管为 13cm）和近段推送杆两部分。有适合不同内径指引导管的延长导管，各种规格见表 2-2。Trapliner 导管是一种快速交换型延长导管，而且其推送杆上附带一捕获球囊，可采用球囊捕获技术交换其他器械（图 2-6）。

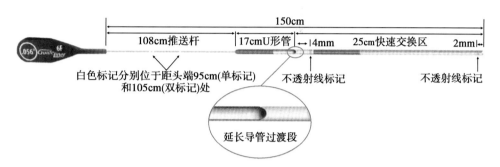

图 2-5　GuideLiner V3 导管示意图

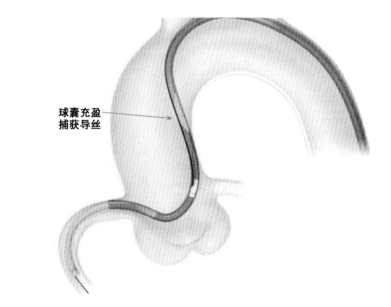

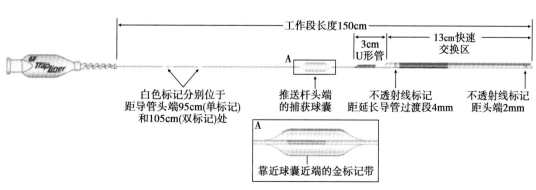

图 2-6　Trapliner 导管示意图

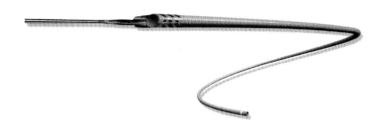

图 2-7   Guidezilla Ⅱ 导管示意图

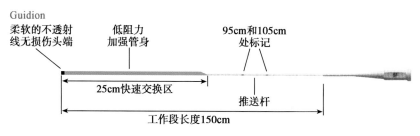

图 2-8   Guidion Ⅱ 导管示意图

表 2-2   延长导管一览

品名	规格(Fr)	内径	总长度	延长管长度
Guideliner V3	5	0.046 英寸(1.17mm)	150	25cm
	5.5	0.051 英寸(1.30mm)		XL:40cm
	6	0.056 英寸(1.42mm)		
	7	0.062 英寸(1.57mm)		
	8	0.071 英寸(1.80mm)		
Trapliner	6	0.056 英寸(1.42mm)	150	13cm
	7	0.062 英寸(1.57mm)		
	8	0.071 英寸(1.80mm)		
Guidezilla Ⅱ	6	0.057 英寸(1.45mm)	145	25cm
	7	0.063 英寸(1.60mm)		XL:40cm
	8	0.072 英寸(1.83mm)		
Guidion	5	0.041 英寸(1.04mm)	150	25cm
	6	0.056 英寸(1.42mm)		
	7	0.062 英寸(1.57mm)		
	8	0.071 英寸(1.80mm)		

延长导管:要点与操作技巧

1. 为避免导丝与延长导管缠绕,延长导管送入指引导管后,建议使用无菌巾等将延长导管推送杆与导丝分隔开(图 2-9)。

2. 最好采用球囊(图 2-10)或微导管辅助方法将延长导管送至冠状动脉内,以免延长导管头端损伤血管引起血管夹层。

3. 也可应用专用导管(GuideLiner Navigation 导管,Vascular Solutions,图 2-11 和 2-12)辅助输送延长导管。

4. 导丝、支架或其他器械在经延长导管输送时可能发生变形(图 2-13A)[7]。应在透视下将器械送入延长导管输送导管内,或在体外先将器械送至延长导管输送导管内,再将二者一并送入指引导管。

5. 经延长导管回撤支架或其他器械过程中,也可能发生器械变形(图 2-13B)。

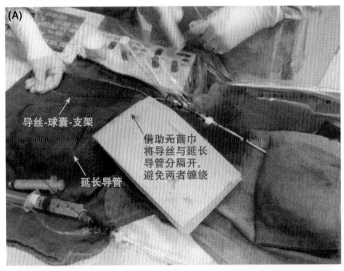

导丝-球囊-支架

借助无菌巾将导丝与延长导管分隔开，避免两者缠绕

延长导管

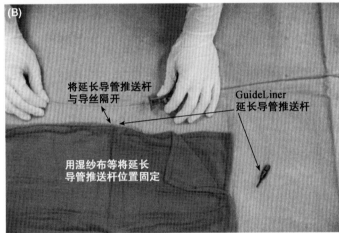

将延长导管推送杆与导丝隔开

GuideLiner 延长导管推送杆

用湿纱布等将延长导管推送杆位置固定

图 2-9　A. 避免导丝与延长导管缠绕的操作方法；B. 显示如何将延长导管与导丝分隔开、固定，避免导丝与延长导管推送杆缠绕（照片由 Chad Kugler 提供）

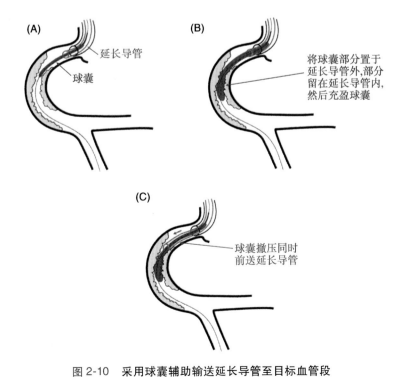

延长导管

球囊

将球囊部分置于延长导管外，部分留在延长导管内，然后充盈球囊

球囊撤压同时前送延长导管

图 2-10　采用球囊辅助输送延长导管至目标血管段

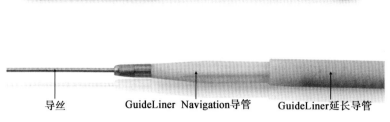

导丝　　GuideLiner Navigation导管　　GuideLiner延长导管

图 2-11 Navigation 导管示意图

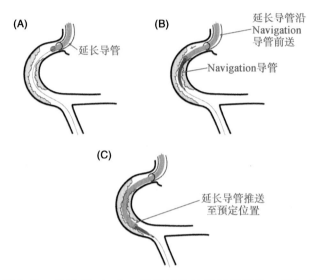

图 2-12 采用 Navigation 导管辅助输送延长导管至目标血管段

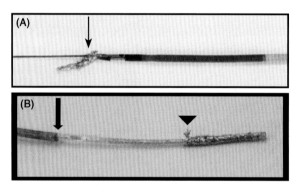

图 2-13 通过延长导管输送支架时发生并发症

A. 尝试通过 GuideLiner 延长导管输送支架时发生支架变形;B. 在尝试将未释放支架回撤至 Guidezilla 延长导管时发生支架变形。支架回撤时 Guidezilla 延长导管发生损毁(箭头),导致支架近端变形(箭头)。(A)*Reproduced with permission from Papayannis AC,Michael TT,Brilakis ES. Challenges associated with use of the GuideLiner catheter in percutaneous coronary interventions. J Invasive Cardiol 2012;24:370-71;*(B)*Courtesy of Dr. William Nicholson.*

6. 如延长导管直径明显小于指引导管直径时(如经 8Fr 指引导管送入 6Fr 延长导管),应避免经指引导管直接送入导丝,以防导丝走行于延长导管与指引导管间隙内。

7. 延长导管插入冠状动脉过深有引起血管夹层的风险[8]。

8. 逆向 PCI 时,延长导管可增加正向指引导管支撑力,辅助实施反向 CART 技术(见第 6 章,图 6-27),也可用于增加逆向指引导管支撑力,提高逆向器械通过性。

9. 应用延长导管应警惕压力嵌顿现象,一旦发生压力嵌顿,需立即调整延长导管位置,确认是否有足够的前向血流,并排除血管损伤[8]。一旦经嵌顿的延长导管注射对比剂将可能导致严重的血管夹层,并可同时向血管远端和近端延展(图 2-14)。因此,注射对比剂时,应固定好延长导管以降低延长导管头端损伤血管甚至导致血管夹层风险[9]。

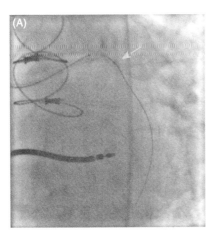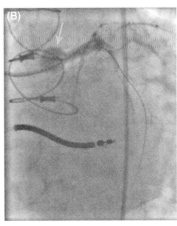

图 2-14　延长导管压力嵌顿时注射对比剂导致逆向夹层
A. 延长导管深插入 LCX(箭);B. 延长导管深插状态时,注射对比剂导致逆向夹层并延展至主动脉根部(箭)

10. 血管开通后通常应由远端至近端置入支架。当支架输送困难时,也可先在近段病变处置入支架,再经延长导管辅助送入远端支架[10]。

11. 当指引导管与冠状动脉开口无法同轴时(如冠状动脉开口起源异常),也可应用延长导管(图 2-15)[11]。可采用远端球囊锚定技术、球囊辅助技术(图 2-10)或 GuideLiner Navigation 导管(图 2-12)辅助推送延长导管[8]。

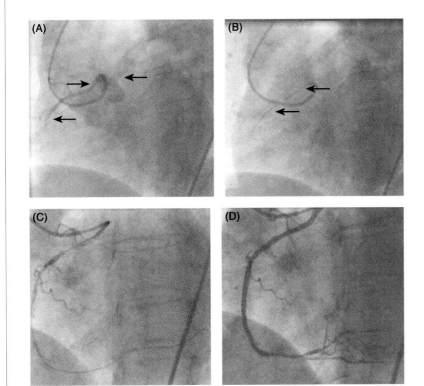

图 2-15　使用 GuideLiner 处理异常起源 RCA CTO 病变
A. RCA CTO 病变(箭),RCA 开口起源于瓦氏窦左窦;B. 沿 Fielder 导丝送入球囊(未充盈)至 RCA 近段增加指引导管支撑力;C. GuideLiner 延长导管辅助下,Conquest Pro 9 导丝通过 RCA 闭塞段;D. RCA 成功开通,最终完成血运重建,血流 TIMI3 级
Reproduced with permission from Senguttuvan NB, Sharma SK, Kini A. Percutaneous intervention of chronic total occlusion of anomalous right coronary artery originating from left sinus-use of mother and child technique using GuideLiner. Indian Heart J 2015; 67 (Suppl. 3): S41-42, Elsevier Publication.

12. 注意延长导管输送导管段不宜全部伸出指引导管。

13. PCI 术中需维持足够的活化凝血酶原时间以避免血栓形成。

14. 经常规延长导管行球囊捕获技术存在一定困难:(1)捕获球囊需置于输送导管的近端;(2)器械需回撤至捕获球囊的近端。推荐使用 Trapliner 延长导管。

15. 延长导管的输送导管段比较柔软,在辅助器械通过高度迂曲病变时具优势[12]。

16. 特殊情况下(如经成角的静脉桥血管行 PCI),可考虑使用两个延长导管组合,即"mother-daughter-granddaughter"技术,比如经 8Fr 延长导管再送入 6Fr 延长导管)(图 2-16)[13]。

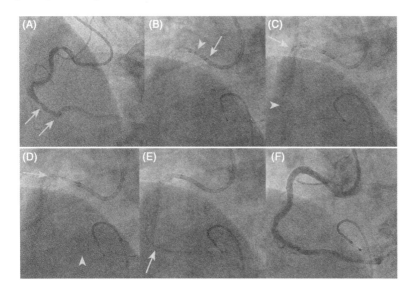

图 2-16 连续子母导管技术
A.造影显示 RCA 走行迂曲,远段严重狭窄病变(箭);B.6Fr GuideLiner 导管(箭头)通过 8Fr GuideLiner 导管(箭)送入指引导管;C.将 6Fr GuideLiner 导管(箭头)和 8Fr GuideLiner 导管(箭)送入 RCA 内;D.6Fr GuideLiner 导管(箭头)通过 RCA 远段病变;E.支架(箭)通过连续子母导管系统输送至 RCA 远段病变处;F.支架置入后最终效果满意
Courtesy of Dr. William Nicholson.

三、OTW 球囊、微导管和强支撑导管

应用微导管或 OTW 球囊辅助正向导丝通过 CTO 病变,其优势在于:①能够提供更好的支撑力,增强导丝头端穿透力(图 2-17);②便于导丝头端重新塑形;③利于快速交换导丝;④避免导丝操作过程中引起近端血管损伤。

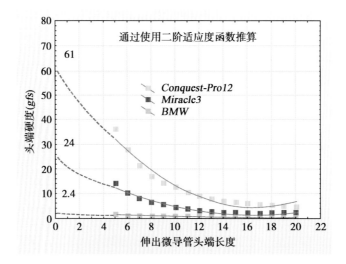

图 2-17 导丝伸出微导管不同长度时导丝头端硬度的变化
Reproduced with permission from Waksman, Saito. Chronic total occlusions: a guide to revascularization. Wiley-Blackwell; 2013.

　　CTO 病变 PCI 术中较常用的微导管包括 Corsair(Asahi Intecc)、Corsair Pro(Asahi Intecc)和 Caravel (Asahi Intecc)、Finecross(Terumo)、Turnpike(Vascular Solutions)、Turnpike LP(Vascular Solutions)、Turn-pike Spiral(Vascular Solutions)、Turnpike Gold(Vascular Solutions)和 Micro14(Roxwood Medical)微导管。此外，MultiCross(Roxwood Medical)和 CenterCross(Roxwood Medical)强支撑导管也可以提高正向 PCI 术中导丝和/或微导管的支撑力(表 2-3)。

表 2-3　微导管一览表

制造商	导管	长度	远端杆外径	头端外径
微导管				
Asahi Intecc	Tornus	135cm	2.1Fr	1.8Fr
	Tornus 88Flex	135cm	2.6Fr	2.1Fr
	Corsair 和 Corsair Pro[a]	135cm,150cm	2.6Fr	1.3Fr
	Caravel[a]	135cm,150cm	1.9Fr	1.4Fr
Boston Scientific	Renegade	105cm,130cm,150cm	2.5Fr	
	Mamba	135cm	2.3Fr	
	Mamba Flex	135cm,150cm	2.1Fr	
Cordis	Transit	135cm	2.5Fr	
	Prowler	150cm	1.9Fr	
IMDS	NHancer Rx(双腔)	135cm	2.3Fr×3.3Fr	1.5Fr
	NHancer ProX	135cm,155cm	2.0Fr 和 2.3Fr	
Kaneka	Crusade(双腔)	140cm	3.1Fr	1.3Fr
	Mizuki	135cm,150cm	2.5Fr	1.8Fr
	Mizuki FX	135cm,150cm	2.5Fr	1.7Fr
Roxwood	Micro 14 和 Micro 14es	155cm	1.6Fr	1.6Fr
Spectranetics	Quick Cross	135cm,150cm	1.9Fr	
Terumo	Progreat	110cm,130cm	2.4Fr 和 2.7Fr	
	Finecross MG[a]	130cm,150cm	1.8Fr	1.8Fr
	FineDuo(双腔)	140cm		
Vascular Solutions	Minnie	90cm,135cm,150cm	1.6Fr	2.0Fr
	SuperCross	130cm,150cm 头端预塑形，有直头、45°、90° 和 120° 预塑形	1.8Fr 和 2.4Fr	
	Venture	145cm(快速交换型) 140cm(OTW 型)	2.2Fr	1.8Fr
	Twin Pass(双腔)	135cm	2.7Fr×3.4Fr	2.0Fr
	Twin Pass Torque(双腔)	135cm	3.5Fr×3.5Fr	2.1Fr
	Turnpike[a]	135cm,150cm	2.6Fr	1.6Fr

表 2-3　微导管一览表(续)

制造商	导管	长度	远端杆外径	头端外径
	Turnpike LP[a]	135cm, 150cm	2.2Fr	1.6Fr
	Turnpike Spiral[a]	135cm 150cm	2.9Fr	1.6Fr
	Turnpike Gold	135cm	2.9Fr	2.1Fr
Volcano	Valet	135cm, 150cm	2.3Fr	1.8Fr
强支撑导管				
Roxwood Medical	MultiCross	135cm		
	CenterCross	135cm		
Radius Medical	Prodigy	125cm		
Nitiloop	NovaCross	135cm		

[a] 常用微导管
译者注:由于企业并购、产品改进等原因,部分产品已停产或升级

(一) OTW 球囊

CTO 病变正向 PCI 术中,OTW 球囊比多数微导管提供的支撑力更强,但推荐首选微导管。其原因在于:①OTW 球囊标记带位于球囊中段,而微导管标记带位于头端,可视性更佳,能更好确定微导管头端所在位置(图 2-18);②微导管的灵活性和示踪性优于 OTW 球囊;③与 OTW 球囊相比,微导管较少发生扭结现象。

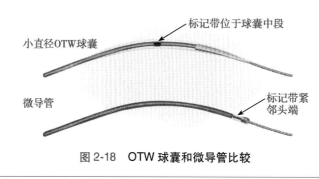

图 2-18　OTW 球囊和微导管比较

(二) 微导管

1. Corsair 和 Corsair Pro 微导管

Corsair 微导管(Asahi Intecc,图 2-19)最初设计用于 CTO 病变逆向 PCI 时扩张侧支血管[14]。Corsair 微导管体部由 8 根细钢丝和 2 根粗钢丝经特殊方式编织而成,增强扭力传递;内腔有聚合物亲水涂层,方便注射对比剂和交换导丝;距头端 60cm 的导管外层有亲水聚合物涂层增加其通过性。Corsair 微导管头端柔软,呈锥形;内含钨合金使其可视性增强;距头端 5mm 处有铂金标记。

新一代的 Corsair Pro 微导管(图 2-20)去除头端不透射线铂金标记,进一步提升了头端柔顺性,重新设计的尾端操作柄有助于降低导丝打折和嵌顿风险。

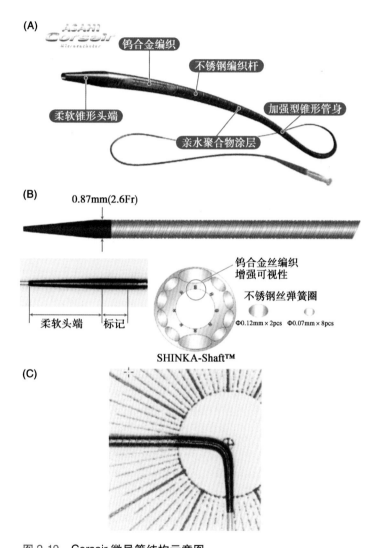

图 2-19　Corsair 微导管结构示意图
A. 轮廓图；B. 结构图；C. 显示 Corsair 微导管头端具有良好的柔顺性
Reproduced with permission from Asahi Intecc.

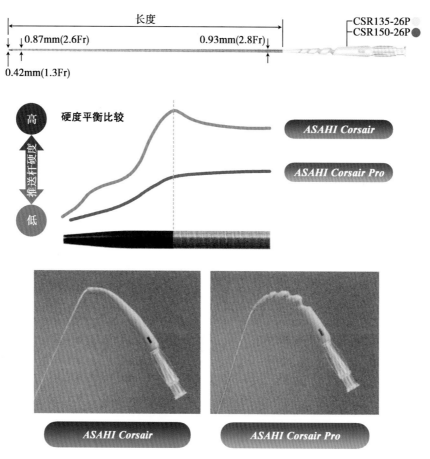

图 2-20 Corsair 和 Corsair Pro 微导管比较
Reproduced with permission from Asahi Intecc.

Corsair 和 Corsair Pro：要点与操作技巧

1. Corsair 微导管有两种长度可供选用（浅蓝色柄：135cm；深蓝色柄：150cm）。

2. Corsair 微导管可为正向导丝操控提供支撑并辅助导丝交换（常用 135cm）。

3. Crosair 微导管可直接推送前进，如前进困难可适当旋转，但过度旋转可引起"疲劳"现象。

4. 基于 Corsair 微导管的钢丝编织设计，逆时针旋转 Corsair 微导管的扭矩传递会更有效，但实际上顺时针或逆时针旋转均可使 Corsair 微导管前进。遇到阻力时，逆时针旋转并推送是最有效的操作方法。Corsair 微导管不可过度旋转（同一方向连续旋转不宜超过 10 圈），以免造成导管头端变形、嵌顿、破损，甚至与导丝黏在一起（"Corsair 疲劳"现象）（图 2-21）。

5. 操控 Corsair 微导管前进时应固定好导丝位置，避免导丝无意中大幅度前进。建议将导丝扭控器紧贴微导管尾端并旋紧，用右手小指固定，两手配合轻柔旋转并推送 Corsair 微导管。

6. 可通过 Corsair 微导管注射对比剂使血管远端显影，注射后应尽快用肝素盐水冲洗内腔避免导丝"黏滞"。一旦导丝被微导管"滞"住，需将微导管和导丝一同撤出。

7. 长时间操作 Corsair 微导管可能出现"Corsair 疲劳"现象或微导管头端受损，应更换新的 Corsair 微导管（见第 6 章）。

8. 导丝体外化过程中，正向器械（如球囊或支架）切勿沿同一根导丝与逆向 Corsair 微导管头端接触，避免"相互咬合"发生器械嵌顿（见第 6 章和第 12 章）。

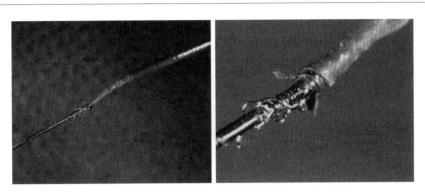

图 2-21　Corsair 微导管头端与 Pilot 200 导丝嵌顿在一起,导丝聚合物护套被破坏,导丝线圈缠绕于微导管头端
Courtesy of Dr. William Nicholson.

2. Caravel 微导管

Caravel 微导管(图 2-22)具有较小的头端外径(1.4Fr)和输送杆外径(1.9Fr),输送杆由钢丝编织而成,外壁涂有亲水涂层,适用于通过细小而迂曲的侧支。Caravel 微导管可直接推送前进。前送遇阻力时,可适当旋转以提高通过能力,但不宜过度旋转,否则可能会导致头端与操纵杆之间连接部的张力过大,发生导管断裂(图 2-23)。

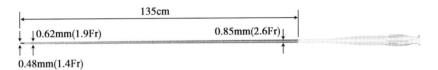

图 2-22　Caravel 微导管
Reproduced with permission from Asahi Intecc.

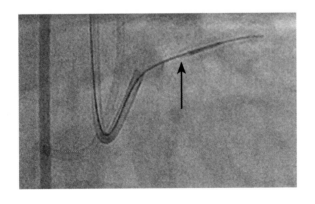

图 2-23　Caravel 微导管在通过 LAD 钙化狭窄病变时头端发生断裂
Courtesy of Dr. William Nicholson.

3. Finecross 微导管

Finecross(Terumo)微导管非常柔软,头端外径较细(1.8Fr),体部为不锈钢钢丝编织结构,增强其扭控性。标记带位于距头端 0.7mm 处(图 2-24)。

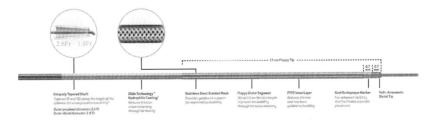

图 2-24　Finecross MG 微导管结构示意图
Image provided by Terumo Medical Corporation.

Finecross 微导管:要点与操作技巧

1. Finecross 微导管柔顺性好,通过迂曲病变能力较强。

2. Finecross 微导管可直接推送前进,也可配合旋转操作推进。

3. Finecross 微导管(包括 Corsair、Caravel 和 Turnpike 微导管等)通常不能用于输送直径 0.018 英寸的弹簧圈。输送此类弹簧圈需选择内径更大的微导管,如 Progreat(2.4Fr,Terumo)、Renegade(2.5Fr,Boston Scientific)或 Transit(2.5Fr,Cordis)微导管等。

4. 逆向 PCI 术中,如最初选用的微导管已通过侧支进入靶血管远端,但不能通过闭塞段时,可更换外径较小的 Finecross 微导管。

4. Micro 14 微导管

Micro 14(Roxwood Medical)微导管长 155cm,是通过外径最小的微导管之一(头端 1.6Fr;图 2-25),外覆亲水涂层,有两种不同的规格(Micro 14 和 Micro 14 es)。Micro 14 微导管较柔软,适合通过迂曲病变或行逆向 PCI 时使用。Micro 14 es 微导管支撑力更强,常用于正向 PCI。

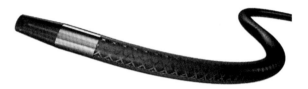

图 2-25　Micro 14 微导管结构示意图

Reproduced with permission from Roxwood Medical.

Micro 14 微导管:要点与操作技巧

1. Micro 14 微导管长度为 155cm,尤其适于经较长的桥血管或冠状动脉远端的侧支血管行逆向 PCI 时使用。

2. Micro 14 微导管主要通过直接推送前进。

5. Turnpike、Turnpike LP、Turnpike Spiral 和 Turnpike Gold 微导管

Turnpike 系列微导管(Vascular Solutions)管身主要由五层结构组成,最内层为 PTFE 内衬,中间为钢丝编织层和缠绕其上的两层反向弹簧圈,最外层前端涂有亲水涂层(图 2-26),这一设计使其在保持较好柔顺性和抗扭结性能同时具有出色的扭矩传递能力。Turnpike 系列微导管头端柔软且呈锥形,利于通过侧支血管。

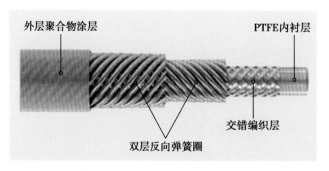

图 2-26　Turnpike 微导管结构示意图

Turnpike 系列微导管共有 4 种型号:Turnpike、Turnpike LP、Turnpike Spiral 和 Turnpike Gold(图 2-27)。Turnpike 微导管最常用,头端外径 1.6Fr,尾端输送杆外径 2.6Fr。Turnpike LP 微导管外径更小,

头端外径 1.6Fr,尾端输送杆外径 2.2Fr。Turnpike Spiral 微导管前端有尼龙线圈结构;Turnpike Gold 微导管具镀金的螺纹形金属头端及近端尼龙线圈,可增强其通过性。与 Tornus 导管类似,Turnpike Spiral 和 Turnpike Gold 微导管主要用于球囊不能通过的 CTO 病变(见第 8 章)。

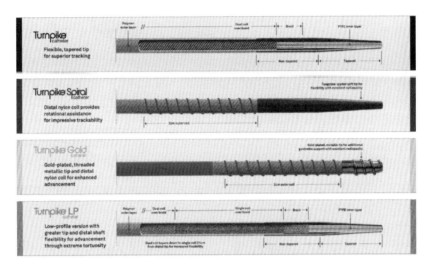

图 2-27　Turnpike 系列微导管

> **Turnpike 系列微导管:要点与操作技巧**
>
> 1. Turnpike 和 Turnpike LP 微导管可向任一方向旋转。Turnpike Spiral 和 Turnpike Gold 微导管顺时针旋转前进,逆时针旋转后退(与 Tornus 微导管操作正好相反)。
> 2. Turnpike LP 微导管更适合用于逆向通过迂曲的心外膜侧支。
> 3. 由于 Turnpike Spiral 微导管可提供强大的支撑力,有术者使用 Turnpike Spiral 微导管作为正向 PCI 首选微导管。

6. Mamba 和 Mamba Flex 微导管

Mamba 和 Mamba Flex 微导管(Boston Scientific,图 2-28)由 11 根钢丝紧密缠绕而成,前段 60cm 覆有亲水涂层,能提供良好的扭矩传递和可推送性,同时锥形变细的外形使其头端更细并具有出色的柔顺性。

Mamba 微导管长度为 135cm,通过外径较大(0.032 英寸,约 0.81mm),能够为正向导丝提供强有力的支撑。Mamba Flex 微导管有 135cm 和 150cm 两种长度,通过外径相对较小(0.028 英寸,约 0.71mm),主要用于通过迂曲病变和逆向 PCI。

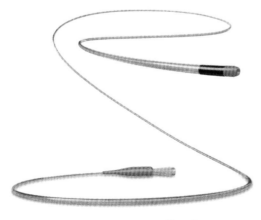

图 2-28　Mamba 微导管示意图

7. Mizuki 微导管

Mizuki 系列微导管(Kaneka,图 2-29)包括标准的 Mizuki 微导管和头端较软的 Mizuki FX 微导管两种。Mizuki 系列微导管外壁有亲水涂层,内壁具氟树脂涂层,利于器械输送。

8. NHancer ProX 微导管

NHancer ProX 微导管(IMDS,图 2-30)有 135cm 和 150cm 两种长度,头端柔软呈锥形。

9. Venture 微导管

Venture 微导管(Vascular Solutions,图 2-31)头端不透射线段长 8mm,可形成半径 2.5mm 的弯曲[15-20]。顺时针旋转操作柄上的旋钮可使其头端偏转达 90°,整

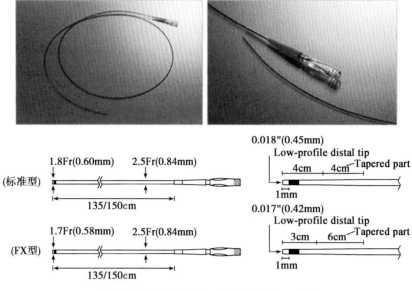

（标准型）　1.8Fr(0.60mm)　2.5Fr(0.84mm)　135/150cm

0.018"(0.45mm)
Low-profile distal tip
4cm　4cm　Tapered part
1mm

（FX型）　1.7Fr(0.58mm)　2.5Fr(0.84mm)　135/150cm

0.017"(0.42mm)
Low-profile distal tip
3cm　6cm　Tapered part
1mm

图 2-29　Mizuki 和 Mizuki FX 微导管示意图
Provided by Kaneka.

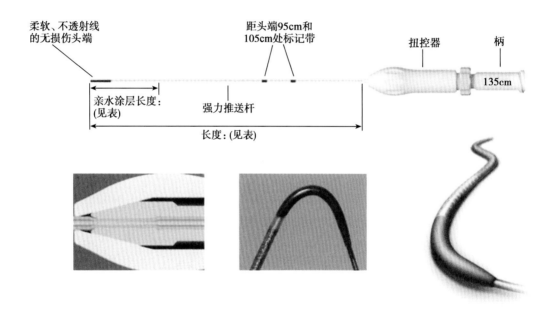

柔软、不透射线
的无损伤头端

距头端95cm和
105cm处标记带

扭控器　柄

135cm

亲水涂层长度：
(见表)

强力推送杆

长度：(见表)

图 2-30　NHancer ProX 微导管示意图
Courtesy of IMDS.

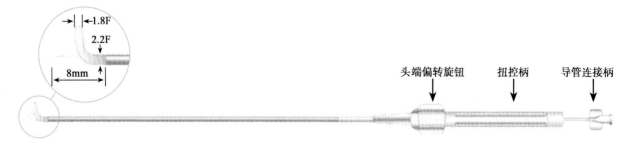

1.8F
2.2F
8mm

头端偏转旋钮　扭控柄　导管连接柄

图 2-31　OTW 型 Venture 微导管示意图
Reproduced with permission from Vascular Solutions.

体旋转 Venture 微导管可使其头端指向任意方向。6Fr 指引导管内可同时容纳 Venture 微导管和一根直径 0.014 英寸的导丝。Venture 微导管有快速交换型和 OTW 两种型号。CTO 病变 PCI 时推荐使用 OTW 型 Venture 微导管,便于导丝交换。

Venture 微导管:要点与操作技巧

1. 通过旋转 Venture 微导管尾端旋钮,能够调整其头端的偏转角度(图 2-32),可弯曲的头端有助于辅助导丝进入较大成角的边支。

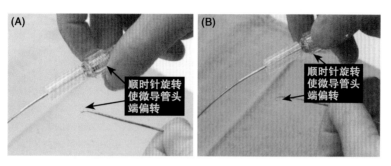

图 2-32　Venture 微导管操作示意图
Courtesy of Dr. William Nicholson.

2. Venture 微导管经工作导丝输送至靶血管节段后(图 2-33A、B),撤出工作导丝(图 2-33C),顺时针旋转操控旋钮使导管头端偏转、弯曲,直至其头端指向 CTO 病变近端纤维帽(图 2-33D),然后经 Venture 微导管送入 CTO 专用导丝进入病变(图 2-33E)。固定导丝,Venture 微导管头端取直后撤出(图 2-33F)。

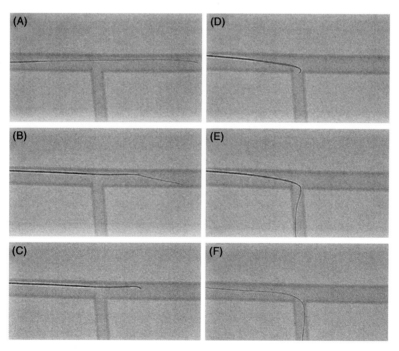

图 2-33　Venture 微导管使用示意图
Courtesy of Dr. WilliamNicholson.

3. Venture 微导管常用于处理 LCX 开口 CTO 病变(图 2-34)。

4. 导丝难以穿入无残端 CTO 病变近端纤维帽且易滑入边支时,可采用 Venture 微导管辅助送入导丝[21]。

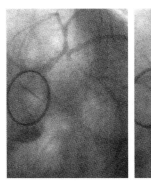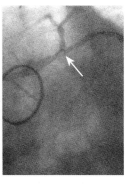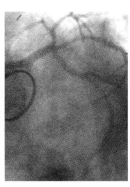

图 2-34　Venture 微导管辅助导丝通过 LCX 开口 CTO 病变示例

Reproduced with permission from McNulty E, Cohen J, Chou T, Shunk K. A "grapple hook" technique using a deflectable tip catheter to facilitate complex proximal circumflex interventions. Catheter Cardiovasc Interv 2006;67:46-8.

5. CTO 病变逆向 PCI 术中,Venture 微导管更利于辅助导丝通过成角较大的侧支血管。

6. Venture 微导管外径比 OTW 球囊或其他微导管外径大,因此如需实施球囊捕获技术或平行导丝技术,推荐使用 8Fr 指引导管[20]。

7. Venture 微导管头端较硬,偏转半径为 2.5mm,如在直径<2.5mm 的血管内偏转导管头端应特别小心,以免造成血管损伤。

8. 推送或撤出 Venture 微导管时,应先将其弯曲的头端取直,以免损伤血管。

10. 双腔微导管

目前可供使用的双腔微导管有 5 种,分别为 Twin Pass(Vascular Solutions,图 2-35A)、Twin Pass Torque(Vascular Solutions,图 2-35B)、Crusade(Kaneka,图 2-35C)、FineDuo(Terumo,图 2-35D)和 NHancer Rx(IMDS,图 2-35E)。

所有双腔微导管都具有快速交换腔和 OTW 交换腔。两个交换腔头端都有不透射线标记带,远端为快速交换腔标记,近端为 OTW 交换腔标记。

在 CTO 和非 CTO 病变 PCI 术中双腔微导管具有多种用途(图 2-36):

①用于平行导丝技术(第 4 章)。

②闭塞段近端纤维帽处存在边支时,辅助导丝穿入 CTO 病变近端纤维帽。

③当导丝通过闭塞段进入远段纤维帽附近边支时,辅助导丝进入远端血管真腔:采用双腔微导管辅助可以在保留边支导丝的情况下,将另一根导丝送至远端主支血管内,而无须回撤原导丝重新寻径(重新寻径存在不能通过闭塞段的风险)。

④辅助导丝进入分叉病变的边支内,包括支架置入后辅助导丝进入被拘禁边支等。

⑤反转导丝技术(也称发夹导丝技术)。

⑥逆向 PCI 术中辅助导丝进入与主支成角较大的间隔支侧支。

⑦当逆向导丝经远端纤维帽处侧支通过 CTO 病变完成体外化时,双腔微导管可辅助正向导丝通过闭塞段进入远段血管真腔。

双腔微导管:要点与操作技巧

1. 双腔微导管有时难以输送。有的双腔微导管如 NHancer Rx,其 OTW 腔内预置一根可移除的加硬金属丝,可提高双腔微导管推送性。

2. 如需调控双腔微导管头端 OTW 腔朝向,可将双腔微导管稍回撤,再重新送入。使用 Twin Pass Torque 双腔微导管更容易调控其头端 OTW 腔朝向。

3. 导丝成功送入后,撤出双腔微导管时,需注意保持远端导丝位置,推荐采用球囊捕获技术撤出双腔微导管。

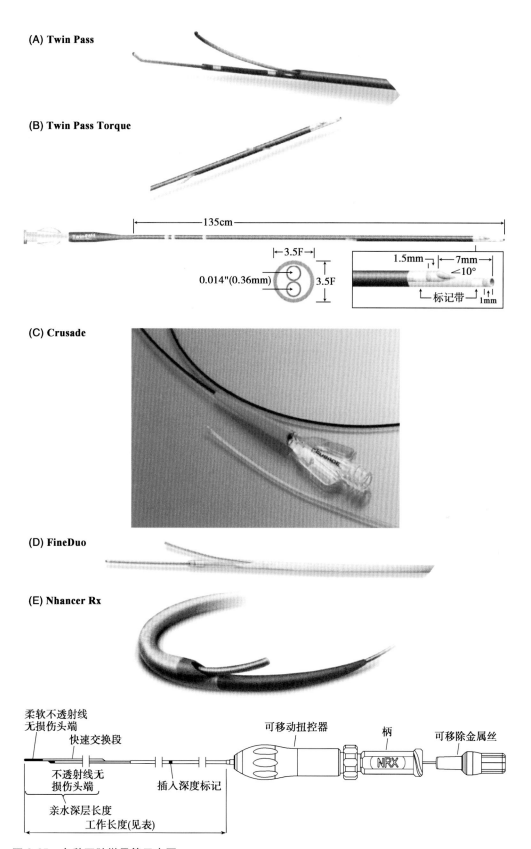

图 2-35　各种双腔微导管示意图

Image of the Crusade was provided courtesy of Kaneka. Image of the FineDuo was provided courtesy of Terumo Medical Corporation. Image of the Nhancer Rx was provided courtesy of IMDS.

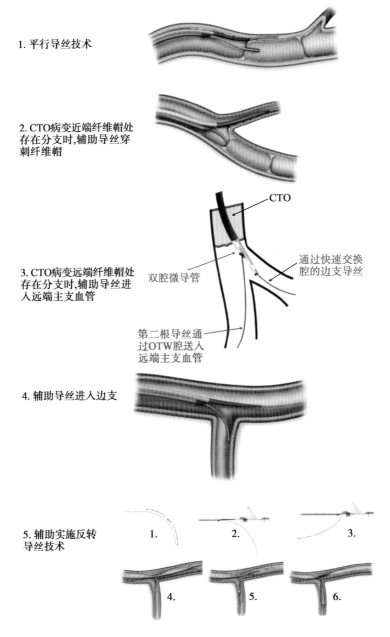

1. 平行导丝技术

2. CTO病变近端纤维帽处存在分支时,辅助导丝穿刺纤维帽

3. CTO病变远端纤维帽处存在分支时,辅助导丝进入远端主支血管

CTO

双腔微导管

通过快速交换腔的边支导丝

第二根导丝通过OTW腔送入远端主支血管

4. 辅助导丝进入边支

5. 辅助实施反转导丝技术

图 2-36　双腔微导管的各种用途

11. SuperCross 微导管

SuperCross 微导管(Vascular Solutions,图 2-37)包括直头和不同角度(45°、90°和 120°)头端塑形 4 种规格,与 Venture 导管一样适用于辅助导丝通过迂曲血管。120°塑形的 SuperCross 微导管适于间隔支或心外膜侧支与供血、受血血管连接处呈反折弯曲时使用。当静脉桥血管为 CTO 病变逆向供血来源时,120°塑形的 SuperCross 微导管有助于逆向导丝顺利通过吻合口转角进入 CTO 病变远端血管内。

(三) 强支撑导管

1. MultiCross 和 CenterCross 导管

MultiCross(图 2-38)和 CenterCross(图 2-39)(Roxwood Medical)两种支撑导管通过自膨胀支架(直径可至 4.5mm)在靶病变近端锚定,增加导管支撑力并提高导丝的穿透力。Multicross 导管支架结构内有 3 个相对独立、间隔 120°的微导管腔[22]。CenterCross 支架结构内只有一个中心腔,可容纳一根微导管。

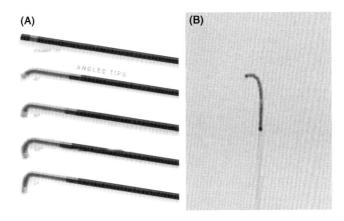

图 2-37　SuperCross 导管示意图

A. SuperCross 导管头端不同塑形　B. X 射线透视下的 SuperCross 导管

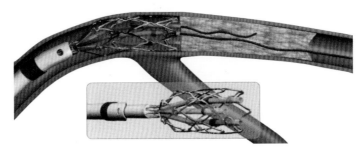

图 2-38　MultiCross 导管示意图

Reproduced with permission from Roxwood Medical.

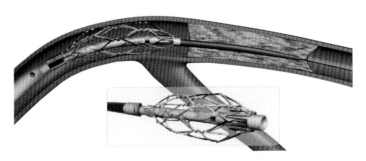

图 2-39　CenterCross 导管示意图

Reproduced with permission from Roxwood Medical.

MultiCross 和 CenterCross 导管：要点与操作技巧

1. CenterCross 导管中心腔可容纳上述所有长度 ≥150cm 的单腔微导管（Corsair、Caravel、Finecross、Turnpike、Turnpike LP、Micro14 等）。

2. 由于外径较大，CenterCross 和 MultiCross 强支撑导管都不能通过球囊捕获技术进行交换，回撤时需使用长导丝（300cm）。

3. 应用两种强支撑导管，闭塞病变近端血管须存在至少 10mm 的着陆区。

2. Prodigy 导管

与 MultiCross 和 CenterCross 导管类似，Prodigy 导管（Radius Medical，图 2-40）也能够提供强大的支撑力[23]。它由一根 5Fr 的导管和位于导管头端非常柔软的球囊组成，球囊最大可膨胀至

6mm。由一个压力阀控制球囊充盈压力不超过 1mmHg，在锚定血管壁同时尽量降低血管损伤风险。

3. NovaCross 导管

NovaCross 导管（Nitiloop，图 2-41）自带一段 10mm 柔软的镍钛合金结构，可主动调节扩张程度，锚定管腔，为导丝通过提供强大支撑力[24]。细镍钛合金丝具有较好的弹性设计，既可增强支撑，又可避免血管损伤。即将上市的 NovaCross Xtreme 导管可在保持镍钛合金丝张开状态下前送微导管，能显著提高其在闭塞段内的通过能力。

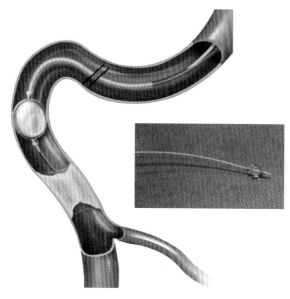

图 2-40　Prodigy 导管示意图
Reproduced with permission from Radius Medical.

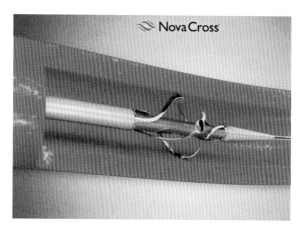

图 2-41　NovaCross 导管示意图
Reproduced with permission from Nitiloop.

四、导丝

CTO 病变专用导丝有多种（表 2-4），推荐必备的导丝包括（图 2-42）：

表 2-4　CTO 病变 PCI 常用导丝

导丝种类	商品名	头端硬度（g）	制造商	特点
聚合物护套				
锥形头端	Fielder XT[a]	0.8	Asahi Intecc	一线正向导丝，也可用于弯曲导丝技术或逆向技术；Fieler XT-R 导丝可用于逆向通过侧支血管
	Fielder XT-A	1.0		
	Fieler XT-R	0.6		
	Fighter[a]	1.5	Boston Scientific	
平直头端，低硬度	Fielder FC[a]	0.8	Asahi Intecc	可用于逆向 PCI 时通过侧支血管
	Sion Black	0.8	Asahi Intecc	
	Whisper LS，MS，ES	0.8，1.0，1.2	Abbott Vascular	
	Pilot 50	1.5	Abbott Vascular	
	Choice PT Floppy	2.1	Boston Scientific	

表 2-4　CTO 病变 PCI 常用导丝(续)

导丝种类	商品名	头端硬度(g)	制造商	特点
平直头端,高硬度	Pilot 150,200[a]	2.7,4.1	Abbott Vascular	正向通过闭塞病变的导丝,尤其适合闭塞段血管走行不明确的 CTO 病变,也可用于弯曲导丝技术和 LAST 技术使导丝再入真腔
	Gladius	3	Asahi Intecc	
	Crosswire NT	7.7	Terumo	
	PT Graphix Intermediate	1.7	Boston Scientific	
	PT2 Moderate Support	2.9	Boston Scientific	
	Shinobi	7.0	Cordis	
	Shinobi Plus	6.8	Cordis	
弹簧圈(无聚合物护套)				
平直头端,超低硬度	Suoh 03	0.3	Asahi Intecc	用于通过迂曲的心外膜侧支血管
平直头端,低硬度	Sion(亲水)[a]	0.7	Asahi Intecc	最常用于通过侧支血管的导丝
	Sion Blue[a]	0.5	Asahi Intecc	优秀的工作导丝
	Samurai RC	1.2	Boston Scientific	
锥形头端,低硬度	Cross-it 100XT(0.010 英寸)	1.7	Abbott Vascular	
	Runthrough NS tapered (0.008 英寸)	1.0	Terumo	
锥形头端,高硬度,亲水涂层	Gaia 1(0.010 英寸)、2(0.011 英寸)、3(0.012 英寸)[a]	1.7,3.5,4.5	Asahi Intecc	正向 PCI 闭塞段血管走行明确时使用,也可用于逆向
	Conquest Pro 9,12(0.009 英寸)	9.3,12.4	Asahi Intecc	
	Astato 20(0.008 英寸)	20	Asahi Intecc	
	Progress 140T,200T(0.0105 英寸,0.009 英寸)	12.5,13.3	Abbott Vascular	
	Persuader 9(0.011 英寸)	9.1	Medtronic	
	ProVia 9,12(0.009 英寸)	11.8,13.5	Medtronic	
	Hornet 10,4(0.008 英寸)	10,14	Boston Scientific	
平直头端,高硬度	Miracle 3,4.5,6	3.9,4.4,8.8	Asahi Intecc	正向 PCI 闭塞段血管走行明确时使用
	Miracle 12	12.0	Asahi Intecc	
	Ultimate 3	3	Abbott Vascular	
	Progress 40,80,120	5.5,9.7,13.9	Abbott Vascular	
	Persuader 3,6	5.1,8.0	Medtronic	
	Provia 3,6	8.3,9.1	Medtronic	
锥形头端,高硬度,疏水涂层	Conquest 9(疏水)	8.6	Asahi Intecc	正向 PCI 闭塞段血管走行明确时使用
	Persuader 9(疏水)	9.1	Abbott Vascular	
	Provia 9,12(疏水)	11.8,13.5	Medtronic	

表 2-4　**CTO 病变 PCI 常用导丝（续）**

导丝种类	商品名	头端硬度（g）	制造商	特点
体外化导丝	RG3[a]		Asahi Intecc	长度 330cm
	R350[a]		Vascular Solutions	长度 350cm
Wiggle 导丝	Wiggle	1.0	Abbott Vascular	190cm 和 300cm
超强支撑导丝柔软，非锥形头端	Iron Man BHW	1.0	Abbott Vascular	190cm 和 300cm
	Grand Slam	0.7	Asahi Intecc	长度 180cm 和 300cm
	Mailman		Boston Scientific	长度 182cm 和 300cm

[a] 最常用导丝

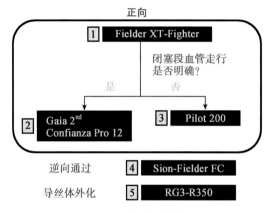

图 2-42　**导丝选择简易流程**

CTO 病变 PCI 必备导丝：

1. 用于通过微孔道和实施弯曲导丝技术的导丝

Fielder XT（Asahi Intecc）或 Fighter（Boston Scientific）为锥形头端设计的软导丝，外覆聚合物护套，常作为正向通过微孔道或实施弯曲导丝技术的首选导丝。

2. 穿刺纤维帽的导丝

- Gaia 导丝头端呈锥形，较硬，具有中等穿透力和极佳的扭控性能，推荐在闭塞病变血管走行明确时应用。
- Conquest Pro 12（Asahi Intecc）导丝为锥形头端设计，具有较强穿透力，用于穿刺较坚硬的纤维帽。
- Pilot 200（Abbott Vascular）导丝为中等硬度、聚合物护套导丝，平直头端设计，多在靶病变和血管走行不明确时使用。Pilot 200 导丝也可用于弯曲导丝技术，但其形成的"弯曲"较 Fielder XT 大。

3. 用于通过侧支的导丝

- Sion（Asahi Intecc）导丝为亲水软导丝，扭控性好，具有极佳的塑形保持能力；Fielder FC、Fielder XT-R、Sion Black（聚合物护套软导丝，Asahi Intecc）和 Suoh 03 导丝可用于逆向通过侧支血管；Suoh 03 导丝头端极软，尤其适于通过心外膜侧支。

4. 体外化导丝

- RG3（330cm，Asahi Intecc）或 R350（350cm，Vascular Solutions）导丝主要用于导丝体外化操作。

除逆向 PCI 需要导丝体外化，多数情况下只需使用短导丝（180～190cm），可采用球囊捕获技术交换微导管或 OTW 球囊（见第 3 章）。但经 6Fr 指引导管有时无法采用普通球囊捕获技术完成器械撤出和交换，推荐使用 6Fr Trapliner 导管，配备 300cm 以上长导丝或延长导丝。

（一）Fielder、Gladius 和 Fighter 系列导丝

Fielder 系列导丝（图 2-43，Asahi Intecc）是一类具有聚合物护套的软导丝，其中 Fielder XT 导丝头端为锥形（直径 0.009 英寸），Fielder FC 导丝头端为平头设计。

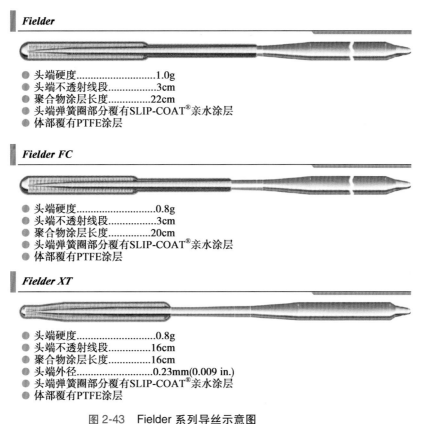

图 2-43　Fielder 系列导丝示意图

Source：Reproduced with permission from Asahi Intecc.

Fielder XT-A 和 Fielder XT-R 导丝（图 2-44）相当于采用复合核芯技术的 Fielder XT 导丝。与 Fielder XT 导丝（硬度 0.8g）相比，Fielder XT-A 导丝头端硬度略高（1.0g），提高了导丝的通过性；而 Fielder XT-R 导丝头端较软（0.6g），提高了其在迂曲血管的通过能力。Gladius（Asahi Intecc）导丝头端较硬（3.0g），内部采用复合核芯设计，外覆聚合物护套。

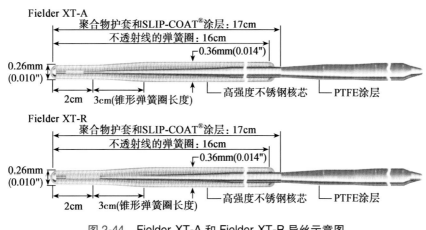

图 2-44　Fielder XT-A 和 Fielder XT-R 导丝示意图

Reproduced with permission from Asahi Intecc.

Fighter 导丝（图 2-45，Boston Scientific）是一种聚合物护套的软导丝，头端呈锥形，直径 0.009 英寸。

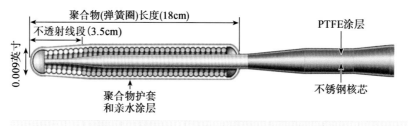

头端直径 （英寸）	头端硬度 （gf）	头端不透 射线段(cm)	头端 类型	弹簧圈/ 涂层	弹簧圈 长度(cm)	涂层	核芯材料
0.009	1.5	3.5	Core- to-tip	弹簧圈+ 聚合物 护套	18	亲水	不锈钢

图 2-45 Fighter 导丝示意图

Image provided courtesy of Boston Scientific. © 2017 Boston Scientific Corporation or its affiliates. All rights reserved.

Fielder 系列导丝和 Fighter 导丝：要点与操作技巧

1. Fielder XT、XT-A 和 Fighter 导丝是正向导丝升级技术中最常用的首选导丝[25]。

2. Fielder XT 和 Fighter 导丝可用于正向或逆向弯曲导丝技术。采用弯曲导丝技术时，导丝操作以前送为主，不宜旋转，避免导丝扭结、嵌顿。弯曲导丝技术通常是安全的，但也有发生导丝断裂的个案报道[26]。

3. 非锥形头端的 Fielder FC 导丝也可用于正向通过可视的微孔道或逆向通过侧支血管。与 Fielder XT 导丝相比，Fielder FC 导丝不容易进入内膜下。

（二）Miracle、Ultimate、Conquest、Astato、Gaia 和 Hornet 系列导丝

Miracle 系列导丝（Asahi Intecc）是头端硬度较大（头端硬度最高达 12g）、穿透力较强的非锥形头端导丝（图 2-46）。Miracle 系列导丝为非亲水涂层导丝，不易进入内膜下，尤其适合输送器械通过 CTO 病变。Ultimate Bros 3 导丝（Asahi Intecc）为复合核芯的非锥形头端导丝，头端硬度 3g（图 2-47）。

Conquest 导丝（Asahi Intecc）为一系列头端呈锥形的硬导丝（图 2-48）。

Astato 导丝（Asahi Intecc）是外周血管介入用锥形头端导丝，头端硬度 20g，可用于穿刺极度坚硬的 CTO 病变纤维帽（图 2-49）。

Gaia 导丝（图 2-50，Asahi Intecc）有 3 种型号，分别为 Gaia 1、Gaia 2 和 Gaia 3，是一系列低硬度、头端预塑形（头端 1mm 预塑形 45°角）导丝。头端硬度和锥形头直径逐渐增加。采用复合核芯技术增强了其扭矩传导能力、可操控性和通过弥漫长病变的能力。与其他 CTO 病变专用导丝相比，操控 Gaia 系列导丝时需更耐心、轻柔[27-29]。

Hornet 导丝（图 2-51，Boston Scientific）是一类锥形头端硬导丝，头端外径 0.008 英寸，是目前头端外径最小的导丝，有 Hornet、Hornet 10 和 Hornet 14 三种型号，其中 Hornet 10 和 Hornet 14 常用于 CTO 病变 PCI，头端硬度分别为 10 和 14g，穿透力分别为 308gf/mm² 和 432gf/mm²（注：穿透力＝头端硬度/头端面积。一般认为，导丝的穿透力比头端硬度更能反映导丝通过病变的能力）。

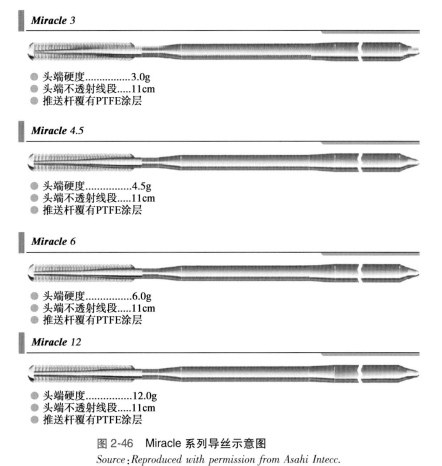

Miracle 3

- 头端硬度.................3.0g
- 头端不透射线段.....11cm
- 推送杆覆有PTFE涂层

Miracle 4.5

- 头端硬度.................4.5g
- 头端不透射线段.....11cm
- 推送杆覆有PTFE涂层

Miracle 6

- 头端硬度.................6.0g
- 头端不透射线段.....11cm
- 推送杆覆有PTFE涂层

Miracle 12

- 头端硬度.................12.0g
- 头端不透射线段.....11cm
- 推送杆覆有PTFE涂层

图 2-46　Miracle 系列导丝示意图

Source：Reproduced with permission from Asahi Intecc.

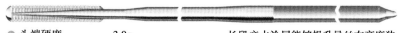

Ultimate Bros 3

- 头端硬度...................3.0g
- 头端不透射线段.....11cm
- 头端弹簧圈部分覆有SLIP-COAT®亲水涂层

长段亲水涂层能够提升导丝在高度狭窄病变中的可操控性。

头端塑形可更为短小，便于通过病变，并降低引起较大假腔风险。

图 2-47　Ultimate Bros 3 导丝示意图

Ultimate Bros 3 导丝为非锥形头端导丝，采用复合核芯技术，头端硬度 3g

Source：Reproduced with permission from Asahi Intecc.

Confianza

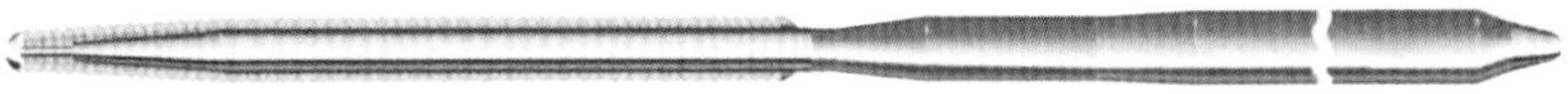

- 头端硬度..............9.0g
- 头端不透射线段.....20cm
- 头端外径..............0.23mm(0.009英寸)
- 头端弹簧圈部分覆有硅油涂层

锥形头端外径0.23mm(0.009英寸),硅油涂层,头端呈锥形,硬度9g,适于穿刺高阻力病变。

Confianza Pro

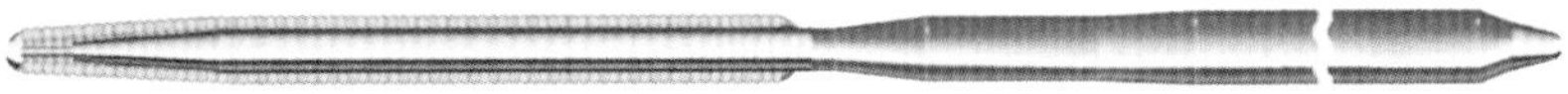

- 头端硬度..............9.0g
- 头端不透射线段.....20cm
- 头端外径..............0.23mm(0.009英寸)
- 头端弹簧圈部分覆有SLIP-COAT®亲水涂层(尖端除外)

结构和头端硬度类似Conquest导丝,头端弹簧圈部分覆有SLIP COAT®亲水涂层增强润滑性。尖端部分没有涂层便于导丝捕捉病变的进入点。

Confianza Pro 12

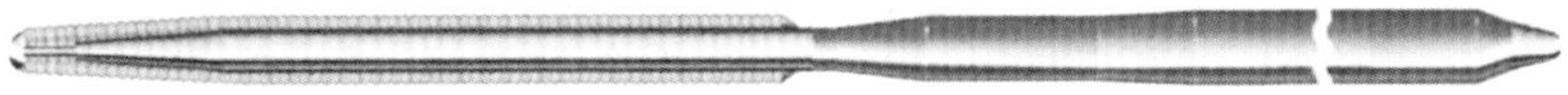

- 头端硬度..............12.0g
- 头端不透射线段.....20cm
- 头端外径..............0.23mm(0.009英寸)
- 头端弹簧圈部分覆有SLIP-COAT®亲水涂层(尖端除外)

锥形头端,硬度12g,主要用于穿刺钙化病变和近端或远端厚纤维帽。

Confianza Pro 8~20

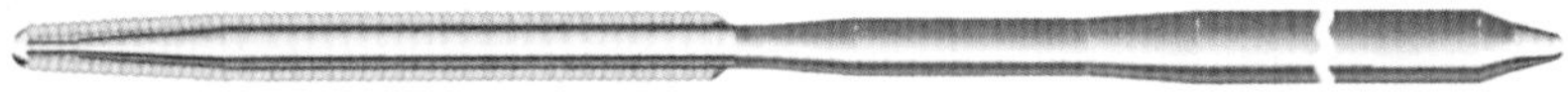

- 头端硬度..............20.0g
- 头端不透射线段.....17cm
- 头端外径..............0.20mm(0.008英寸)
- 头端弹簧圈部分覆有SLIP-COAT®亲水涂层(尖端除外)

设计用于通过严重钙化病变或坚硬的纤维组织。导丝头端硬度20g,锥形头端外径0.20mm(0.008英寸),是目前Asahi导丝中尖端最细、最硬的导丝。

图 2-48 Conquest 系列导丝示意图

Conquest 导丝为锥形头端,"Pro" 系列导丝弹簧圈外覆有亲水涂层

Reproduced with permission from Asahi Intecc.

Astato XS 20   0.014"

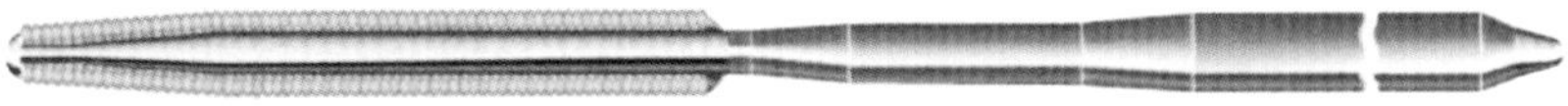

- 头端硬度..............20.0g
- 头端不透射线段......17cm
- 全长..............180cm,300cm
- 头端外径..............0.36mm(0.014英寸)
- 头端弹簧圈部分覆有SLIP-COAT®亲水涂层
- 推送杆覆有PTFE涂层

图 2-49 Astato 20 导丝示意图

Reproduced with permission from Asahi Intecc.

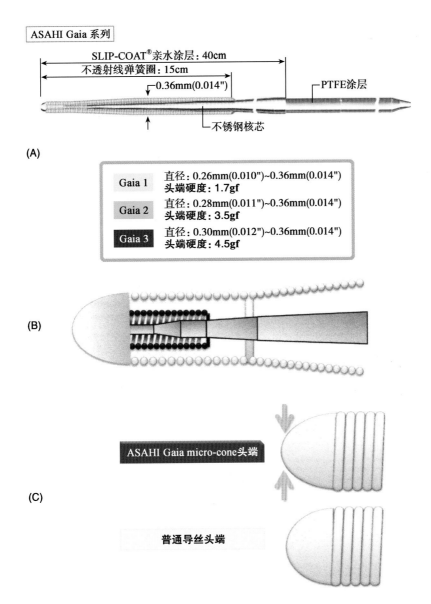

图 2-50　Gaia 系列导丝示意图

（A）Gaia 系列导丝结构和型号；（B）复合核芯和双弹簧圈结构；（C）microcone 头端

Reproduced with permission from Asahi Intecc.

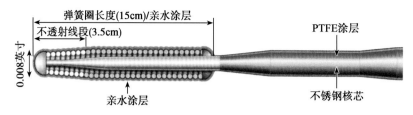

头端直径 (英寸)	头端硬度 (gf)	头端不 透射线段 (cm)	头端类型	弹簧圈/ 涂层	弹簧圈 长度 (cm)	涂层	核芯材料
	HORNET						
0.008	1.0	3.5	Core-to-tip	弹簧圈	15	亲水	不锈钢

头端直径 (英寸)	头端硬度 (gf)	穿透力 (gf/mm^2)	头端不 透射线段 (cm)	头端类型	弹簧圈/ 涂层	弹簧圈 长度 (cm)	涂层	核芯材料
	HORNET 10							
0.008	10	308	3.5	Core-to-tip	弹簧圈	15	亲水	不锈钢

头端直径 (英寸)	头端硬度 (gf)	穿透力 (gf/mm^2)	头端不 透射线段 (cm)	头端类型	弹簧圈/ 涂层	弹簧圈 长度 (cm)	涂层	核芯材料
	HORNET 14							
0.008	14	432	3.5	Core-to-tip	弹簧圈	15	亲水	不锈钢

图 2-51　Hornet 导丝示意图

Miracle/Ultimate/Conquest/Gaia/Hornet 导丝：要点与操作技巧

1. Conquest Pro 12 导丝穿透强，可用于穿刺 CTO 病变近端钙化纤维帽。穿刺成功后，应考虑导丝降级，如更换为 Ultimate Bros 3 导丝（导丝升级/降级概念详见第 4 章）。

2. 由于 Ultimate Bros 3 和 Gaia 系列导丝均具有出色的扭矩传递能力，因此除极度坚硬的近端纤维帽外，Ultimate Bros 3 和 Gaia 系列导丝常替代 Conquest Pro 12 导丝用于正向升级策略。在 Gaia 系列导丝中，Gaia 2 导丝最常用。

3. 当近端纤维帽毗邻较大分支且导丝频繁滑入边支时，Conquest Pro 12 导丝较硬的锥形头端能使其更好地指向并穿透纤维帽。

4. Conquest Pro 12 导丝也可用于基于导丝的再入真腔技术（详见第 5 章）。

5. Conquest Pro 12 导丝具有极强的穿透力，不宜用于闭塞段血管走行不明确的 CTO 病变，以免引起血管穿孔和/或夹层。

6. Miracle 导丝为疏水涂层导丝，具有较强支撑力和良好的触觉反馈。Miracle 导丝，尤其是 Miracle 12 导丝，是正向夹层再入真腔技术中输送 Stingray LP 球囊至再入真腔区域的首选导丝（详见第 5 章）。

7. 过度旋转导丝可导致导丝断裂，在处理严重钙化病变时尤其应警惕。

（三）Pilot 系列导丝

Pilot 系列导丝（Abbott Vascular，图 2-52）与 Fielder 系列导丝（Asahi Intecc）类似，均为聚合物护套导丝，但头端硬度更高（Pilot 50 导丝除外）。Pilot 200 导丝头端硬度为 4.1g，可用于锥形头端软导丝不能通过且闭塞段血管走行不明确的 CTO 病变，作为实施导丝升级策略的二线导丝（图 2-42）。在微导管辅助下，Pilot 200 导丝有时能够以真腔到真腔的方式开通 CTO 病变，也可用于正向或逆向弯曲导丝技术。

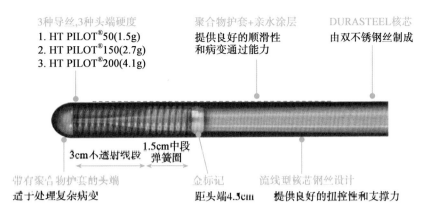

3种导丝,3种头端硬度
1. HT PILOT®50(1.5g)
2. HT PILOT®150(2.7g)
3. HT PILOT®200(4.1g)

聚合物护套+亲水涂层
提供良好的顺滑性
和病变通过能力

DURASTEEL核芯
由双不锈钢丝制成

3cm小透射线段

1.5cm中段
弹簧圈

带有聚合物护套的头端
适于处理复杂病变

金标记
距头端4.5cm

流线型核芯钢丝设计
提供良好的扭控性和支撑力

图 2-52　Pilot 系列导丝示意图

Courtesy of Abbott Vascular. © 2017 Abbott. All rights reserved.

Pilot 导丝:要点与操作技巧

1. Pilot 200 导丝可用于弯曲导丝技术。与 Fielder XT 导丝相比,由于其头端较硬,易于形成较大弯曲,可能导致较大的内膜下血肿。

2. Pilot 200 导丝的核心钢丝为无过渡直达头端设计,因此 Pilot 200 导丝在实施弯曲导丝技术时不易误入边支血管。在实施弯曲导丝技术时,如最初选用的导丝频繁误入分支,可考虑换用 Pilot 200 导丝。

(四) Sion、Sino Black 和 Samurai RC 导丝

Sion 导丝(Asahi Intecc)采用复合核芯和双弹簧圈结构设计(图 2-53),具有极佳的扭矩传递能力,且不易引起血管穿孔。

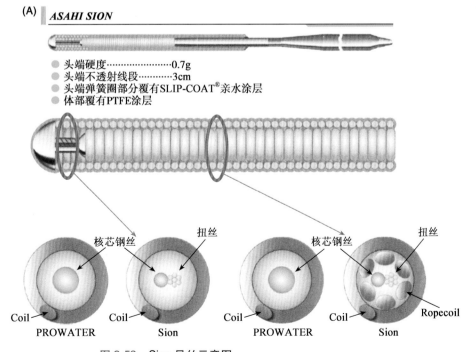

(A)　**ASAHI SION**

● 头端硬度······················0.7g
● 头端不透射线段··········3cm
● 头端弹簧圈部分覆有SLIP-COAT®亲水涂层
● 体部覆有PTFE涂层

核芯钢丝　　扭丝　　　　　　　核芯钢丝　　扭丝

Coil　　　　Coil　　　　　　　Coil　　　　Coil　　Ropecoil
PROWATER　　Sion　　　　　PROWATER　　Sion

图 2-53　Sion 导丝示意图

(A)Sion 导丝结构;(B)Sion 导丝与 Asahi 其他导丝比较

Reproduced with permission from Asahi Intecc.

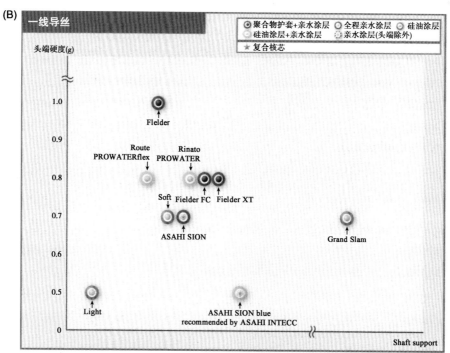

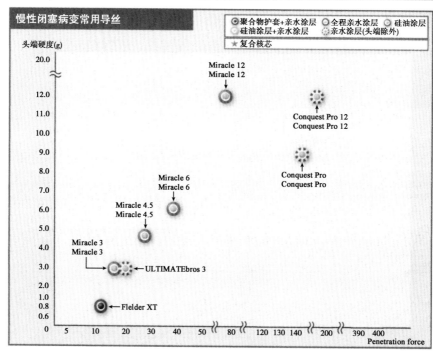

图 2-53(续)

Sion Black 导丝(图 2-54,Asahi Intecc)采用复合核芯设计,头端 20cm 具有聚合物护套,极大提高了导丝的顺滑度。

Samurai RC(图 2-55,Boston Scientific)为直达头端核芯设计。Sion Black 和 Samurai RC 导丝可用于通过间隔支或心外膜侧支。

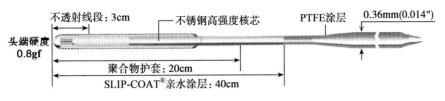

图 2-54　Sion Black 导丝示意图
Reproduced with permission from Asahi Intecc.

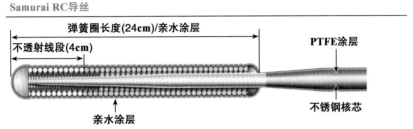

头端直径(英寸)	头端硬度(gf)	头端不透射线段(cm)	头端类型	弹簧圈/涂层	弹簧圈长度(cm)	涂层	核芯材料
0.014	1.2	4	内部线圈	弹簧圈	24	亲水	不锈钢

图 2-55　Samurai RC 导丝示意图
Image provided courtesy of Boston Scientific. © 2017 Boston Scientific Corporation or its affiliates. All rights reserved.

(五) Suoh 03 导丝

Suoh 03(图 2-56,Asahi Intecc)头端极软(0.3g),专为通过侧支设计。头端 19cm 有弹簧圈护套,前端 52cm 覆有亲水涂层。

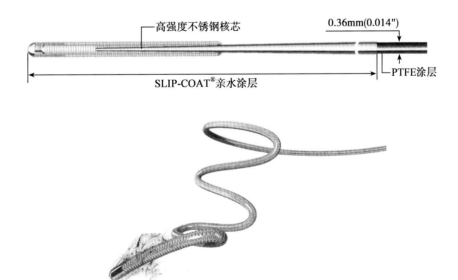

图 2-56　Suoh 03 导丝示意图
Reproduced with permission from Asahi Intecc

（六）体外化导丝

RG3 导丝（图 2-57,Asahi Intecc）和 R350 导丝（图 2-58,Vascular Solutions）是专为体外化操作设计的导丝。RG3 导丝长 330cm,直径 0.010 英寸,前半段覆有亲水涂层,具有较好的抗扭结能力。R350 导丝长 350cm,直径 0.010 英寸,前端 5cm 为镀金钨弹簧圈,增强了可视性,近段 150cm 覆有 PTFE 涂层,远段 200cm 覆有亲水涂层。

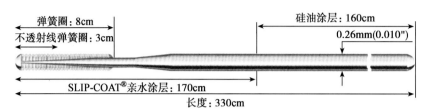

图 2-57　RG3 导丝示意图

Reproduced with permission from Asahi Intecc.

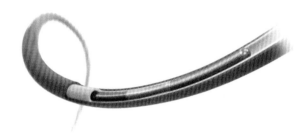

图 2-58　R350 导丝示意图

体外化导丝:要点与操作技巧

　　1. 当逆向微导管头端进入正向指引导管或延长导管时,可行导丝体外化技术。在逆向导丝进入正向指引导管后,在正向指引导管内采用球囊捕获技术固定逆向导丝,有助于推送逆向微导管进入正向指引导管。

　　2. 输送体外化导丝过程中应避免导丝扭结。

　　3. 体外化导丝送出正向指引导管前,将 Y 型连接器从正向指引导管上断开,并将导引针穿入,利用导引针腔迎接体外化长导丝,可将体外化导丝快速、安全地引出体外(见第 6 章)。

　　4. 体外化导丝操作过程中,如侧支血管未经微导管或 OTW 球囊保护,可导致侧支血管损伤。

　　5. 体外化导丝过程中,时刻保持导丝形成的环路维持适当张力和指引导管位置恰当。避免体外化导丝"勒扼"心脏,造成心肌缺血和循环崩溃。

（七）Wiggle 导丝

Wiggle 导丝（图 2-59,Abbott Vascular）距头端 6cm 开始有一系列"之"字型弯曲,有助于球囊或支架导管头端沿导丝送入靶血管时避开血管壁坚硬斑块,利于器械通过迂曲或钙化病变。

（八）强支撑力导丝

一些特殊导丝在保留柔软头端的同时,体部支撑力得到额外加强,提高了器械输送能力,称为强支撑力导丝。这类导丝包括 Iron Man、BHW（Abbott Vascular）、Grand Slam（Asahi Intecc）和 Mailman（Boston Scientific）等。

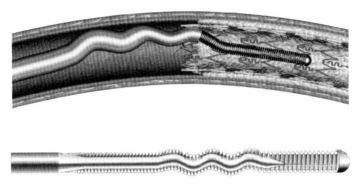

图 2-59　Wiggle 导丝示意图

五、夹层再入真腔器械

尽管采用导丝技术也能够实现导丝由夹层再入血管真腔,但推荐首选应用 CrossBoss 导管、Stingray LP 球囊和 Stingray 导丝(Boston Scientific)以提高导丝再入真腔成功率和操作效率。

(一) CrossBoss 导管

CrossBoss 导管是一种 OTW 型硬金属导管,头端 1mm 为钝性圆头无损伤设计,外覆亲水涂层(图 2-60)。快速旋转扭控器能使导管快速通过闭塞段(见第 5 章)。如 CrossBoss 导管进入内膜下,其形成夹层空间较小,便于后续直接应用导丝或经 Stingray LP 球囊辅助导丝再入血管真腔,详见下文[21,30,31]。CrossBoss 导管很少会导致血管穿孔(除非误入分支血管)。

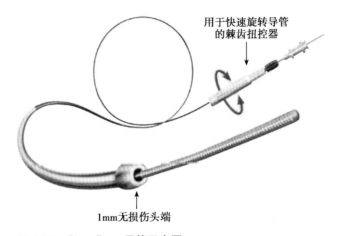

用于快速旋转导管的棘齿扭控器

1mm无损伤头端

图 2-60　CrossBoss 导管示意图

(二) Stingray LP 球囊和导丝

Stingray LP(low-profile)球囊长 10mm,宽度为 2.5mm,呈扁平状,球囊表面有远近两个方向相反的导丝出口,低压力(2~4atm)扩张时其中一个出口自动指向血管真腔(尤其在血管内膜下夹层空间较小时)(图 2-61)[32]。Stingray 导丝为硬导丝,远端不透射线段长度为 20cm,锥形头端直径 0.009 英寸,导丝尖端有长 0.18mm、直径 0.003 5 英寸的探针。Stingray 导丝在透视下可经 Stingray LP 球囊朝向血管真腔的出口穿入闭塞段远端血管真腔[21,30,31]。

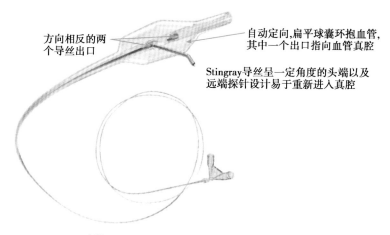

2个不透射线标记带
用于球囊精确定位

方向相反的两
个导丝出口

自动定向,扁平球囊环抱血管,
其中一个出口指向血管真腔

Stingray导丝呈一定角度的头端以及
远端探针设计易于重新进入真腔

Stingray球囊
- 与6Fr(2.0mm)指引导管兼容
- 与0.014英寸(0.36mm) & 0.018英寸(0.46mm)导丝兼容

Stingray导丝
- 0.014英寸(0.36mm)亲水涂层导丝

图 2-61　Stingray LP 球囊和 Stingray 导丝示意图
Image provided courtesy of Boston Scientific©.

CrossBoss 和 Stingray:要点与操作技巧

1. CrossBoss 导管显著增加导丝穿透力,应避免经 CrossBoss 导管推送硬导丝,以免增加血管穿孔风险。

2. 常需要使用弯曲导丝技术来调整 CrossBoss 导管方向,使其避开分支血管。

3. 在约 1/3 的 CTO 病变中,CrossBoss 导管可经近端血管真腔直达远端血管真腔[33]。

4. CrossBoss 导管推进过程中,应在导管内保留导丝,避免血流逆向进入 CrossBoss 导管腔内。

5. 由于支架梁可阻挡 CrossBoss 导管进入支架金属梁外侧血管结构,因此 CrossBoss 导管适用于处理支架内 CTO 病变[34,34a]。

6. 推荐使用导引针将 Stingray 导丝送入 Stingray 球囊或微导管,避免导丝头端变形。

7. Gaia 导丝因预塑形角度与 Stingray 导丝头端形状近似,可替代 Stingray 导丝使用。

8. 采用弯曲导丝技术后,再推进 CrossBoss 导管前进一段距离可减小再入真腔靶区域内膜下假腔("Finish with the Boss",见第 5 章),降低内膜下血肿形成风险,增加导丝再入真腔成功率。

9. RCA CTO 病变导丝再入真腔的理想位置应在紧邻远端纤维帽处且无迂曲和钙化的血管段,最好在发出大的血管分支前。

10. Stick-and-swap(见第 5 章)是导丝经 Stingray 球囊再入真腔时的一种常用技术。先用一根硬导丝(如 Stingray 导丝)制造一个通向远端血管真腔的通道,再使用聚合物护套导丝(常用 Pilot 200 导丝)通过该通道进入远端血管真腔。

11. 导丝再入真腔操作过程中,双盲穿刺-交换技术(见第 5 章)的应用呈上升趋势[35]。

六、抓捕器

当逆向导丝进入正向指引导管困难时,可应用抓捕器捕获逆向导丝。与单环抓捕器如 Amplatz

GooseNeck 鹅颈式抓捕器（Covidien）相比，三环抓捕器如 Ensnare（Merit Medical）和 Atrieve（Angiotech）抓捕逆向导丝效率更高（图 2-62）。

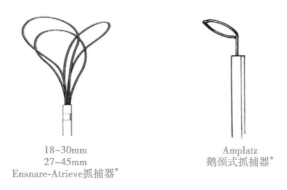

图 2-62　三环和单环抓捕器示意图

抓捕技术（图 2-63）

将抓捕器收进导入鞘内（图 2-63A~C），经正向指引导管送入（图 2-63D 和 E），直至突出指引导管头端（图 2-63F）。

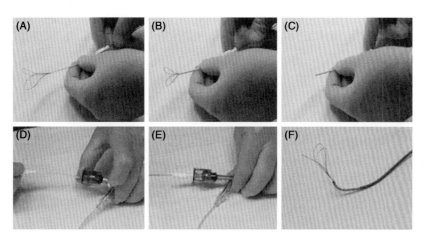

图 2-63　抓捕器准备示意图

Courtesy of Dr. William Nicholson.

推送逆向导丝通过抓捕器套环（图 2-64A），将抓捕器与逆向导丝一起回收至正向指引导管内（图 2-64B~D）。推送逆向导丝直至从正向指引导管尾端穿出，然后调整正向指引导管至靶血管开口（图 2-64E 和 F）。

抓捕器：要点与操作技巧

1. 使用大环抓捕器（27~45mm 或 18~30mm）更有利于捕获逆向导丝。

2. 抓捕逆向导丝通常不使用抓捕器配套的输送鞘。

3. 不要丢弃套环收束器，有时需要借助收束器再次把套环送入指引导管。

4. 捕获逆向导丝前，宜将逆向微导管送至主动脉内，避免操作过程中导丝回退至 CTO 病变内，同时还可避免抓捕逆向导丝产生的牵张力损伤近段血管。

5. 有时逆向导丝在头臂干位置更易抓捕。

6. 体外化长导丝最安全的捕捉部位是导丝的柔软不透射线段，需小心推送逆向导丝至正向指引导管。

抓捕器:要点与操作技巧(续)

7. 如逆向 PCI 使用的是短指引导管,用抓捕器抓捕 300cm Pilot 200 导丝建立体外化轨道也是可行的。

8. 不要使用抓捕器抓捕 180cm 的 CTO 专用硬导丝。硬导丝头端被抓捕后,可能会严重打折,导致回撤困难,尤其不要尝试将短导丝经正向指引导管拉出,否则导丝坚硬的尾端可能会嵌顿在迂曲的侧支血管段。

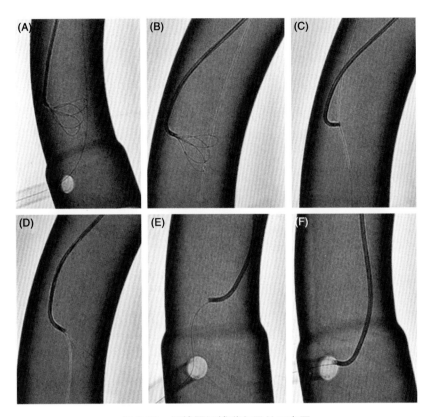

图 2-64   抓捕器抓捕逆向导丝示意图
Courtesy of Dr. William Nicholson.

七、处理球囊不能通过或无法扩张 CTO 病变的器械

导丝通过 CTO 病变但球囊不能通过或不能有效扩张病变是导致 PCI 失败的常见原因之一。解决方法包括:增强指引导管支撑力(如使用延长导管和球囊锚定技术等)、使用 Tornus 导管、旋磨或激光导管等器械对病变进行预处理等(详见第 8 章)。

(一) 球囊:Threader

处理球囊不能通过病变首选方法是使用小外径球囊,常用直径 1.20~1.50mm 的小球囊,其优点是仅有单标记且标记位于球囊中间位置,通过外径更小,易于通过。

另一方法是使用 Threader 球囊(Boston Scientific,图 2-65)。其由 1.20×12mm 小球囊和抗扭折推送杆组成,输送性能较强。Threader 球囊包括快速交换型和 OTW 型两种,其中快速交换型球囊导管推送力更强,应用更广泛。

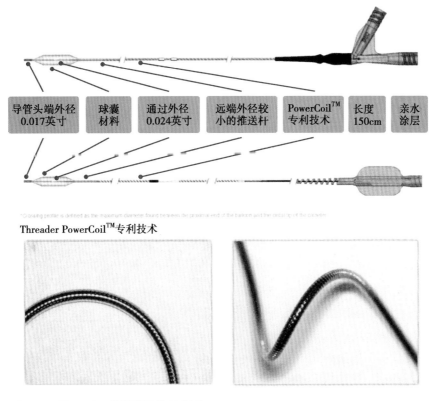

导管头端外径 0.017英寸　球囊材料　通过外径 0.024英寸　远端外径较小的推送杆　PowerCoil™专利技术　长度 150cm　亲水涂层

Threader PowerCoil™专利技术

图 2-65　Threader 微扩张导管示意图
Image provided courtesy of Boston Scientific. © 2017 Boston Scientific Corporation or its affiliates. All rights reserved.

(二) Tornus、Turnpike Spiral 和 Turnpike Gold 导管

Tornus 导管(图 2-66)由 8 根不锈钢金属丝扭转焊接而成[36]，头端 1mm 处有一铂金标记。根据直径大小分为 2.1Fr(0.70mm) 和 2.6Fr(0.87mm) 两种型号，后者通过能力更强。与 Corsair 微导管相比，Tornus 导管内腔无聚合物涂层，不能经内腔注射对比剂，但支撑力更强。Tornus 导管逆时针旋转前进，顺时针旋转后退，但同一方向连续旋转不宜超过 20 圈，否则可能发生导管扭结或与导丝缠绕。

Turnpike Spiral 和 Turnpike Gold 导管也可用于通过高阻力病变，但与 Tornus 导管操作相反，Turnpike Spiral 和 Turnpike Gold 导管顺时针旋转前进，逆时针旋转后退。

> **微导管处理球囊不能通过病变:要点与操作技巧**
>
> 任何一种微导管(包括 Corsair、Caravel、Turnpike、Turnpike LP 和 Micro 14 等)都可用于处理球囊不能通过的病变。微导管通过病变可发挥扩张病变作用，有助于后续球囊通过。此外，微导管通过病变后，还可经微导管交换支撑力更强的硬导丝或交换旋磨导丝。

(三) 激光

准分子激光冠状动脉内斑块消蚀术(excimer laser coronary atherectomy，ELCA，Spectranetics;图 2-67)使用氯化氙准分子激光器脉冲式发射波长 308nm 的紫外线(冷激光)，并通过专用激光导管将其传输至病变部位对斑块进行可控性修饰，达到斑块消蚀目的。常用脉冲频率 25~80Hz，能量密度 30~80mJ/mm^2。由于激光导管可通过 0.014 英寸导丝输送，因此可用于球囊不能通过或不能膨胀的病变预处理(见第 8 章)[37]。

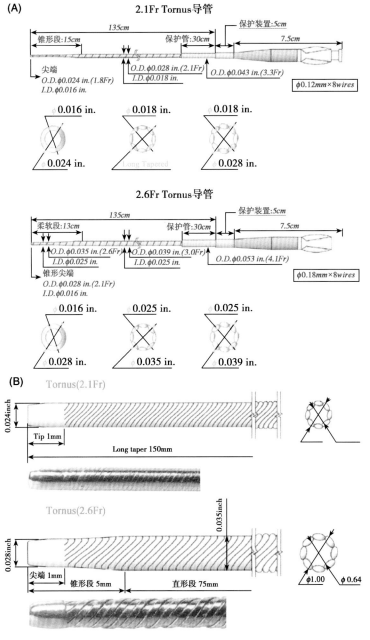

图 2-66 2.1Fr 和 2.6Fr Tornus 导管示意图

A. 导管参数；B. 导管头端

Reproduced with permission from Asahi Intecc.

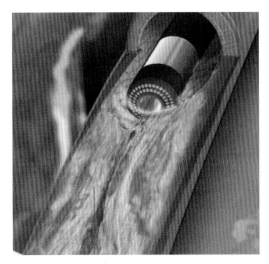

图 2-67　冠状动脉激光导管示意图
Reproduced with permission from Spectranetics.

目前可供冠状动脉内使用的激光导管直径在 0.9~2.0mm 之间，包括快速交换型（0.9mm、1.4mm、1.7mm 和 2.0mm）和 OTW 型（0.9mm）。因直径 0.9mm 的激光导管可通过 6Fr 指引导管输送，故冠状动脉 CTO 病变介入治疗中直径 0.9mm 的激光导管最常用。在消蚀过程中通常使用加压生理盐水对激光导管进行充分冲洗冷却，个别情况下可同时注射对比剂以增强斑块消蚀作用，改善支架膨胀不良[38]。

（四）旋磨

冠状动脉斑块旋磨系统（图 2-68，Boston Scientific）和环形轨道斑块切除系统（orbital atherectomy system，图 2-69，CSI）也可用于处理球囊不能通过的病变，但由于使用时需交换专用导丝，如交换专用导丝失败，则难以实施。

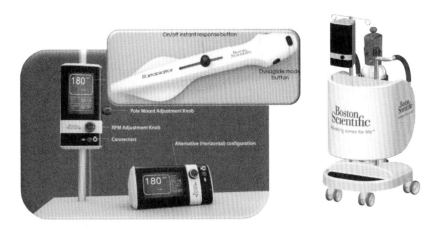

图 2-68　旋磨系统示意图
Image provided courtesy of Boston Scientific. © 2017 Boston Scientific Corporation or its affiliates. All rights reserved.

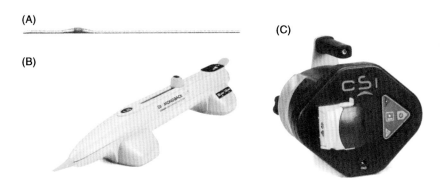

图 2-69　环形轨道斑块去除旋切系统示意图
（A）1.25mm 冠状动脉旋磨头；（B）手柄；（C）泵
Reproduced with permission from CSI.

旋磨：要点与操作技巧

1. 右冠状动脉旋磨时常需置入临时起搏器，而左冠状动脉旋磨时通常不需要。

2. 氨茶碱静脉注射（每次 250mg，注射时间 ≥ 10min）可减少右冠状动脉或优势回旋支病变旋磨时对临时起搏器置入的需求。

3. 对于严重钙化病变，推荐尽早使用旋磨预处理病变以便于器械通过。

4. 对于球囊无法通过的病变，旋磨可在内膜下进行，但必须特别小心，以免发生血管穿孔。

（五）切割球囊和 Scoring 球囊（刻痕球囊）

切割球囊（图 2-70，Boston Scientific）可用于处理球囊不能扩张病变或壁内血肿。切割球囊膨胀时宜缓慢（每 5s 增加 1atm）。

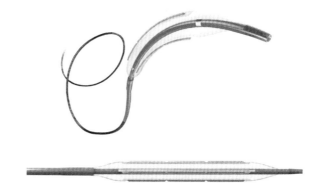

图 2-70　Wolverine 切割球囊示意图

Image provided courtesy of Boston Scientific. © 2017 Boston Scientific Corporation or its affiliates. All rights reserved.

AngioSculpt Scoring 球囊（图 2-71，Spectranetics）由半顺应性球囊和螺旋包绕在球囊表面的 3 条镍钛合金丝组成。球囊扩张时镍钛合金丝可线性聚力切割靶病变斑块。与切割球囊相比，Angiosculpt 球囊外径更小。

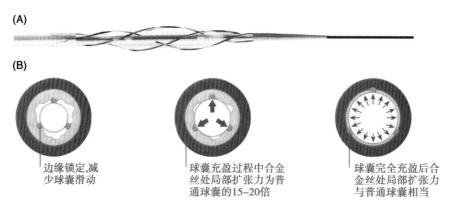

(A)

(B)

边缘锁定，减少球囊滑动

球囊充盈过程中合金丝处局部扩张力为普通球囊的 15~20 倍

球囊完全充盈后合金丝处局部扩张力与普通球囊相当

图 2-71　Angiosculpt 球囊（A）和作用机制（B）示意图

Reproduced with permission from Angioscore.

Blimp Scoring 球囊（图 2-72，IMDS）前端有一较短的导丝快速交换段。球囊扩张时压迫该导丝可发挥聚力切割作用。

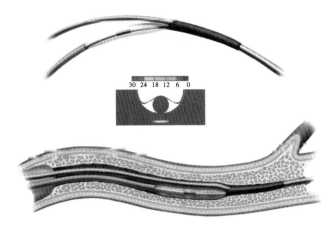

图 2-72　Blimp Scoring 球囊示意图
Courtesy of IMDS.

八、腔内影像学

血管内超声(intravascular ultrasound,IVUS)是 CTO 病变 PCI 术中最常用的腔内影像学设备[39]。

适用情况:

①寻找辨识不清的近端纤维帽;

②用于确认正向导丝进入 CTO 病变(图 2-73);

③采用正向或逆向夹层再入真腔技术时,确认导丝进入真腔;

④导丝体外化前,确认逆向导丝已进入闭塞病变近端血管真腔;

⑤实施反向 CART 和 CART 技术时,帮助选择合适直径的球囊;

⑥评价支架膨胀和贴壁情况。

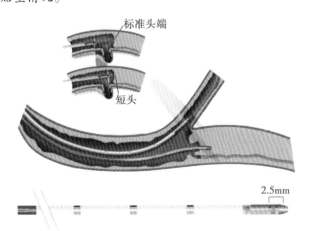

图 2-73　IVUS 指导导丝进入 CTO 病变示意图
Reproduced with permission from Philips Volcano.

IVUS：要点与操作技巧

1. 与机械旋转式超声导管(Revolution, Philips Volcano; Altantis SR Pro, Boston Scientific; TVC, InfraRedx)相比，相控阵型超声导管(Eagle Eye, Philips Volcano)的影像换能器距离导管头端更近，更适合用于 CTO 病变 PCI。

2. 短头相控阵型超声导管(Eagle Eye Short Tip, Philips Volcano；图 2-73)获取影像时引起夹层延展风险更低。

光学相干断层成像(Optical coherence tomography, OCT)可用于优化支架置入，但在辅助导丝通过 CTO 病变时作用有限，原因在于：①OCT 成像透射深度较浅；②OCT 成像时需注射对比剂，易导致夹层扩大。

术前冠状动脉 CTA 有助于了解 CTO 病变近端纤维帽、闭塞段血管走行、远端血管大小和形态等，但对侧支血管评估价值有限。

九、处理并发症的器械

处理并发症的器械尽管很少用，但却是 CTO 病变 PCI 必备器械。

(一) 覆膜支架

截至 2017 年，美国仅有一种冠状动脉覆膜支架可供使用，即 Graftmaster Rx(Abbott Vascular)，该支架可用于处理较大的血管穿孔[40](图 2-74)。部分国家可能有其他种类的覆膜支架(如 Papyrus stent, Biotronic)。

覆膜支架：要点与操作技巧[41]

1. Graftmaster Rx 覆膜支架由两个不锈钢支架和夹在支架中间的 ePTFE 薄膜组成。

2. 覆膜支架外径较大，不易输送，需要使用强支撑力的指引导管。

3. 覆膜支架规格范围：直径 2.8~4.8mm，长度 16~26mm。

4. 直径 2.8~4.0mm 覆膜支架可经 6Fr 指引导管输送，而直径 4.5 和 4.8mm 的覆膜支架需使用 7Fr 指引导管。

5. 覆膜支架通过已释放的支架受阻时，可使用延长导管辅助送入覆膜支架。

6. 覆膜支架最小释放压力为 15atm，可通过更大压力长时间(60 秒)扩张使支架充分膨胀。

7. 支架释放后覆膜支架两端会短缩(15atm 时支架两端会各短缩 1.6mm)，因此在处理较长血管穿孔并发症时，要选择足够长的覆膜支架确保能够完全覆盖穿孔部位。

8. 尽管经 8Fr 单指引导管也可以同时送入一个球囊和覆膜支架，但推荐经另一指引导管输送覆膜支架，即使用双指引导管技术(乒乓指引导管技术，见第 12 章)，以免使用单指引导管交换覆膜支架过程中，穿孔部位出血增加[42]。

9. 如果覆膜支架已经覆盖穿孔部位，但支架节段仍有血液外渗，应考虑对支架进行球囊后扩张使支架与血管充分贴壁。

图 2-74　Graftmaster 覆膜支架

（二）弹簧圈

导管室应备有弹簧圈以供发生远端小血管或侧支血管穿孔时使用,也可用于堵闭 CTO 闭塞段主支血管破口。金属弹簧圈为永久栓塞物,可通过内径 0.014 英寸微导管(脑血管弹簧圈,如 Axium,Medtronic;图 2-75)或内腔更大的 0.018 英寸微导管(标准弹簧圈,如 Interlock,Boston Scientific;图 2-76)输送[43]。弹簧圈通常由不锈钢或铂合金丝制成。有些弹簧圈金属丝附有合成羊毛或涤纶纤维,可促进血栓形成。到达靶血管穿孔部位后,弹簧圈自动恢复至预制形状封堵穿孔。需特别注意:使用弹簧圈栓塞分支血管时,切勿使弹簧圈脱入主支血管。

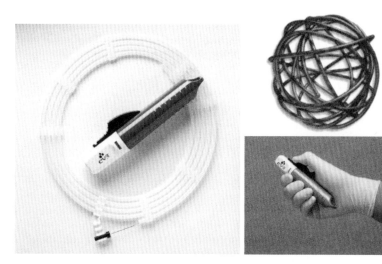

图 2-75　与 0.014 英寸微导管兼容的 Axium 可分离式弹簧圈(Medtronic)
Reproduced with permission from Medtronic.

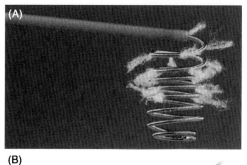

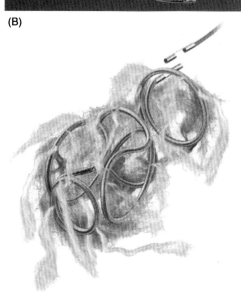

图 2-76　用于封堵冠状动脉远端穿孔的可分离式弹簧圈(Interlock,Boston Scientific)
A. 释放弹簧圈;B. 弹簧圈释放后的形态
Image provided courtesy of Boston Scientific. © 2017 Boston Scientific Corporation or its affiliates. All rights reserved.

弹簧圈:要点与操作技巧[41]

1. 由于弹簧圈在心导管室并不常用,每个术者都应熟悉其原理并掌握1~2种弹簧圈的使用,以便在发生血管穿孔时能快速应用。

2. 根据弹簧圈释放原理可分为两类:推送式和可分离式弹簧圈。推送式弹簧圈送入微导管后,通过弹簧圈推送器或导丝推送其进入目标血管段,一旦推送出微导管不可回收。可分离式弹簧圈在弹簧圈到达预定位置后可控性分离释放,如弹簧圈位置不满意,可回收后再重新释放。

3. 推荐首选可经内径 0.014 英寸微导管输送的弹簧圈(如 Axium,Medtronic),因其可通过 CTO 病变 PCI 术中常用的微导管(如 Corsair、Caravel、Turnpike 和 Finecross 等)输送而不必换用其他大腔微导管。经内径 0.018 英寸微导管输送的弹簧圈,如 Interlock(Boston Scientific)、Azur(Terumo)和 Micronester(Cook)等,需要更换大腔微导管,如 Progreat(Terumo)、Renegade(Boston Scientific)或 Transit(Cordis)微导管等。

4. 通过 7Fr 或 8Fr 指引导管可同时完成球囊封堵和弹簧圈输送(即"block-and-deliver"技术,见第 12 章)[44,45]。

(三) 心包穿刺包

使用标准的 18G 穿刺针,直径 0.035 英寸的 J 型导丝和猪尾导管即可完成心包穿刺。专用的心包穿刺包更方便使用。

十、放射线防护用品

鉴于 CTO 病变 PCI 操作时间较长,应尽量减少患者和术者的放射线辐射剂量,相关内容详见第 10

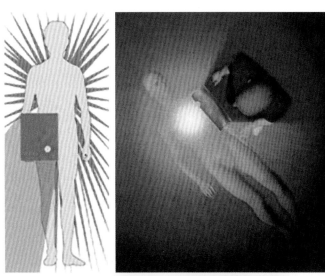

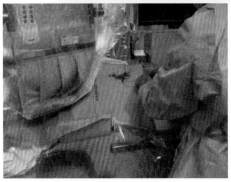

图 2-77 放射线防护屏使用示意图
Reproduced with permission from World-wide Innovations & Technologies, Inc.

章。有多种用于减少散射的防护用品,如 RadPad 和 No Brainer 系列防护用品(Worldwide Innovations & Technologies,Inc.)(图 2-77)以及 Zero-Gravity 悬吊式射线防护系统(Biotronic)等。

十一、球囊和支架

小直径球囊和 Threader 球囊首选用于通过坚硬的 CTO 病变。对于长病变的预处理和支架后扩张,选择长球囊(30mm 或更长)可减少球囊扩张次数。

主动脉-冠状动脉开口 CTO 病变处支架后扩张推荐使用 Ostial Flash 球囊(Cardinal Health,图 2-78),该球囊可使近段支架小梁以喇叭形膨胀紧贴于主动脉壁,利于支架充分膨胀和指引导管再次插入冠状动脉开口。Ostial Flash 球囊是一种双球囊导管,近端为大直径低压锚定球囊,远端为耐高压球囊[46,47]。透视下 Ostial Flash 球囊可见 3 个标记,近端标记位于锚定球囊的近端边缘,操作时该标记应置于主动脉内,中间标记位于耐高压球囊近端,操作时该标记应置于冠状动脉开口,远端标记位于耐高压球囊远端。耐高压球囊长 8mm,直径 3.0~4.5mm。近端锚定球囊最大直径可达 14mm。近端球囊使用 1ml 注射器充盈。

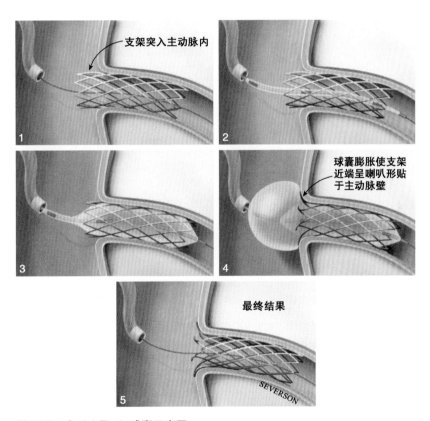

图 2-78　Ostial Flash 球囊示意图

Reproduced with permission from Nguyen-Trong PJ, Martinez Parachini JR, Resendes E, et al. Procedural outcomes with use of the flash ostial system in aorto-coronary ostial lesions. Catheter Cardiovasc Interv 2016;88;1067-74.

尽管使用标准球囊同样可完成球囊捕获技术(第 3 章),但专用的捕获球囊(Trapper,Boston Scientific,图 2-79;Trap it,IMDS,图 2-80)因没有导丝腔,不易发生扭结变形,是实施球囊捕获技术的首选球囊。球囊捕获技术也可通过使用 Trapliner 延长导管完成。

由于药物洗脱支架(drug-eluting stents,DES)可显著降低 CTO 病变 PCI 术后再狭窄和再闭塞率[48],因此,如无禁忌证(需延长抗血小板治疗),所有 CTO 病变 PCI 均应使用 DES。与第一代 DES 相比,第二代 DES 预后更好[49]。关于 CTO 病变支架置入更详尽的讨论见第 11 章。

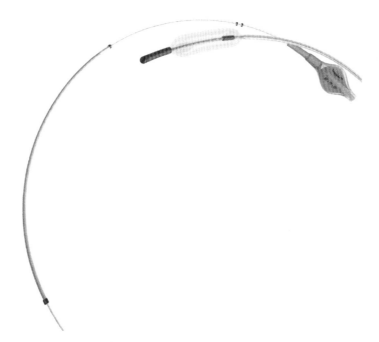

图 2-79　Trapper 球囊示意图
Image provided courtesy of Boston Scientific. © 2017 Boston Scientific Corporation or its affiliates. All rights reserved.

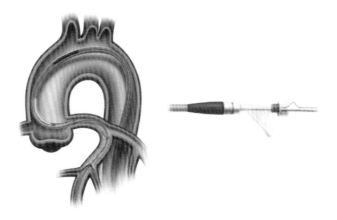

图 2-80　Trap it 球囊示意图
Reproduced with permission from IMDS.

十二、血流动力学支持装置

配备血流动力学支持装置是进行高危和复杂病变 PCI 的重要前提之一[50]。对于复杂、高危的 CTO 病变 PCI,根据患者临床状况及手术操作的复杂程度,可预先置入血流动力学支持装置或在发生并发症时迅速置入,以免发生循环崩溃。对血流动力学支持装置选择的全面回顾不在本书讨论范围之内,以下仅对血流动力学支持装置的基本原理做一简要概述。

目前国际上有五种经皮左心室血流动力学辅助装置可供选用:主动脉球囊反搏(intraaortic balloon pump,IABP)、Impella、Tandem Heart、V-A 转流体外膜肺氧合(venoarterial extracorporeal membrane oxygenator,VA ECMO)(图 2-81,表 2-5)和 PHP(percutaneous heart pump,Abbott Vascular)。

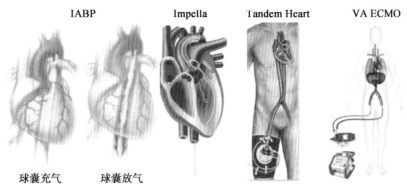

图 2-81　血流动力学辅助装置概览

表 2-5　血流动力学支持装置比较

	IABP	Impella	Tandem Heart	VA ECMO
可行性				
可获得性	+++	++	+	+
所需动脉鞘管直径	7~8Fr	12Fr(Impella 2.5) 14Fr(Impella CP) 21Fr(Impella5.0)	动脉:15~17Fr 静脉:21Fr	动脉:14~17Fr 静脉:18~21Fr
禁忌证	• 高出血风险 • 严重主动脉瓣反流 • 胸/腹主动脉瘤	• 高出血风险 • 严重主动脉瓣反流 • 严重外周血管病[b] • 左心室血栓 • 主动脉瓣机械瓣 • 室间隔缺损	• 高出血风险 • 严重主动脉瓣反流 • 严重外周血管病[b]	• 高出血风险 • 严重主动脉瓣反流 • 严重外周血管病[b]
有效性				
增加心输出量(L/min)	0.3~0.5	≈2.5(Impella 2.5) ≈4.0(Impella CP) ≈5.0(Impella 5.0)	4~5[a]	4~5[a]
受心率影响	是	否	否	否
需要具有足够的右心功能	是	是	是	否
能否纠正呼吸衰竭	否	否	是[c]	是
并发症				
下肢缺血风险	+	++	+++	+++
房间隔遗留穿刺孔道	否	否	是	否
出血风险	+	++	++	++
溶血风险	+	++	++	++

[a] 取决于动脉插管管路口径
[b] 外周血管病患者可经锁骨下静脉或腔静脉途径进行动脉插管
[c] 需连接氧合器

　　IABP 设备体积最小,提供的血流动力学支持也最弱。IABP 通常经股动脉 7~8Fr 动脉鞘置入。IABP 发挥作用的机制是在心脏舒张期位于主动脉内的反搏球囊充盈,促进血液在器官组织的重新分布并增加心输出量,同时降低左心室舒张末期压力。

　　Impella(Abiomed Inc,Danvers,Massachusetts)是一种非脉冲式轴流泵系统,需跨主动脉瓣置入,通过将左心室内血液抽吸至主动脉内,能够减少左心室舒张末期压力和容量负荷,使左心室得到有效休息,同时增加左心室射血,增加对冠状动脉和周围脏器的灌注。Impella 2.5 和 Impella CP 可经皮置入,Impella 5.0 需外科置入。Impella RP 是右心室支持装置,通过将下腔静脉内血液泵入肺动脉,发挥右心支持作用,由一根 11Fr 的导管和安置其上的 22Fr 的马达组成。

Tandem Heart(Cardiac Assist Inc. ,Pittsburgh,PA)是一种可将左心房血液泵入股动脉的离心泵,需穿刺房间隔,使用 21Fr 穿间隔套管和 15～19Fr 动脉套管。Tandem Heart 需要持续监测,注意避免房间隔穿刺套管脱入右心房。Tandem Heart 单独使用时不能氧合血液,接入氧和器可实现完全的心肺支持。

VA ECMO 主要由可循环血液的动力泵和膜氧合器组成,将静脉血引出经氧合器氧合并排除二氧化碳后泵入动脉。与 Tandem Heart 类似,VA ECMO 需要大口径插管,并需要配备灌流师管理整个系统。VA ECMO 可提供足够的血液灌流量以满足全身器官灌注,但由于其增加左心室舒张末期压力和容量负荷,会增加心肌氧耗量,可能不利于损伤心肌恢复[51]。

血流动力学支持装置是在 CTO 病变 PCI 术前预防性置入还是在发生并发症时紧急置入,主要取决于患者临床状况(血流动力学状态、左心室收缩功能和舒张末压)、手术风险(如通过仅有的一支侧支行逆向 PCI)和所在医院血流动力学支持装置的配备情况以及应用经验等。

十三、CTO 病变 PCI 专用器械架

包含所有 CTO 病变 PCI 常用器械(包括并发症处理器械,如覆膜支架和弹簧圈)的专用器械架(图 2-82)可使 CTO 病变 PCI 过程更加快捷高效。专用器械架上的器械平时应及时补货,术中保证各种器械齐全可用,且其摆放顺序应为所有参与手术的人员包括术者、技师和护士所熟知。

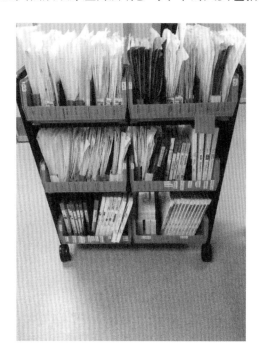

图 2-82　CTO 病变 PCI 器械架示例

总之,CTO 病变 PCI 术中会用到多种器械,如何选择器械主要取决于术者经验及器械的可获得性。选用恰当的器械能够显著简化 CTO 病变 PCI 过程并提高手术成功率。

（孙党辉　译）

参考文献

1. Brilakis ES. The essential equipment for CTO interventions. *Cardiol Today's Interv* May June 2013.

2. Joyal D, Thompson CA, Grantham JA, Buller CEH, Rinfret S. The retrograde technique for recanalization of chronic total occlusions: a step-by-step approach. *JACC Cardiovasc Interv* 2012;**5**:1–11.

3. Brilakis ES, Grantham JA, Thompson CA, et al. The retrograde approach to coronary artery chronic total occlusions: a practical approach. *Catheter Cardiovasc Interv* 2012;**79**:3–19.

4. Brilakis ES, Grantham JA, Rinfret S, et al. A percutaneous treatment algorithm for crossing coronary chronic total occlusions. *JACC Cardiovasc Interv* 2012;**5**:367–79.

5. Agelaki M, Koutouzis M. Balloon-assisted tracking for challenging transradial percutaneous coronary intervention. *Anatol J Cardiol* 2017;**17**:E1.

6. Wu EB, Chan WW, Yu CM. Retrograde chronic total occlusion intervention: tips and tricks. *Catheter Cardiovasc Interv* 2008;**72**:806–14.

7. Papayannis AC, Michael TT, Brilakis ES. Challenges associated with use of the GuideLiner catheter in percutaneous coronary interventions. *J Invasive Cardiol* 2012;**24**:370–1.

8. Luna M, Papayannis A, Holper EM, Banerjee S, Brilakis ES. Transfemoral use of the GuideLiner catheter in complex coronary and bypass graft interventions. *Catheter Cardiovasc Interv* 2012;**80**:437–46.

9. Chang YC, Fang HY, Chen TH, Wu CJ. Left main coronary artery bidirectional dissection caused by ejection of guideliner catheter from the guiding catheter. *Catheter Cardiovasc Interv* 2013;**82**:E215–20.

10. Mamas MA, Fath-Ordoubadi F, Fraser DG. Distal stent delivery with Guideliner catheter: first in man experience. *Catheter Cardiovasc Interv* 2010;**76**:102–11.

11. Senguttuvan NB, Sharma SK, Kini A. Percutaneous intervention of chronic total occlusion of anomalous right coronary artery originating from left sinus – use of mother and child technique using guideliner. *Indian Heart J* 2015;**67**(Suppl. 3):S41–2.

12. Repanas TI, Christopoulos G, Brilakis ES. "Candy Cane" guide catheter extension for stent delivery. *J Invasive Cardiol* 2015;**27**:E169–70.

13. Finn MT, Green P, Nicholson W, et al. Mother-daughter-granddaughter double GuideLiner technique for delivering stents past multiple extreme angulations. *Circ Cardiovasc Interv* 2016:9.

14. Tsuchikane E, Katoh O, Kimura M, Nasu K, Kinoshita Y, Suzuki T. The first clinical experience with a novel catheter for collateral channel tracking in retrograde approach for chronic coronary total occlusions. *JACC Cardiovasc Interv* 2010;**3**:165–71.

15. McClure SJ, Wahr DW, Webb JG. Venture wire control catheter. *Catheter Cardiovasc Interv* 2005;**66**:346–50.

16. Naidu SS, Wong SC. Novel intracoronary steerable support catheter for complex coronary intervention. *J Invasive Cardiol* 2006;**18**:80–1.

17. McNulty E, Cohen J, Chou T, Shunk K. A "grapple hook" technique using a deflectable tip catheter to facilitate complex proximal circumflex interventions. *Catheter Cardiovasc Interv* 2006;**67**:46–8.

18. Aranzulla TC, Colombo A, Sangiorgi GM. Successful endovascular renal artery aneurysm exclusion using the Venture catheter and covered stent implantation: a case report and review of the literature. *J Invasive Cardiol* 2007;**19**:E246–53.

19. Aranzulla TC, Sangiorgi GM, Bartorelli A, et al. Use of the Venture wire control catheter to access complex coronary lesions: how to turn procedural failure into success. *EuroIntervention* 2008;**4**:277–84.

20. Iturbe JM, Abdel-Karim AR, Raja VN, Rangan BV, Banerjee S, Brilakis ES. Use of the venture wire control catheter for the treatment of coronary artery chronic total occlusions. *Catheter Cardiovasc Interv* 2010;**76**:936–41.

21. Brilakis ES, Lombardi WL, Banerjee S. Use of the Stingray® guidewire and the Venture®

catheter for crossing flush coronary chronic total occlusions due to in-stent restenosis. *Catheter Cardiovasc Interv* 2010;**76**:391–4.

22. Mitsutake Y, Ebner A, Yeung AC, Taber MD, Davidson CJ, Ikeno F. Efficacy and safety of novel multi-lumen catheter for chronic total occlusions: from preclinical study to first-in-man experience. *Catheter Cardiovasc Interv* 2015;**85**:E70–5.

23. Moualla SK, Khan S, Heuser RR. Anchoring improved: introduction of a new over-the-wire support balloon. *J Invasive Cardiol* 2014;**26**:E130–2.

24. Walsh S, Dudek D, Bryniarski L, et al. Efficacy and Safety of Novel NovaCross Microcatheter for Chronic Total Occlusions: First-in-human Study. *J Invasive Cardiol* 2016;**8**: 88–91.

25. Karatasakis A, Tarar MN, Karmpaliotis D, et al. Guidewire and microcatheter utilization patterns during antegrade wire escalation in chronic total occlusion percutaneous coronary intervention: insights from a contemporary multicenter registry. *Catheter Cardiovasc Interv* 2017;**80**: E90–8.

26. Danek BA, Karatasakis A, Brilakis ES. Consequences and treatment of guidewire entrapment and fracture during percutaneous coronary intervention. *Cardiovasc Revasc Med* 2016;**17**:129–33.

27. Tomasello SD, Giudice P, Attisano T, Boukhris M, Galassi AR. The innovation of composite core dual coil coronary guide-wire technology: a didactic coronary chronic total occlusion revascularization case report. *J Saudi Heart Assoc* 2014;**26**:222–5.

28. Galassi AR, Ganyukov V, Tomasello SD, Haes B, Leonid B. Successful antegrade revascularization by the innovation of composite core dual coil in a three-vessel total occlusive disease for cardiac arrest patient using extracorporeal membrane oxygenation. *Eur Heart J* 2014;**35**:2009.

29. Khalili H, Vo MN, Brilakis ES. Initial experience with the Gaia composite core guidewires in coronary chronic total occlusion crossing. *J Invasive Cardiol* 2016;**28**:E22–5.

30. Werner GS. The BridgePoint devices to facilitate recanalization of chronic total coronary occlusions through controlled subintimal reentry. *Expert Rev Med Dev* 2011;**8**:23–9.

31. Brilakis ES, Badhey N, Banerjee S. "Bilateral knuckle" technique and Stingray re-entry system for retrograde chronic total occlusion intervention. *J Invasive Cardiol* 2011;**23**:E37–9.

32. Michael TT, Papayannis AC, Banerjee S, Brilakis ES. Subintimal dissection/reentry strategies in coronary chronic total occlusion interventions. *Circ Cardiovasc Interv* 2012;**5**:729–38.

33. Whitlow PL, Burke MN, Lombardi WL, et al. Use of a novel crossing and re-entry system in coronary chronic total occlusions that have failed standard crossing techniques: results of the FAST-CTOs (Facilitated Antegrade Steering Technique in Chronic Total Occlusions) trial. *JACC Cardiovasc Interv* 2012;**5**:393–401.

34. Papayannis A, Banerjee S, Brilakis ES. Use of the crossboss catheter in coronary chronic total occlusion due to in-stent restenosis. *Catheter Cardiovasc Interv* 2012;**80**:E30–6.

34a. Wilson WM, Walsh S, Hanratty C, Strange J, Hill J, Sapontis J, Spratt JC. A novel approach to the management of occlusive in-stent restenosis (ISR). EuroIntervention 2014;**9**:1285–93.

35. Christopoulos G, Kotsia AP, Brilakis ES. The double-blind stick-and-swap technique for true lumen reentry after subintimal crossing of coronary chronic total occlusions. *J Invasive Cardiol* 2015;**27**:E199–202.

36. Fang HY, Lee CH, Fang CY, et al. Application of penetration device (Tornus) for percutaneous coronary intervention in balloon uncrossable chronic total occlusion-procedure outcomes, complications, and predictors of device success. *Catheter Cardiovasc Interv*

2011,**78**. 356–62.

37. Karacsonyi J, Karatasakis A, Danek BA, Banerjee S, Brilakis ES. Laser applications in the coronaries, In: *Textbook of Atherectomy*. HMP Communications; 2016.

38. Karacsonyi J, Danek BA, Karatasakis A, Ungi I, Banerjee S, Brilakis ES. Laser coronary atherectomy during contrast injection for treating an underexpanded stent. *JACC Cardiovascular Interventions* 2016;**9**:e147–8.

39. Galassi AR, Sumitsuji S, Boukhris M, et al. Utility of intravascular ultrasound in percutaneous revascularization of chronic total occlusions: an overview. *JACC Cardiovasc Interv* 2016;**9**:1979–91.

40. Romaguera R, Waksman R. Covered stents for coronary perforations: is there enough evidence? *Catheter Cardiovasc Interv* 2011;**78**:246–53.

41. Brilakis ES, Karmpaliotis D, Patel V, Banerjee S. Complications of chronic total occlusion angioplasty. *Interv Cardiol Clin* 2012;**1**:373–89.

42. Ben-Gal Y, Weisz G, Collins MB, et al. Dual catheter technique for the treatment of severe coronary artery perforations. *Catheter Cardiovasc Interv* 2010;**75**:708–12.

43. Pershad A, Yarkoni A, Biglari D. Management of distal coronary perforations. *J Invasive Cardiol* 2008;**20**:E187–91.

44. Tarar MN, Christakopoulos GE, Brilakis ES. Successful management of a distal vessel perforation through a single 8-French guide catheter: combining balloon inflation for bleeding control with coil embolization. *Catheter Cardiovasc Interv* 2015;**86**:412–6.

45. Garbo R, Oreglia JA, Gasparini GL. The Balloon-Microcatheter technique for treatment of coronary artery perforations. *Catheter Cardiovasc Interv* 2017;**89**:E75–83.

46. CardinalHealth. FLASH™ and FLASH™MINI Dual Balloon. Angioplasty Catheters; 2015. https://www.cordis.com/content/dam/cordis/web/documents/brochure/Cordis-FLASHOstial SystemAnimationBrochure.pdf.

47. Nguyen-Trong PJ, Martinez Parachini JR, Resendes E, et al. Procedural outcomes with use of the flash ostial system in aorto-coronary ostial lesions. *Catheter Cardiovasc Interv* 2016;**88**:1067–74.

48. Brilakis ES, Kotsia A, Luna M, Garcia S, Abdullah SM, Banerjee S. The role of drug-eluting stents for the treatment of coronary chronic total occlusions. *Expert Rev Cardiovasc Ther* 2013;**11**:1349–58.

49. Lanka V, Patel VG, Saeed B, et al. Outcomes with first- versus second-generation drug-eluting stents in coronary chronic total occlusions (CTOs): a systematic review and meta-analysis. *J Invasive Cardiol* 2014;**26**:304–10.

50. Kirtane AJ, Doshi D, Leon MB, et al. Treatment of higher-risk patients with an indication for revascularization: evolution within the field of contemporary percutaneous coronary intervention. *Circulation* 2016;**134**:422–31.

51. Tomasello SD, Boukhris M, Ganyukov V, et al. Outcome of extracorporeal membrane oxygenation support for complex high-risk elective percutaneous coronary interventions: a single-center experience. *Heart Lung* 2015;**44**:309–13.

第 3 章

CTO 病变 PCI 基础

CTO 病变 PCI 要求术者掌握相应的基础知识,包括手术时机选择、如何进行双侧造影、分析病变影像学特点、选择手术路径、术中抗凝治疗、如何增加指引导管支撑力、使用球囊捕获技术及进行压力、心电监测等。

一、CTO 病变 PCI 时机选择

CTO 病变 PCI 术前应充分准备并制订详细计划[1]:
1. 术前充分考虑整个手术计划,做好预案。
2. 充分的术前准备可减少术中对比剂用量和放射线剂量。
3. 充分的术前准备可为患者和术者减轻疲劳。
4. 术前评估闭塞血管供应区域心肌是否存活和/或缺血程度。
5. CTO 病变 PCI 风险明显高于非 CTO 病变 PCI,术前应与患者及家属进行详尽沟通,包括适应证、治疗目标、手术风险和替代治疗方案(如药物治疗或 CABG)等。

特殊情况下可临时决定对 CTO 病变进行 PCI,如静脉桥血管严重退行性病变引起急性冠脉综合征时,首选对原位冠状动脉 CTO 病变进行 PCI[2]。冠状动脉急性闭塞伴心源性休克患者,如同时合并 CTO 病变,同时完成 CTO 病变 PCI、实现紧急的完全血运重建,有助于稳定患者血流动力学状态[3~5]。

二、双侧造影

双侧造影对于 CTO 病变 PCI 至关重要,是提高 PCI 成功率和减少并发症最简单有效的方法,存在侧支循环的 CTO 病变均应行双侧造影[6]。

双侧造影时经逆向指引导管或造影导管送入"安全"导丝(工作导丝)至供血血管内,有助于稳定导管、防止导管移位,且一旦出现并发症时能迅速处置。

(一) 双侧造影的重要性

双侧造影具有以下作用[7]:

1. PCI 术前:单侧冠状动脉造影结果对 CTO 病变近端及远端纤维帽的评估价值有限,同时由于侧支血管的竞争血流,单侧冠状动脉造影往往不能清晰显示 CTO 病变以远的血管段(图 3-1 和图 3-2)。有时双侧造影能够发现单侧造影显示的完全闭塞病变实际上是功能性闭塞,存在连续贯通的微孔道(图 3-1)。双侧造影有时可发现同一血管存在多段 CTO 病变,可更准确评估 CTO 病变真实长度。

2. PCI 术中:①操控正向导丝通过闭塞段时,对侧造影有助于明确导丝位置。如发现导丝位于血管外或进入分支内,应重新调整导丝位置(图 3-3)。②即便 CTO 病变存在同侧侧支,PCI 术中一旦该侧支受损,此时只能依据对侧造影判断导丝位置。③实施正向夹层再入真腔技术时应行对侧造影,切忌正向造影,以免导致内膜下假腔扩大,增加导丝再入远端血管真腔难度(图 3-4)。实施正向夹层再入真腔技术时推荐断开环柄注射器与正向指引导管的连接(见第 5 章,图 5-15),以免无意中推注造影剂,扩大内膜下假腔。

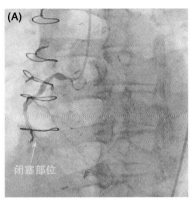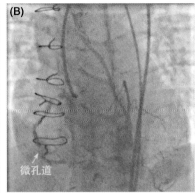

图 3-1　双侧造影显示闭塞病变存在"微孔道"示例

A. 冠状动脉造影示 RCA 远段闭塞,但闭塞段长度和闭塞段以远血管病变情况不明确;B. 双侧造影(经 RCA 和向 RCA 后降支提供侧支循环的左侧内乳动脉)提示闭塞段较短,闭塞病变内存在微孔道,闭塞段远端血管弥漫病变。选用 Fielder XT 导丝成功通过闭塞病变

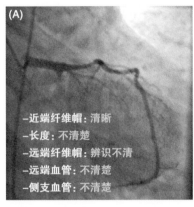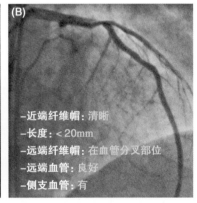

图 3-2　双侧造影有助于明确 CTO 病变解剖结构及选择最佳手术策略

A. 左冠状动脉造影显示 LCX 近端 CTO 病变,但病变特征辨识不清;B. 双侧造影能够清晰显示病变特征(CTO 病变近端纤维帽清晰,病变长度<20mm、远端纤维帽位于分叉部位、远端血管良好及侧支较清晰)

Courtesy of Dr. Santiago Garcia.

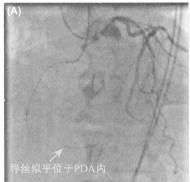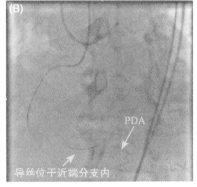

图 3-3　双侧造影明确导丝通过病变后导丝头端位置

A. 导丝看似在 PDA 内;B. 导丝实际位于近端分支内。双侧造影有助于在球囊扩张和支架植入前确认导丝位置

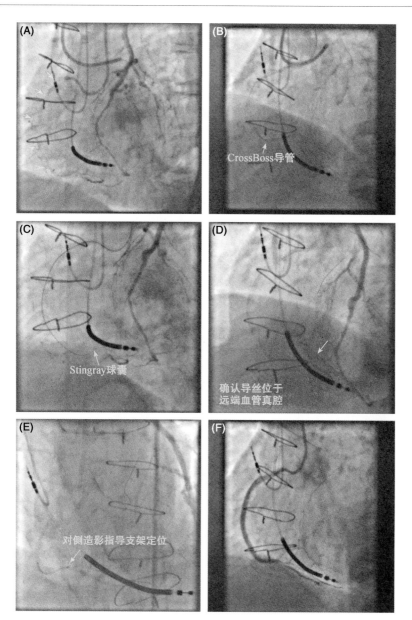

图3-4　导丝经内膜下通过CTO病变后,对侧造影指导支架植入

A. RCA CTO病变;B. CrossBoss导管经内膜下通过病变(箭);C和D. 之后采用Stingray球囊和Pilot 200导丝再入真腔("Stick and Swap"技术);E. 对侧造影指导支架于后降支和左室后侧支分叉处释放(箭); F. 最终造影结果理想

(二) 双侧造影操作技巧

1. 左冠状动脉导管到位前,推荐先将右冠状动脉导管送至RCA开口,避免右冠状动脉导管到位过程中导管操作影响左冠状动脉导管稳定性。在左侧指引导管到位困难、需要反复调整操作时,送入一根工作导丝至右冠状动脉内可以防止右侧指引导管移位。

2. 在造影前舌下或冠状动脉内给予硝酸甘油能够最大程度扩张冠状动脉,并有助于显示侧支血流。

3. 可选择低倍放大影像以充分显示整个冠状动脉解剖情况。

4. 造影时不要移动导管床。

5. 适当延长影像采集时间,需待对比剂通过侧支并充盈闭塞段远端血管。

6. 先行供血血管造影,当对比剂已充盈闭塞段远端血管时,再行 CTO 病变靶血管造影;先注射对比剂再造影可减少放射线照射剂量。

7. 为获得更好的远端显影并降低对比剂用量,供血血管侧应避免使用带侧孔指引导管。

8. 使用 8F 指引导管可使对比剂更好充盈血管,有助于清晰显示小的侧支血管。造影剂用量过少、注射速率过慢会掩盖病变的重要信息并导致伪像。

9. 某些复杂病变中,可能需要多次对侧造影。将微导管选择性地送入供血血管分支进行超选造影可减少造影剂用量;如同时存在多个侧支时,该方法不宜采用。

10. 在每次造影前后均应观察心电图和压力波形变化。心电图改变可提供并发症早期预警(如导丝通过侧支血管时引起的心肌缺血)。在严重压力嵌顿情况下造影,可导致严重的冠状动脉和/或主动脉-冠状动脉夹层。

11. 如果侧支显影仍然不理想,以 30 帧/秒(fps)进行图像采集可以增强影像质量。但该方法射线剂量较多,需谨慎使用,完成侧支血管造影后应及时将图像采集速率重置为 15 帧/秒(fps)。

12. 许多介入医生习惯经右股动脉送入右冠状动脉指引导管,经左股动脉送入左冠状动脉指引导管,以避免混淆。错误推送或回撤导丝或导管可导致手术进展前功尽弃。

经股动脉 8F 鞘管可同时送入两根 4Fr 造影导管,经同一入路完成双侧冠状动脉造影(图 3-5 和 3-6)[8]。然而,即便使用自动注射器,经 4Fr 导管完成的冠状动脉造影质量较差,且可能造成鞘管止血阀出血。

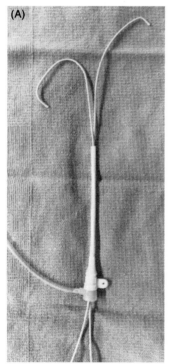
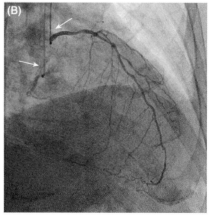

图 3-5　经 8 Fr 鞘管送入两根 4 Fr 造影导管(A)行双侧造影(B)示例
Courtesy of Dr. William Nicholson.

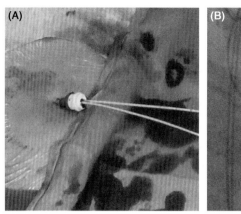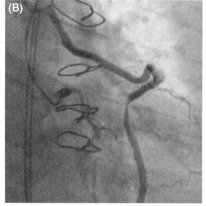

图 3-6　经 8 Fr 鞘管送入两根 4 Fr 造影导管(A)行双侧造影(B)示例
Courtesy of Dr. Gabriele Gasparini.

三、病变影像学特点分析

(一) 如何评估病变

充分了解病变特点能够提高 CTO 病变 PCI 成功率。建议包括术者、技师和助手在内的整个 CTO 介入治疗团队在术前共同阅读 CTO 病变影像(包括既往造影影像)。每个 CTO 病例花费 15~30 分钟进行阅片是非常值得的,如此才能充分理解每位患者的 CTO 病变解剖特点并确定最佳手术策略。反复仔细阅片可获得更多病变的解剖学信息,包括侧支血管走行和近端纤维帽位置等。重点关注以下四个病变特征(图 3-7)[7]:

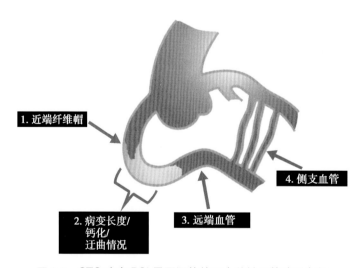

图 3-7　CTO 病变 PCI 需要评估的四个关键血管造影参数

指导 CTO 病变 PCI 的四个关键造影特征:
1. 近端纤维帽是否清晰
2. 病变长度和特点
3. 远端靶血管病变情况
4. 侧支循环情况

这些参数可以帮助我们理解:①CTO 病变起始位置以及 CTO 病变近端血管特点;②CTO 病变闭塞段走行和特点;③CTO 病变远端纤维帽位置和 CTO 病变远端血管特点;④进入远端纤维帽的潜在逆向路径。

> **病变评估:要点与技巧**
>
> - 慢速回放和放大影像有助于判断 CTO 病变血管和侧支血管情况;存在多个侧支情况下,逐帧重放可以帮助确定 CTO 病变远端血管分支血流方向并识别主要侧支。
> - 逆向回放追踪侧支影像有助于明确其来源和走行。
> - 一些图像后处理技术,例如颜色反转和增加对比度,可以帮助发现可用的侧支血管。
> - 术前冠状动脉 CTA 有助于明确闭塞段血管走行、评估钙化和迂曲程度,这对于长段 CTO 病变的评估尤其重要,但冠状动脉 CTA 无法用于评估侧支血管情况。

充分了解 CTO 病变特点和侧支血管情况,有助于术者选择最佳手术策略并制订手术计划(图 3-8)。

RCA CTO病变PCI计划示例

近端纤维帽:辨识不清且近端存在分支

闭塞段长度:约30~40mm
闭塞段远端血管:弥漫病变

侧支:存在多个间隔支侧支—采用逆向技术前应评估LAD近段和中段情况以确认不存在严重病变
如果需要,闭塞的SVG-PDA侧支也可用于逆向PCI

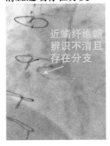
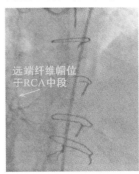
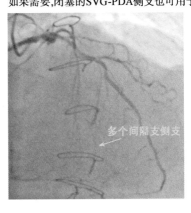
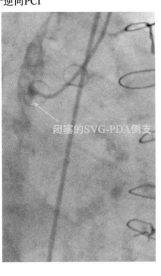

近端纤维帽辨识不清且存在分支

远端纤维帽位于RCA中段

多个间隔支侧支

闭塞的SVG-PDA侧支

计划
1. 左前斜位投照观察RCA近端是否存在残端(可能性不大)
2. 首选通过间隔支侧支行逆向PCI(在确定LAD近、中段无明显病变后)
3. BASE技术(使用球囊在RCA近端制造夹层,采用Knuckle技术经该夹层进入闭塞段)
4. 经闭塞的SVG行逆向PCI

图 3-8　CTO 病变 PCI 计划示例

(二) 近端纤维帽(图 3-9)

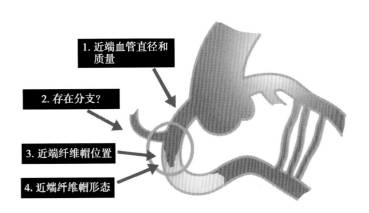

1. 近端血管直径和质量

2. 存在分支?

3. 近端纤维帽位置

4. 近端纤维帽形态

图 3-9　近端纤维帽和近端血管评估

1. 近端血管

CTO 病变近端血管如存在弥漫性病变,在指引导管插入时会引起压力嵌顿。如闭塞段近端血管供血心肌区域较小,即使发生压力嵌顿通常也不会引起缺血症状。相反,如靶血管粗大且闭塞段近端血管存在多个分支,压力嵌顿可能引起局部缺血和/或低血压,需间断将指引导管撤出冠脉口部,推荐使用较小外径指引导管或使用带侧孔指引导管。避免在压力嵌顿情况下不经意推注造影剂引起冠状动脉和/或主动脉-冠状动脉夹层(见第 12 章)。为避免误操作,建议断开环柄注射器(图 5-15)。

为避免送入 CTO 病变专用导丝过程中引起近端血管夹层,应先小心操控工作导丝(通常将工作导丝头端塑成标准小弯)通过存在弥漫病变的近端血管,之后推进微导管至闭塞段近端纤维帽处,再更换特殊塑形的 CTO 专用导丝。

2. 分支

近端纤维帽处或其附近发出的分支可导致正向导丝前送困难,因导丝(尤其是聚合物涂层导丝)易滑入该分支内。某些分支可用于分支锚定技术以增加指引导管支撑力(图 3-10)。

3. 近端纤维帽位置

明确 CTO 病变起始(近端纤维帽)位置对提高手术成功率和安全性都至关重要。如近端纤维帽清晰,应首选正向技术。如近端纤维帽模糊不清(图 3-11),则推荐直接采用逆向技术,或使用内膜下技术,如"move the cap"技术(第 9 章)。

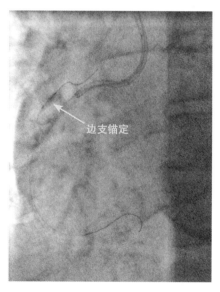

图 3-10 边支锚定技术示例

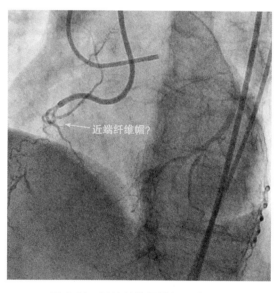

图 3-11 近端纤维帽辨识不清示例

多体位投照(包括一些非常规体位)可有助于明确近端纤维帽位置(第 9 章),如 RCA CTO 病变 PCI 时使用后前位。有时仅靠血管造影无法准确判断近端纤维帽位置,此时使用血管内超声有助于清晰显示 CTO 病变近端结构(第 9 章)。第 9 章详细讨论了如何开通近端纤维帽模糊不清的 CTO 病变。

4. 近端纤维帽形态

与钝头残端相比,锥形残端的近端纤维帽更有利于导丝进入闭塞段[9,10]。由于所承受血流压力更高,近端纤维帽通常较远端纤维帽更加致密。纤维帽处伴有钙化会使导丝通过更加困难,需要使用穿透力强的导丝(如 Conquest Pro 12,Hornet 14 和 Astato 20)。

(三)闭塞病变长度和病变特点(图 3-12)

1. 长度

单侧造影往往会高估闭塞病变长度,双侧造影能更准确评估病变长度。多层螺旋 CT 也有助于评估闭塞段长度和病变特点。病变越长,器械通过难度越大,手术成功率越低。根据杂交策略流程图,如

病变长度和质量

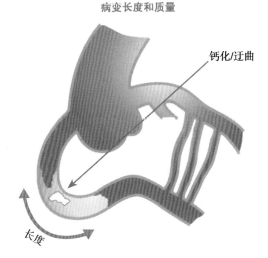

图 3-12　如何评估闭塞段长度和质量

CTO 病变长度 ≥20mm 最好直接采用夹层再入真腔策略（因导丝很有可能进入内膜下），而病变长度 <20mm 通常首选正向导丝升级技术（见第 7 章）[7,9]。

2. 病变特点

CTO 病变闭塞段内存在钙化或走行迂曲会增加导丝通过难度。闭塞段内钙化会使导丝进入内膜下的可能性大大增加，有时即使导丝成功通过闭塞段，球囊或微导管也会通过困难。闭塞段走形迂曲会增加导丝穿出血管结构和血管穿孔风险，因此闭塞段高度迂曲时推荐采用弯曲导丝技术。弯曲导丝比普通导丝头端引起的血管损伤更小，导丝更可能保持在血管结构内。有时可在长闭塞段体部发现岛屿状的对比剂充盈区域，这些区域常与侧支血管相交通，这种岛屿状充盈区的存在有助于导丝循正确方向前行，避免导丝从血管结构内穿出。

（四）远端血管病变情况（图 3-13）

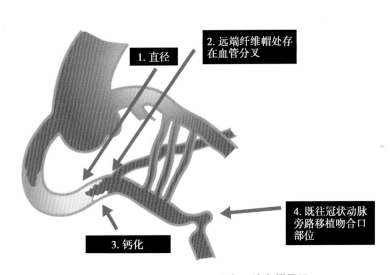

1. 直径

2. 远端纤维帽处存在血管分叉

3. 钙化

4. 既往冠状动脉旁路移植吻合口部位

图 3-13　如何评估 CTO 病变远端血管质量

评估闭塞段远端血管直径和病变情况对制订手术计划和评估成功可能性至关重要。CTO 病变远端血管越粗大，导丝通过越容易，手术成功率越高。相反，闭塞段远段血管直径较小、病变弥漫者，导丝通过困难，手术成功率低，部分原因是正向导丝一旦进入内膜下则很难再进入血管真腔。长期血流灌注不足会导致闭塞段远端血管直径变小，在成功开通后即刻或数月后其直径会显著增大。在某些患者，因同侧和对侧侧支血管存在竞争血流，远端血管仅可见部分血流充盈，导致远端血管直径被低估。获取既往冠状动脉造影影像对确定远端血管真实管腔直径很有帮助。

远端血管存在钙化可阻碍内膜下导丝再入真腔和/或导致球囊扩张或支架释放时发生穿孔。在严重钙化血管中应避免过高压力后扩张，尤其是使用较大直径后扩张球囊时。

由于侧支血流的灌注压较低，远端纤维帽形态通常不像近端纤维帽一样清晰可见（图 3-14）。远端纤维帽处位于血管分叉会增加导丝通过闭塞病变难度，一旦导丝经内膜下通过闭塞病变后，导丝再入真腔时可能导致分支丢失[11]。此类病变应首选逆向技术，或者对分叉处的两个分支均实施导丝再入真腔技术，以免支架置入后造成分支丢失。另一种选择是采用正向技术使导丝进入其中一个分支，采用逆向技术使导丝进入另一分支。

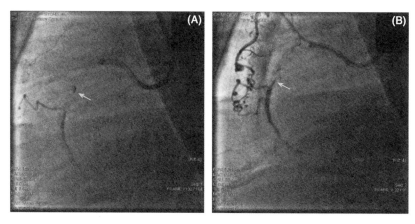

图 3-14   通过对侧（A）与同侧（B）造影显示 CTO 病变远端纤维帽（箭）。远端
纤维帽通过对侧侧支显示更清楚
Courtesy of Dr. Imre Ungi.

既往接受冠状动脉旁路移植手术的患者因桥血管吻合时常导致原位血管迂曲,故远端吻合口处常存在严重成角。

（五）侧支血管

1. 侧支血管起源和走行（图 3-15）

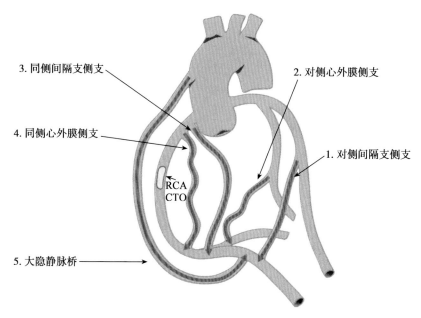

图 3-15   RCA CTO 病变侧支的不同起源和走行

（1）起源

侧支血管可能来自 CTO 病变血管本身——起源于闭塞段近端（同侧侧支）,或来自另一支冠状动脉（对侧侧支）。主动脉旁路移植血管（通畅或闭塞）虽不是真正的侧支血管,也可作为逆行 PCI 的通道使用。例如,大隐静脉桥（SVG）严重退化的 CTO 病变患者中可通过 SVG 完成原位闭塞血管 PCI,且与治疗 SVG 病变相比,原位冠状动脉血管再通能提供更好的短期和长期预后效果[12]。

（2）走行（间隔支侧支、心外膜侧支和旁路移植血管）

顾名思义,间隔支侧支经过间隔支,而心外膜侧支走行于心脏表面。因器械通过间隔支时更安全,因此逆向 PCI 时常首选间隔支侧支。间隔支侧支穿孔很少导致严重并发症,而心外膜侧支穿孔常导致心包填塞。既往接受冠状动脉旁路移植手术患者如发生心外膜侧支穿孔,可引起难以处理的局部心腔压迫,称为干性压塞。心外膜侧支穿孔需要从穿孔部位两端(正向和逆向)进行封堵才能成功堵闭破口。通畅或闭塞的 SVG 均可用于逆行 PCI[2,13]。通过左侧内乳动脉桥血管行逆向 PCI 是可行的,但可能导致严重心肌缺血和血液动力学不稳定。

　　并非所有心外膜侧支血管均可用于逆向 PCI。例如,Mashayekhi 等人发现从锐缘支到锐缘支(B型,图 3-16)的同侧心外膜侧支血管具有很高穿孔风险(图 3-17),不能用于逆向 PCI[14]。

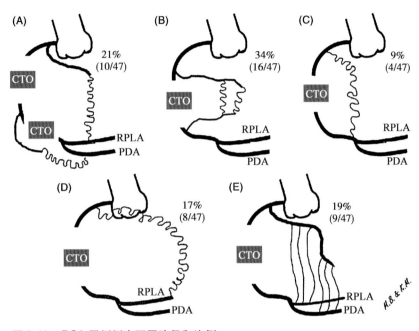

图 3-16　RCA 同侧侧支不同路径和比例
(A)A 型:侧支从高位锐缘支(RM)至 RCA 左室后侧支(RPLA)或从低位 RM 到后降支(PDA)。(B)B 型:侧支连接高位和低位 RM 远端。(C)C 型:侧支直接来自 RCA 近端并与后三叉相连。(D)D 型:从 RCA 近端至 RPLA 远端的较长心外膜侧支。(E)E 型:同侧心肌内间隔支侧支,也称为右上降动脉(曲线为心外膜侧支,直线为间隔支侧支)

Reproduced with permission from Mashayekhi K, Behnes M, Akin I, Kaiser T, Neuser H. Novel retrograde approach for percutaneous treatment of chronic total occlusions of the right coronary artery using ipsilateral collateral connections: a European centre experience. EuroIntervention 2016; 11: e1231-6.

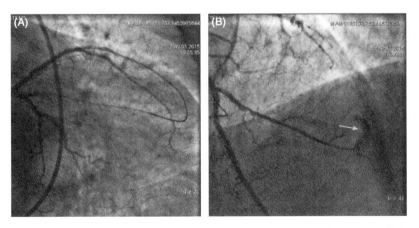

图 3-17　A. Corsair 微导管成功通过心外膜侧支;B. 撤出微导管后发现血管穿孔(箭)

Courtesy of Dr. Imre Ungi.

2. 侧支血管评估 (图 3-18 和图 3-19)。

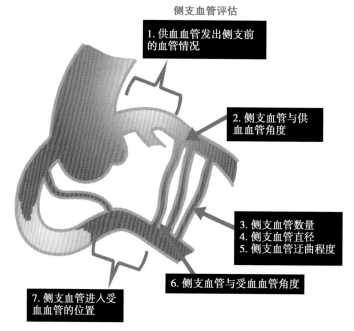

图 3-18 如何评估侧支血管是否适合行逆向 PCI

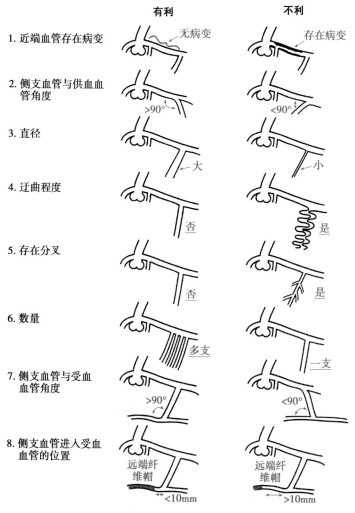

图 3-19 有利于和不利于导丝通过的侧支血管特征

侧支血管评估应包括以下内容:供血血管发出侧支前的血管病变情况、侧支血管与供血血管角度、侧支血管直径(CC 分级)、侧支血管数量、侧支血管迂曲程度、侧支血管是否存在分叉、侧支血管与受血血管之间夹角和侧支血管进入受血血管的位置。

(1) 供血血管发出侧支前的血管病变情况

当供血血管发出侧支血管前存在严重病变时,推送微导管通过该病变可引起心肌缺血,其症状严重程度与缺血心肌面积相关。如左主干存在显著狭窄时,送入微导管可引起严重缺血甚至血流动力学崩溃。对于此类情况,建议逆向 PCI 前先处理供血血管近端病变,在处理近端血管病变时尽量避免损害或堵闭侧支血管,如病情允许推荐留出足够时间使近端血管修复或完成内皮化,再择期行 CTO 病变 PCI。

有时器械通过置入支架网眼进入间隔支侧支可能会遇到困难[15],即使导丝能顺利进入间隔支,但微导管可能无法通过支架网眼,或微导管通过时造成头端受损,此时可先采用小外径球囊扩张支架网眼,再送入微导管。

供血血管存在弥漫病变时,需考虑其他血运重建策略,如冠状动脉旁路移植手术。

(2) 侧支血管与供血血管角度

侧支血管与供血血管近端夹角呈钝角(>90°)有利于导丝进入侧支血管,而近端夹角呈锐角(<90°)会增加导丝进入侧支难度,此时可能需要使用可弯曲微导管(如 Venture 和 Supercross)、双腔微导管或反转导丝技术(第 9 章)。

(3) 侧支血管直径(CC 分级)

导丝和微导管更容易通过较大直径的侧支,且推进过程中对血流影响较小。最常用的侧支直径分类是 Werner 分级法(表 3-1;图 3-20)。

表 3-1 冠状动脉侧支循环 Werner 分级

Werner 分级[16]	
CC 0 级	可视但不连续的细小侧支
CC 1 级	可视的细线状连续侧支且直径≤0.3mm
CC 2 级	可视的连续分支样侧支且直径≥0.4mm
CC 3 级	直径>1mm 的连续侧支(原分级标准中并不包括)

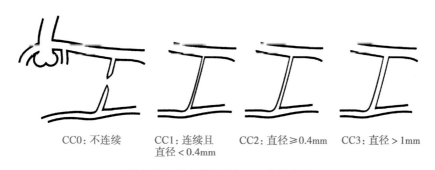

CC0:不连续　　CC1:连续且　　CC2:直径≥0.4mm　　CC3:直径>1mm
直径<0.4mm

图 3-20 侧支循环 Werner 分级方法

(4) 侧支血管数量

存在多个侧支不仅为逆向导丝通过提供了较多通道选择,且有助于降低逆向导丝通过侧支时引起心肌缺血风险。供应大面积心肌的单支侧支血流受损可导致严重心肌缺血、胸痛甚至血流动力学崩溃。如果优势侧支血管血流被阻断,其他非可视侧支可为远端受血血管提供血流供应,这是对于无明显对侧侧支的 CTO 病变行双侧造影的另一重要原因。

(5) 侧支血管迂曲程度

迂曲程度较小的侧支可作为首选侧支,特别是侧支直径较小时。一项单中心研究分析了 157 例行逆向PCI的CTO病变患者,结果显示侧支迂曲是手术失败的最强预测因素之一[17]。

侧支严重迂曲时导丝和微导管通过较困难,且穿孔风险较高。Suoh 03导丝适于通过此类侧支血管。"Z"形迂曲侧支应避免用于逆向PCI。在心动周期中仔细评估侧支血管迂曲程度,可为导丝和微导管能否通过侧支提供有用信息。

(6) 侧支血管存在分叉

侧支血管中存在分叉会增加逆向导丝通过侧支血管时的难度。

(7) 侧支血管与受血血管角度

侧支血管与受血血管近端夹角呈钝角(>90°)时,导丝易于朝向远端纤维帽方向推送。相反,如侧支血管与受血血管角度呈锐角,导丝更易进入靶血管远端,而不是朝向远端纤维帽方向前进,常见于使用SVG行逆向PCI时。

(8) 侧支血管进入受血血管位置

理想情况下,用于逆向PCI的侧支血管进入受血血管位置应位于闭塞段远端较平直的冠状动脉节段,且距远端纤维帽距离宜>10mm。如侧支血管进入受血血管位置过于靠近远端纤维帽(图3-21),则逆向导丝通过CTO病变将非常困难,因为此时逆向导丝更易进入靶血管远端或近端血管内膜下而不易进入远端纤维帽内。

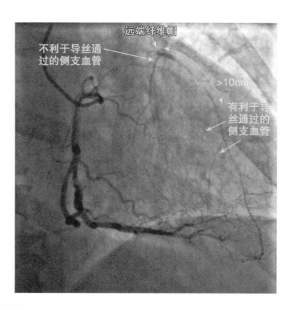

图3-21　侧支血管进入受血血管位置对导丝通过的影响示例

有利于导丝通过和不利于导丝通过的侧支血管情形如图3-22和图3-23所示。

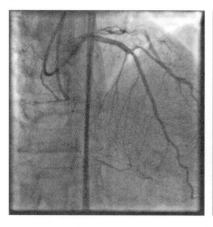
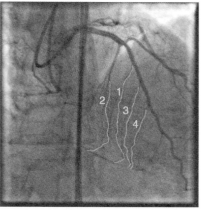

图3-22　RCA CTO病变存在多个可用的间隔支侧支示例
在这类病例中,可以根据侧支血管条件进行分级,首先尝试更有利于导丝通过的侧支血管(1>2>3>4)

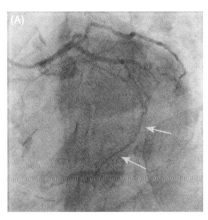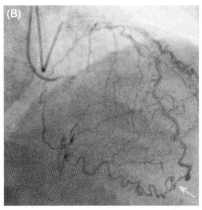

图 3-23　有利于和不利于导丝通过的心外膜侧支示例

A. LCX 至 PDA 的心外膜侧支,侧支血管直径较大,迂曲较小,利于导丝通过;

B. LAD 至 RCA 的心外膜侧支,侧支血管严重迂曲,进入受血血管位置非常靠近远端纤维帽,不利于导丝通过

Modified with permission from Joyal D, Thompson CA, Grantham JA, Buller CEH, Rinfret S. The retrograde technique for recanalization of chronic total occlusions: a step-by-step approach. JACC Cardiovasc Interv 2012; 5: 1-11, Elsevier. [46]

注意:

　　侧支存在并不意味着心肌存活,无存活心肌区域也可存在侧支[18]。

3. 观察侧支走行的理想投照体位

（1）间隔支侧支:右肩位是判断间隔侧支起始部的最佳投照体位;右前斜位和肝位是显示间隔支侧支与后降支连接部的最佳投照体位,该连接部侧支走行较迂曲;左前斜位也有助于操控导丝通过间隔支侧支。

（2）侧壁心外膜侧支(对角支至钝缘支侧支):左肩位;右肩位。

（3）LCX 近段与 RCA 之间心外膜侧支:足位;右前斜位。

4. Rentrop 分级

Rentrop 分级通常用于描述对比剂对侧支血管和远端血管充盈情况(表 3-2)[19]。

表 3-2　冠状动脉侧支循环 Rentrop 分级

Rentrop 分级[19]	
0 级:	无侧支循环
1 级:	对比剂可充盈侧支血管,但侧支供血的靶血管无对比剂充盈
2 级:	对比剂使侧支供血的靶血管病变远端部分充盈
3 级:	对比剂使侧支供血的靶血管病变远端完全充盈

（六）CTA 的应用

　　术前通过冠状动脉 CTA 有助于判断 CTO 病变近端纤维帽位置、钙化、迂曲程度、血管走行和闭塞段长度等病变特征,同时利于在导丝通过病变过程中选择合适的投照角度[20]。RCA 开口闭塞且无明显钙化时,CTA 有助于识别开口位置及是否存在变异。CTA 在远端靶血管可视性差和冠状动脉起源异常病例中有重要价值(图 3-24),在识别侧支方面价值不大。

　　术前 CTA 的应用价值还包括预测正向技术成功可能性[21,22],并可为患者是否需转诊至更有经验

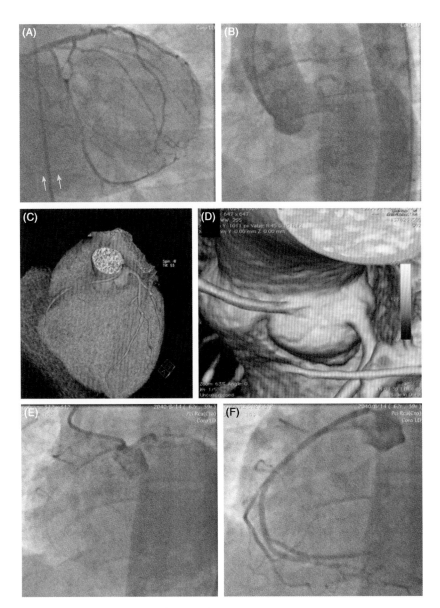

图 3-24　CTA 指导 CTO 病变 PCI 示例
A.下壁心肌缺血的心绞痛患者,造影可见自左冠状动脉至 PDA 侧支(多箭);
B.尽管采用猪尾导管行非选择性造影仍未能找到 RCA 开口;C 和 D. CTA 显示
RCA 开口于左冠状窦,闭塞段较短且无钙化;E.采用 3D 右冠状动脉指引导管成
功到位 RCA 开口;F.采用正向导丝升级技术成功开通病变
Courtesy of Dr. Leszek Bryniarski.

CTO 术者提供参考。此外,融合冠状动脉 CTA 影像进行实时透视(图 3-25)[23],有助于术者更好地在术中判断导丝位置。

四、血管入路

(一) 双侧动脉入路

双侧动脉入路是提高 CTO 病变 PCI 成功率的关键步骤。除极少数无对侧侧支(在某些情况下,如果同侧侧支血管受损,原本不可见的对侧侧支也可能显现)的病例外,所有 CTO 病变 PCI 均应采用双侧动脉入路。

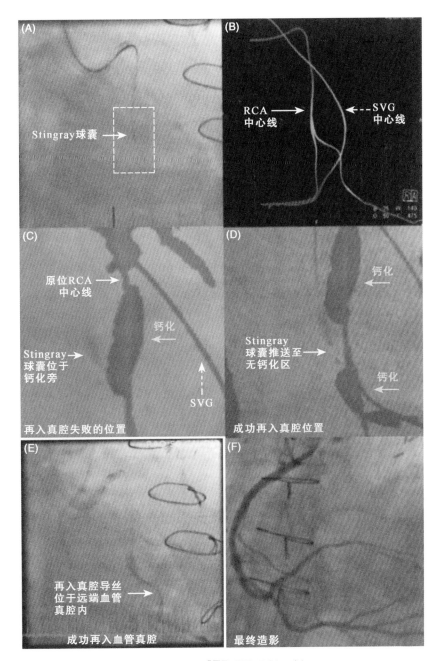

图 3-25　CTA 与冠状动脉融合指导 CTO 病变 PCI 示例

该病例中仅提供了用于显示中心线和动脉钙化的冠状动脉 CTA 融合影像。A. 冠状动脉造影显示 Stingray 球囊位于 RCA CTO 病变远端(经对侧造影证实,图像未提供),在该位置尝试导丝再入血管真腔未能成功;B. CTA 影像显示的 RCA 和 SVG 的中心线;C. 放大的 CTA/冠状动脉造影融合影像显示,球囊位于较大钙化区域(黄色箭头)旁。球囊向远端推进约 1cm,采用"Stick and Swap"技术导丝成功再入远端血管真腔。D. 放大的 CTA/冠状动脉造影融合影像显示成功再入真腔位置位于两个钙化区之间。E. 对侧造影显示导丝(白色箭头)位于 RCA 远端血管真腔内。F. RCA CTO 成功开通

CTA,计算机断层扫描血管造影;CTO,慢性闭塞病变;PCI,经皮冠状动脉介入治疗;RCA,右冠状动脉;SVG,大隐静脉移植桥血管

Reproduced with permission from Ghoshhajra BB, Takx RA, Stone LL, et al. Real-time fusion of coronary CT angiography with x-ray fluoroscopy during chronic total occlusion PCI. Eur Radiol 2016.

CTO 病变 PCI 的动脉通路选择

- 初学者宜首选双侧股动脉入路。指引导管经股动脉途径更容易到位,且可应用大直径(8Fr)指引导管增加同轴支撑力,但与经桡动脉入路相比,经股动脉入路周围血管并发症明显增加。双侧股动脉入路对于较复杂病变可能尤为重要。研究显示,复杂 CTO 病变(J-CTO 评分≥3)PCI 中经桡动脉组成功率明显低于经股动脉组(35.7% 比 58.2%;P=0.04)[24]。
- 可选择经股动脉-桡动脉入路,特别是在逆向途径应用可能性较小时。在大多数男性中,可直接经桡动脉置入 7 Fr 动脉鞘管,不会造成桡动脉损伤。经右侧桡动脉送入 7 Fr EBU 指引导管至左冠状动脉也可提供极好支撑。
- 经桡动脉入路经验丰富的术者,可选择经双侧桡动脉入路(第 2 章)[25,26]。多数术者常采用 7 Fr 动脉鞘管或无鞘指引导管。

股动脉长鞘(45cm)能够增加指引导管支撑力,便于指引导管操控。

(二) 三动脉入路

少数情况下,CTO 病变 PCI 需采用三动脉入路。如 RCA CTO 病变远端由 LAD 远端侧支供血,而 LAD 远端由左内乳动脉(left internal mammary artery,LIMA)桥血管供血,当计划通过 LAD 闭塞病变近端的间隔支侧支行逆向 PCI 时,需三动脉入路(图 3-26)。

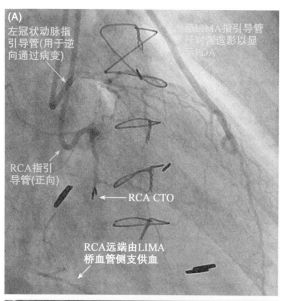

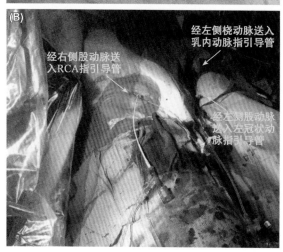

图 3-26　三动脉入路示例

采用双侧股动脉和左侧桡动脉入路逆向开通 RCA CTO 病变。经右股动脉送入 RCA 指引导管(正向),经左股动脉送入左冠状动脉指引导管(用于逆向通过病变),经左桡动脉送入指引导管至 LIMA(用于对侧造影使 PDA 显影)

Reproduced from Michael TT,Banerjee S,Brilakis ES. Role of internal mammary artery bypass grafts in retrograde chronic total occlusion interventions. J Invasive Cardiol 2012;24:359-62,with permission from HMP Communications.[47]

五、术中抗凝

1. 首选普通肝素，一旦出现严重冠状动脉穿孔，鱼精蛋白可迅速逆转肝素作用。推荐 CTO 病变正向 PCI 术中活化凝血时间（ACT）>300s，逆向 PCI 术中 ACT>350s。

2. 每 20~30 分钟检测一次，检测时间间隔取决于最近 ACT 检测值。严格避免水、对比剂和药物污染血液样本，以免影响检测结果。

3. 除初始推注外，一些术者还会采用肝素滴注，尽量减少抗凝水平的变化。

4. 经股静脉置入 4F 鞘管便于反复采血监测 ACT，并避免干扰术者操作。

5. 比伐卢定抗凝效果不可逆转，因此 CTO 病变 PCI 术中应避免使用。有报道 CTO 病变 PCI 术中应用比伐卢定抗凝，长时间操作后指引导管内血栓形成。

6. 不推荐 CTO 病变 PCI 术中、术后常规应用 GP Ⅱb/Ⅲa 受体拮抗剂，以免使导丝引起的微小穿孔出血增多，导致迟发性心包积液，甚至产生心脏压塞。

六、增加指引导管支撑力方法

强支撑力指引导管是 CTO 病变 PCI 成功的前提。增强指引导管支撑力的方法如下（图 3-27）：

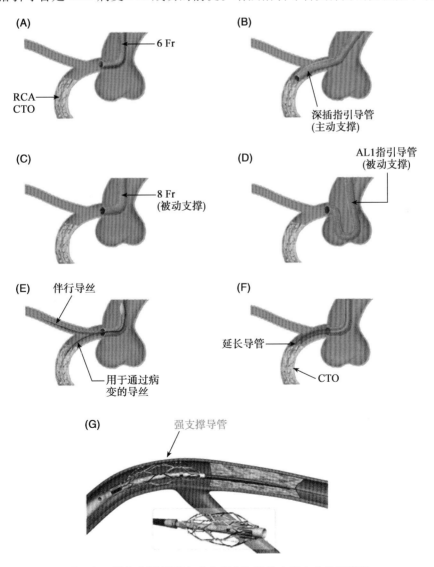

图 3-27　增加指引导管主动支撑力和被动支撑力方法示意图

1. 深插指引导管(增加主动支撑力)[27]。
2. 选用大直径和头端塑形呈强支撑力形状的指引导管(增加被动支撑力)。
3. 采用双导丝或多导丝伴行技术[28]。
4. 使用延长导管和强支撑导管。
5. 锚定技术[29,30]。

上述技术可联合应用[31]。

(一)增加主动支撑力

顺时针旋转右冠状动脉指引导管或前送左冠状动脉指引导管以及深插指引导管能够增加指引导管主动支撑力,但需警惕深插导管会增加血管夹层风险(图 3-27B)。需了解不同指引导管头端的结构特点。应密切监测指引导管压力变化,切勿在压力嵌顿时造影,以免引起近端血管夹层。有时增加主动支撑力时指引导管操作幅度较大会使指引导管"深坐"于主动脉瓣上,会引起急性主动脉瓣关闭不全,导致低血压,严重者出现血流动力学崩溃。

(二)增加被动支撑力

选择较大直径或头端塑形呈强支撑力形状的指引导管(如 Amplatz 指引导管)能增加指引导管的被动支撑力(图 3-27 C 和 D)。

(三)伴行导丝技术

在主支血管或边支血管内送入一根或多根伴行导丝(一般选择支撑力较好的工作导丝)可提高指引导管同轴支撑力(图 3-27E)。首选非聚合物护套硬导丝(如 BHW、Ironman 或 Grand Slam),与聚合物护套导丝相比,稳定性更好。

(四)使用延长导管和强支撑导管

目前常用的延长导管包括:Guidezilla/Guidezilla II(Boston Scientific),Guideliner V3(Vascular Solutions),Trapliner(Vascular Solutions)和 Guidion(IMDS),详见第 2 章。延长导管可显著增加指引导管支撑力(图 3-27F)。可供使用的强支撑导管包括:Multicross、Centercross、Prodigy 和 Novacross,见第 2 章。这些导管可作为指引导管的延伸,通过镍钛合金笼(Multicross 和 Centercross)、镍钛合金丝(Novacross)或低压力球囊(Prodigy)提供额外支撑(图 3-27G)。

(五)锚定技术

锚定技术包括边支锚定、同轴锚定和远端锚定。边支锚定技术最常用,即在靶血管 CTO 病变近段边支内送入球囊,低压力扩张锚定(图 3-28A)[17,31-39]。使用长球囊可通过增加与血管壁的接触面积,提高支撑力,使用湿纱布将球囊表面亲水涂层擦拭掉后再送入体内效果更佳。近端同轴锚定技术是指在闭塞段近端应用 OTW 球囊低压力扩张,提高导丝经 OTW 球囊中心腔通过闭塞病变能力(图 3-28B)[35]。远端锚定技术与边支锚定技术相似,但球囊置于靶血管闭塞段远端或闭塞段内扩张锚定(图 3-28C 和图 3-29)[29,40],远端锚定技术需要在同一靶血管送入两根导丝,沿其中一根导丝送入球囊扩张锚定第二根导丝,增加器械(如微导管、球囊、支架和延长导管等)沿第二根导丝通过能力(图 3-29)[34,36,41-43]。如果近端血管需要支架置入,可实施伴行导丝支架锚定技术(图 3-30),即送入伴行导丝,沿原导丝送入支架并释放,通过支架"拘禁"伴行导丝增加指引导管支撑力。

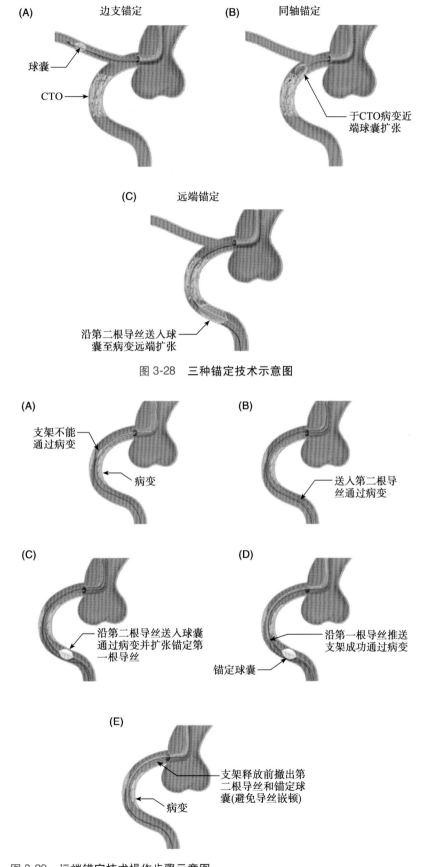

图 3-28 三种锚定技术示意图

图 3-29 远端锚定技术操作步骤示意图
A. 远端锚定技术是解决支架或其他器械不能通过病变的有效方法;B. 第二根导丝紧邻第一根导丝通过病变;C. 沿第二根导丝送入球囊通过病变至远端扩张,锚定第一根导丝;D. 支架沿第一根导丝通过病变;E. 支架释放前回撤第二根导丝及球囊

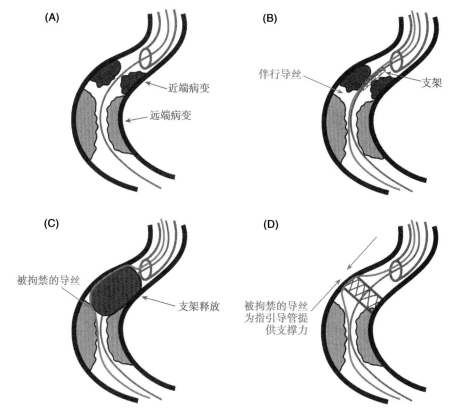

图 3-30   伴行导丝支架锚定技术示意图

锚定技术局限性：

（1）锚定球囊可能损伤血管。选择与边支血管直径之比为 1∶1 的球囊并低压扩张（4~8atm）可降低血管损伤风险。小分支血管损伤通常对预后无显著影响[29]。

（2）远端锚定技术可能引起远端血管夹层，需要额外支架置入。

（3）需使用较大直径指引导管（≥7F）以输送远端锚定球囊和其他器械[36,42,43]。

（4）边支锚定技术可能导致近端血管解剖结构改变，阻碍正向导丝通过。

（5）少数情况，如选择较大分支（如对角支）锚定可能引起局部心肌缺血。此时，可采取间歇性释放锚定球囊压力的方法减轻缺血症状。

七、采用球囊捕获技术和其他技术撤出 OTW 器械

当使用短（180~190cm）导丝时，有四种技术可用于撤出或交换微导管或其他 OTW 器械：球囊捕获技术（首选）、液压交换技术、延长导丝技术和环切术（Circumcision）。

（一）球囊扩张捕获导丝（球囊捕获）技术

球囊捕获技术是术中撤出或交换微导管、OTW 球囊和其他 OTW 器械的最佳方法（图 3-14A），采用短导丝（180~190cm）和长导丝（300cm）时均可应用。该技术具有以下优点：

（1）避免交换器械时导丝移位（导丝移位可导致远端血管损伤甚至穿孔）。

（2）减少射线暴露。

Finecross 和 Corsair 微导管外径较小，可经 6F 指引导管采用球囊捕获技术撤出或交换，而 OTW 球囊、CrossBoss 导管或 Stingray 球囊外径较大，在 6F 指引导管内无法完成球囊捕获技术。

TrapLiner 导管是一种带有捕获球囊的延长导管,有 6~8Fr 型号供选用。使用 TrapLiner 导管的优点是能够减少透视时间和器械使用;不足之处在于,有时捕获球囊反复扩张后再送入止血阀 Y 型连接器困难。

球囊捕获技术操作步骤

步骤 1:将 OTW 球囊或微导管回撤至指引导管内至捕获球囊拟到达部位的近端(图 3-31B)。

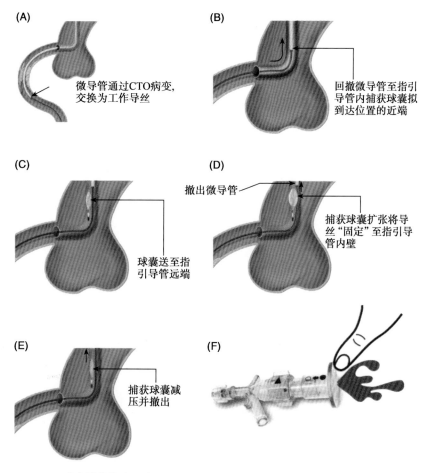

图 3-31 **球囊捕获技术示意图**
A. 导丝成功通过 CTO 病变至远端血管真腔并交换为工作导丝;B. 将微导管或 OTW 球囊回撤至指引导管内;C. 捕获球囊送至微导管头端以远位置;D. 球囊扩张捕获导丝,撤出微导管;E. 捕获球囊减压并撤出;F. 松解 Y 型连接器止血阀释放少量血液,以防空气栓塞

步骤 2:通过 Y 型连接器直接送入捕获球囊。推荐使用快速交换球囊作为捕获球囊。6Fr 指引导管内行球囊捕获技术可选择直径 2.5mm 球囊,7Fr 或 8Fr 指引导管内可选择直径 3.0mm 球囊。理想的捕获球囊长度应≥20mm(球囊长度越长,与导丝接触越多,固定越好,尤其在捕获超滑亲水涂层导丝时)。捕获球囊使用后再次经 Y 型连接器送入时可能因球囊变形通过困难,此时需更换新球囊。

步骤 3:沿指引导管将捕获球囊送至微导管或 OTW 球囊头端标记以远,通常位于或接近指引导管远端弯曲段(图 3-14C)。使用短头指引导管时,应注意避免球囊无意中进入冠状动脉。

步骤 4:扩张捕获球囊(图 3-14D)。15~20atm 扩张球囊,确保"捕获"导丝成功。如使用带自制侧孔的指引导管,应避免在侧孔处扩张球囊,以免球囊破裂。

步骤 5:回撤微导管等器械(图 3-14D)。一旦球囊"捕获"导丝成功,一般无须继续透视观察,但聚合物护套导丝可能在捕获球囊压力衰减时滑动,必要时透视下操作。

步骤 6:捕获球囊减压并撤出。

步骤 7:松解 Y 型连接器止血阀释放少量血液,以免在捕获过程中空气进入指引导管造成空气栓塞。

> **小技巧**
>
> 在分支中的锚定球囊与指引导管直径匹配(≥2.0mm 球囊适用于 6F 或 7F 指引导管),可将该球囊压力释放后撤回到指引导管中用于球囊捕获技术,可节约时间和成本。

(二) 液压交换技术(图 3-32)

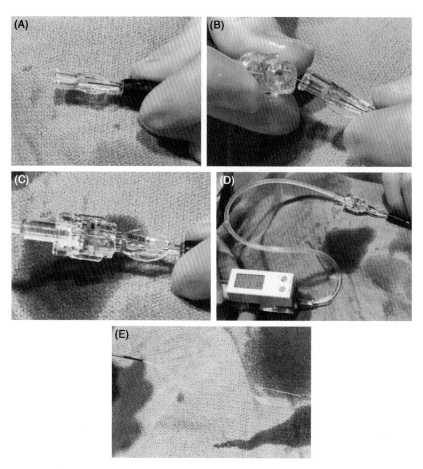

图 3-32　液压交换技术示意图

Courtesy of Dr. William Nicholson.

液压交换技术(也称为喷射交换或 Nanto 技术)操作简单,但有时操作中导丝无法保持在远端位置,可靠性较差[44,45]。液压交换可在任何直径指引导管内进行。具体操作步骤如下:

步骤 1:将生理盐水(或对比剂和盐水的标准混合物)吸入压力泵,尽可能填充最大体积,或使用 3ml 注射器代替压力泵。

步骤 2:尽可能地回撤微导管或 OTW 球囊,直到短导丝尾端进入微导管或 OTW 球囊尾端柄内(图 3-32A)。

步骤 3:将充满盐水的压力泵连接到微导管或 OTW 球囊尾端柄(wet-to-wet connection,湿-湿连接)

（图 3-32B 和 C）。

步骤 4：将压力泵充盈至 20atm，同时进行透视（图 3-32D）。

步骤 5：在透视下，当压力泵压力达到 20atm 时，撤出微导管或 OTW 球囊（图 3-32E）。撤出微导管过程中，注意压力泵压力始终保持在 20atm，否则压力消失或下降会导致导丝被一并撤出。

注意事项：CTO 病变 PCI 术中不宜使用液压交换，特别是使用坚硬锥形头端导丝或聚合物护套硬导丝时，以避免无意中导丝前进导致远端血管穿孔风险。由于导管内表面和导丝之间的摩擦较大可能导致导丝位置移动，因此不推荐将液压交换法用于撤出 OTW 球囊和 Stingray 球囊。

（三）延长导丝技术（图 3-33）

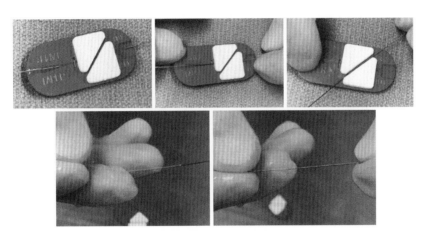

图 3-33　使用延长导丝撤出微导管
Courtesy of Dr. William Nicholson.

1. 如何使用
在短导丝的尾端插入延长导丝。可以通过任何直径指引导管使用。

2. 备注
（1）每类导丝都有与之相匹配的延长导丝，导管室应合理配备。例如：

a. 与 Abbott 导丝相匹配：DOC 延长导丝，长度 145cm

b. 与 Asahi 导丝相匹配：Asahi 延长导丝，长度 150 或 165cm

（2）导丝与延长导丝连接处应尽可能接紧，以降低微导管或 OTW 球囊回撤时导丝与延长导丝分离的风险。

（3）连接延长导丝时，注意避免导丝扭结或弯折。

（四）环切术（Circumcision）（图 3-34）

1. 如何进行微导管环切术
这种技术操作略复杂，但非常有用，特别是当导丝嵌顿于微导管或 OTW 球囊内时。Circumcision 技术可在任何直径指引导管进行。

步骤 1：尽可能回撤微导管或 OTW 球囊，直到短导丝的尾端进入微导管或 OTW 球囊尾端柄。

步骤 2：将微导管或 OTW 球囊置于硬质物体表面上，使用手术刀片在尽可能靠近 Y 型连接器位置进行环切（图 3-34A）。

步骤 3：环切完成后，移除微导管或 OTW 球囊碎片（图 3-34D）。

步骤 4：重复步骤 1~3 直到整个微导管或 OTW 球囊被移除。

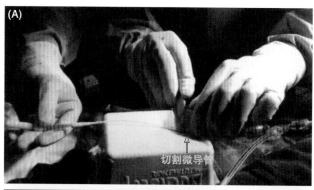

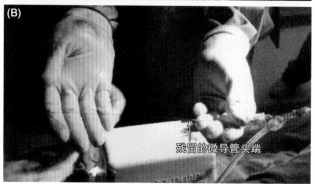

图3-34 用于在短导丝上移除微导管的 Circumcision 技术示意图

A.在硬质物体(在该病例中使用的是一种防回溅装置)表面上使用手术刀以切割微导管的近端部分;B.在切割微导管后,移除微导管的近端部分并重复该过程,直至整个微导管被移除

2. 备注

(1)切割应非常小心,不要伤及患者或操作者,同时避免损坏导丝。

(2)应使用硬质物体表面,如平置的盐水瓶表面来进行环切术。

(3)在这种操作过程中微导管或OTW球囊将被破坏,无法再次使用。

八、监测压力波形和心电图

术中监测压力波形和心电图是心脏介入手术的基本操作规则,同样适用于CTO病变PCI。

持续监测压力波形和心电图有助于及早发现潜在问题或并发症,从而采取预防或治疗措施。建议使用不同颜色区分正向和逆向指引导管压力波形。

心电图检测中可出现的变化包括:(1)新出现的ST段压低;(2)新出现的ST段抬高(图3-35);(3)心动过缓;(4)心动过速;(5)导丝操作期间出现的室性期前收缩;(6)心室颤动。

压力波形检测中可出现的变化包括:(1)低血压:Amplatz指引导管导致的严重主动脉瓣关闭不全是CTO病变PCI术中出现低血压的常见原因;(2)奇脉(图3-35);(3)高血压;(4)压力嵌顿:当指引导管送至开口或近端闭塞的冠状动脉时,可出现压力嵌顿。此时可换用带侧孔指引导管,避免经嵌顿的指引导管注入对比剂。在压力嵌顿时用力推注对比剂可导致冠状动脉或主动脉-冠状动脉夹层和/或空气栓塞。

小技巧:多数CTO病变PCI术中使用两根指引导管,推荐将右冠状动脉指引导管压力监测统一采用红色波形,可以方便、快速识别压力波来源(图3-36)。

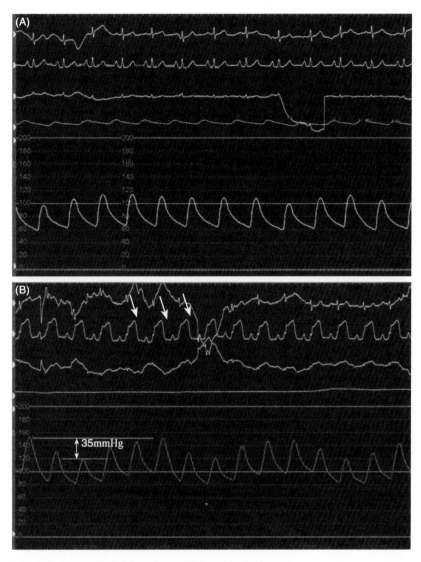

图 3-35　CTO 病变 PCI 术中心电图和压力波形的变化

A. 基线；B. 既往 CABG 患者侧支穿孔后心电监护示 ST 段抬高（多箭）并在吸气时出现 35mmHg 压力下降（奇脉）

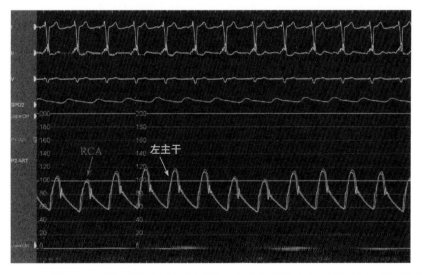

图 3-36　建议使用不同颜色区分压力波形来源（红色为右冠状动脉，其他颜色为左冠状动脉）

总之,掌握并坚持以下八项基本原则能够显著提升 CTO 病变 PCI 成功率:

1. 避免临时决定手术。

2. 尽可能行双侧造影。

3. 术前仔细分析靶病变影像学特征。

4. 首选双侧股动脉入路,推荐应用 8F 长股动脉鞘管。

5. 优化抗凝治疗方案。

6. 应用多种技术增加指引导管支撑力。

7. 使用球囊捕获技术进行器械交换。

8. 持续监测压力波形和心电图。

（盛力 译）

参考文献

1. Blankenship JC, Gigliotti OS, Feldman DN, et al. Ad hoc percutaneous coronary intervention: a consensus statement from the Society for Cardiovascular Angiography and Interventions. *Catheter Cardiovasc Interv* 2013;**81**:748–58.

2. Brilakis ES, Banerjee S, Lombardi WL. Retrograde recanalization of native coronary artery chronic occlusions via acutely occluded vein grafts. *Catheter Cardiovasc Interv* 2010;**75**:109–13.

3. Gasparini GL, Oreglia JA, Reimers B. A case of retrograde left main primary percutaneous coronary intervention during cardiogenic shock: the added value of performing coronary chronic total occlusion procedures. *Int J Cardiol* 2016;**215**:396–8.

4. Patel VG, Zankar A, Brilakis E. Use of the retrograde approach for primary percutaneous coronary intervention of an inferior ST-segment elevation myocardial infarction. *J Invasive Cardiol* 2013;**25**:483–4.

5. Deharo P, Strange JW, Mozid A. Primary percutaneous coronary intervention of native chronic total occlusions to treat ST elevation myocardial infarction secondary to acute vein graft occlusion. *Catheter Cardiovasc Interv* 2017;**90**:251–6.

6. Singh M, Bell MR, Berger PB, Holmes Jr DR. Utility of bilateral coronary injections during complex coronary angioplasty. *J Invasive Cardiol* 1999;**11**:70–4.

7. Brilakis ES, Grantham JA, Rinfret S, et al. A percutaneous treatment algorithm for crossing coronary chronic total occlusions. *JACC Cardiovasc Interv* 2012;**5**:367–79.

8. Nicholson WJ, Rab T. Simultaneous diagnostic coronary angiography utilizing a single arterial access technique. *Catheter Cardiovasc Interv* 2006;**68**:718.

9. Morino Y, Abe M, Morimoto T, et al. Predicting successful guidewire crossing through chronic total occlusion of native coronary lesions within 30 minutes: the J-CTO (Multicenter CTO Registry in Japan) score as a difficulty grading and time assessment tool. *JACC Cardiovasc Interv* 2011;**4**:213–21.

10. Nombela-Franco L, Urena M, Jerez-Valero M, et al. Validation of the J-chronic total occlusion score for chronic total occlusion percutaneous coronary intervention in an independent contemporary cohort. *Circ Cardiovasc Interv* 2013;**6**:635–43.

11. Kotsia A, Christopoulos G, Brilakis ES. Use of the retrograde approach for preserving the distal bifurcation after antegrade crossing of a right coronary artery chronic total occlusion. *J Invasive*

Cardiol 2014;**26**:E48–9.

12. Brilakis ES, O'Donnell CI, Penny W, et al. Percutaneous coronary intervention in native coronary arteries versus bypass grafts in patients with prior coronary artery bypass graft surgery: insights from the Veterans Affairs Clinical assessment, Reporting, and tracking Program. *JACC Cardiov Interv* 2016;**9**:884–93.

13. Kahn JK, Hartzler GO. Retrograde coronary angioplasty of isolated arterial segments through saphenous vein bypass grafts. *Catheter Cardiovasc Diagn* 1990;**20**:88–93.

14. Mashayekhi K, Behnes M, Akin I, Kaiser T, Neuser H. Novel retrograde approach for percutaneous treatment of chronic total occlusions of the right coronary artery using ipsilateral collateral connections: a European centre experience. *EuroIntervention* 2016;**11**:e1231–6.

15. Dash D. Complications encountered in coronary chronic total occlusion intervention: prevention and bailout. *Indian Heart J* 2016;**68**:737–46.

16. Werner GS, Ferrari M, Heinke S, et al. Angiographic assessment of collateral connections in comparison with invasively determined collateral function in chronic coronary occlusions. *Circulation* 2003;**107**:1972–7.

17. Rathore S, Katoh O, Matsuo H, et al. Retrograde percutaneous recanalization of chronic total occlusion of the coronary arteries: procedural outcomes and predictors of success in contemporary practice. *Circ Cardiovasc Interv* 2009;**2**:124–32.

18. Heil M, Schaper W. Influence of mechanical, cellular, and molecular factors on collateral artery growth (arteriogenesis). *Circ Res* 2004;**95**:449–58.

19. Rentrop KP, Cohen M, Blanke H, Phillips RA. Changes in collateral channel filling immediately after controlled coronary artery occlusion by an angioplasty balloon in human subjects. *J Am Coll Cardiol* 1985;**5**:587–92.

20. Magro M, Schultz C, Simsek C, et al. Computed tomography as a tool for percutaneous coronary intervention of chronic total occlusions. *EuroIntervention* 2010;**6**(Suppl. G):G123–31.

21. Opolski MP, Achenbach S, Schuhback A, et al. Coronary computed tomographic prediction rule for time-efficient guidewire crossing through chronic total occlusion: insights from the CT-RECTOR multicenter registry (Computed Tomography Registry of Chronic Total Occlusion Revascularization). *JACC Cardiovasc Interv* 2015;**8**:257–67.

22. Luo C, Huang M, Li J, et al. Predictors of interventional success of antegrade PCI for CTO. *JACC Cardiovasc Imaging* 2015;**8**:804–13.

23. Ghoshhajra BB, Takx RA, Stone LL, et al. Real-time fusion of coronary CT angiography with x-ray fluoroscopy during chronic total occlusion PCI. *Eur Radiol* 2017;**27**:2464–73.

24. Tanaka Y, Moriyama N, Ochiai T, et al. Transradial coronary interventions for complex chronic total occlusions. *JACC Cardiovasc Interv* 2017;**10**:235–43.

25. Burzotta F, De Vita M, Lefevre T, Tommasino A, Louvard Y, Trani C. Radial approach for percutaneous coronary interventions on chronic total occlusions: Technical issues and data review. *Catheter Cardiovasc Interv* 2014;**83**:47–57.

26. Alaswad K, Menon RV, Christopoulos G, et al. Transradial approach for coronary chronic total occlusion interventions: insights from a contemporary multicenter registry. *Catheter Cardiovasc Interv* 2015;**85**:1123–9.

27. Von Sohsten R, Oz R, Marone G, McCormick DJ. Deep intubation of 6 French guiding catheters for transradial coronary interventions. *J Invasive Cardiol* 1998;**10**:198–202.

28. Burzotta F, Trani C, Mazzari MA, et al. Use of a second buddy wire during percutaneous coronary interventions: a simple solution for some challenging situations. *J Invasive Cardiol* 2005;**17**:171–4.

29. Di Mario C, Ramasami N. Techniques to enhance guide catheter support. *Catheter Cardiovasc Interv* 2008;**72**:505–12.

30. Saeed B, Banerjee S, Brilakis ES. Percutaneous coronary intervention in tortuous coronary arteries: associated complications and strategies to improve success. *J Interv Cardiol* 2008;**21**:504–11.

31. Kirtane AJ, Stone GW. The Anchor-Tornus technique: a novel approach to "uncrossable" chronic total occlusions. *Catheter Cardiovasc Interv* 2007;**70**:554–7.

32. Fujita S, Tamai H, Kyo E, et al. New technique for superior guiding catheter support during advancement of a balloon in coronary angioplasty: the anchor technique. *Catheter Cardiovasc Interv* 2003;**59**:482–8.

33. Hirokami M, Saito S, Muto H. Anchoring technique to improve guiding catheter support in coronary angioplasty of chronic total occlusions. *Catheter Cardiovasc Interv* 2006;**67**:366–71.

34. Matsumi J, Saito S. Progress in the retrograde approach for chronic total coronary artery occlusion: a case with successful angioplasty using CART and reverse-anchoring techniques 3 years after failed PCI via a retrograde approach. *Catheter Cardiovasc Interv* 2008;**71**:810–4.

35. Fang HY, Wu CC, Wu CJ. Successful transradial antegrade coronary intervention of a rare right coronary artery high anterior downward takeoff anomalous chronic total occlusion by double-anchoring technique and retrograde guidance. *Int Heart J* 2009;**50**:531–8.

36. Lee NH, Suh J, Seo HS. Double anchoring balloon technique for recanalization of coronary chronic total occlusion by retrograde approach. *Catheter Cardiovasc Interv* 2009;**73**:791–4.

37. Saito S. Different strategies of retrograde approach in coronary angioplasty for chronic total occlusion. *Catheter Cardiovasc Interv* 2008;**71**:8–19.

38. Surmely JF, Katoh O, Tsuchikane E, Nasu K, Suzuki T. Coronary septal collaterals as an access for the retrograde approach in the percutaneous treatment of coronary chronic total occlusions. *Catheter Cardiovasc Interv* 2007;**69**:826–32.

39. Surmely JF, Tsuchikane E, Katoh O, et al. New concept for CTO recanalization using controlled antegrade and retrograde subintimal tracking: the CART technique. *J Invasive Cardiol* 2006;**18**:334–8.

40. Mahmood A, Banerjee S, Brilakis ES. Applications of the distal anchoring technique in coronary and peripheral interventions. *J Invasive Cardiol* 2011;**23**:291–4.

41. Christ G, Glogar D. Successful recanalization of a chronic occluded left anterior descending coronary artery with a modification of the retrograde proximal true lumen puncture technique: the antegrade microcatheter probing technique. *Catheter Cardiovasc Interv* 2009;**73**:272–5.

42. Mamas MA, Fath-Ordoubadi F, Fraser DG. Distal stent delivery with Guideliner catheter: first in man experience. *Catheter Cardiovasc Interv* 2010;**76**:102–11.

43. Fang HY, Fang CY, Hussein H, et al. Can a penetration catheter (Tornus) substitute traditional rotational atherectomy for recanalizing chronic total occlusions? *Int Heart J* 2010;**51**:147–52.

44. Nanto S, Ohara T, Shimonagata T, Hori M, Kubori S. A technique for changing a PTCA balloon catheter over a regular-length guidewire. *Catheter Cardiovasc Diagn* 1994;**32**:274–7.

45. Feiring AJ, Olson LE. Coronary stent and over-the-wire catheter exchange using standard length guidewires: jet exchange (JEX) practice and theory. *Catheter Cardiovasc Diagn* 1997;**42**:457–66.

46. Joyal D, Thompson CA, Grantham JA, Buller CEH, Rinfret S. The retrograde technique for recanalization of chronic total occlusions: a step-by-step approach. *JACC Cardiovasc Interv* 2012;**5**:1–11.

47. Michael TT, Banerjee S, Brilakis ES. Role of internal mammary artery bypass grafts in retrograde chronic total occlusion interventions. *J Invasive Cardiol* 2012;**24**:359–62.

第 4 章

正向导丝升级技术

正向导丝升级技术是应用最广泛的 CTO 病变导丝通过技术[1-3]。目前至少 50% 的 CTO 病变可通过正向导丝升级技术实现血管再通[4-6]。熟练掌握该技术是学习其他复杂导丝技术(如正向夹层再入真腔和逆向导丝技术)的基础。正向导丝升级技术最适合于闭塞段较短(长度<20mm)、闭塞段较平直、考虑存在贯通微孔道和某些支架内 CTO 病变。

一、正向导丝升级技术操作步骤

(一) 选用微导管或 OTW 球囊增加导丝支撑力

1. CTO 病变正向导丝升级技术均应使用微导管或 OTW 球囊辅助,原因在于:
(1) 增强导丝穿透力(图 2-17)。
(2) 便于导丝头端再塑形。
(3) 便于导丝交换。
(4) 防止使用平行导丝技术时导丝扭结缠绕。
2. 绝大多数术者推荐首选微导管辅助导丝通过,因微导管具有以下优势:
(1) 微导管头端位置定位更精准(微导管标记点位于微导管头端,而 1.20~1.50mm OTW 球囊的标记点位于球囊中间,头端不显影)。
(2) 抗扭结性更强。
3. 在处理纡曲病变或指引导管支撑力较差时微导管优势更加明显,此时 OTW 球囊存在以下不足:
(1) 撤出导丝时球囊导管易扭结,阻碍后续导丝交换[7]。
(2) 无钢丝编织结构,支撑力不足。
(3) 易导致 CTO 病变近端血管损伤。

(二) 将导丝、微导管或 OTW 球囊送至 CTO 病变部位

除非 CTO 病变位于冠状动脉开口或血管近端,通常先沿普通工作导丝将微导管、OTW 球囊或 CrossBoss 导管送至 CTO 病变近端纤维帽。
1. 不推荐直接用高穿透力、锥形头端的 CTO 专用导丝经近端血管送至闭塞病变近端纤维帽,原因在于:
(1) 硬导丝易损伤血管,尤其近端血管存在弥漫病变时更易发生(图 4-1)。
(2) 用来输送微导管至 CTO 病变近端纤维帽的导丝头端常需塑成较大弯曲,不适用于进入和通过 CTO 病变(所需导丝头端弯曲常较小)(图 4-2)。
2. 通常将软头工作导丝先送至 CTO 病变近段纤维帽处,再跟进微导管或 OTW 球囊(图 4-3),然后经微导管或 OTW 球囊交换 CTO 专用导丝(图 4-4)。

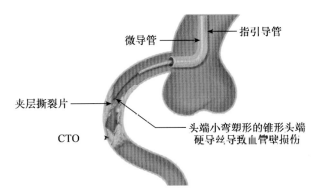

图 4-1　锥形头端硬导丝送至 CTO 病变近端纤维帽过程中引起近端血管损伤

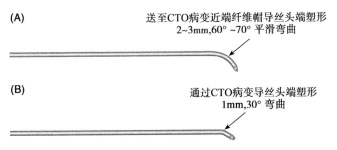

图 4-2　送至 CTO 病变近端纤维帽（A）和通过 CTO 病变（B）导丝头端塑形的差别

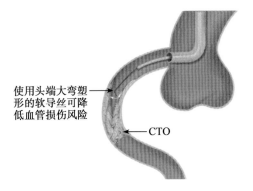

图 4-3　将软头工作导丝送至 CTO 病变近端纤维帽处

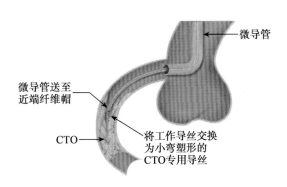

图 4-4　将工作导丝交换为头端小弯塑形的 CTO 专用导丝

（三）选择正向通过 CTO 病变最适合的专用导丝

有多种导丝可用于通过 CTO 病变，推荐采用以下简化的导丝选择和升级方案（图 4-5）[7]。

第 2 章详细阐述了各种 CTO 病变专用导丝的数据及特点。通常首选锥形头端聚合物护套导丝（如 Fielder XT、Fielder XT-A 或 Fighter）尝试通过微孔道（有时是可视的）。如导丝不能顺利前行，不宜长时间尝试。

如果上述导丝未能通过病变，且闭塞段路径较明确（特别是短 CTO 病变），推荐选用锥形头端硬导丝（如 Gaia 2）。若闭塞段路径不明确，推荐选用聚合物护套硬导丝（如 Pilot 200）或复合核芯、中等硬度的非锥形头端导丝（如 Ultimate Bros 3），因其可沿血管管腔寻径前行，不易穿出血管外。

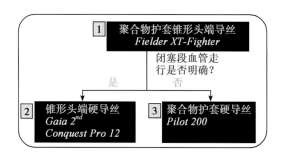

图 4-5   正向通过 CTO 病变的导丝升级策略

（四）导丝头端塑形

对导丝头端正确塑形有助于提高导丝通过病变成功率。推荐对导丝头端进行小弯塑形（长 1mm，30°~45°；图 4-6）。

1. 该塑形优点如下：

（1）增强导丝穿透力。

（2）使导丝易于进入微孔道。

（3）减少导丝穿出血管外或进入闭塞段内分支血管的可能性。

（4）提高导丝在 CTO 病变内的可操控性，因为在 CTO 病变内导丝头端大弯塑形很容易被拉直。

2. 推荐将导丝插入导引针并伸出导引针头端少许后手工塑形，不能像普通工作导丝那样利用导引针体部塑形（图 4-7）。具体操作步骤如下：

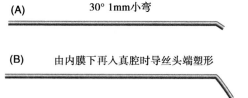

图 4-6   穿刺近端纤维帽（A）和由内膜下再入真腔（B）时导丝头端塑形差别

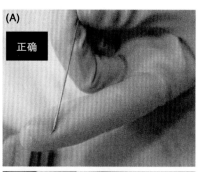

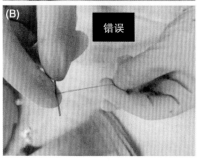

图 4-7   CTO 导丝塑形方法
A：通过导引针中心腔塑形，B：应避免的塑形方法，如使用导引针体部塑形

（1）将导丝插入导引针，使其头端突出约 1mm。

（2）使导丝头端弯曲 30°~45°。

（3）将塑形后的导丝伸出导引针确认导丝头端塑形是否成功。

（4）将导丝撤至导引针内，再送入微导管或 OTW 球囊内，避免直接送入导丝，引起导丝头端受损或变形。

3. 复合核芯导丝头端塑形时需注意,若头端塑形角度过大,将很难再次取直,且反复尝试取直时易损伤导丝头端。而聚合物护套导丝头端保持塑形能力差,操作过程中头端易被拉直。

（五）推送导丝通过 CTO 病变至闭塞段远端血管真腔

"滑""钻"和"穿"是导丝通过 CTO 病变的三种传统操作技术。其中"滑"和"钻"的技术不仅用于 CTO 病变还可用于非 CTO 病变,而"穿"的技术仅适用于 CTO 病变。此三种技术常联合使用。

1. "滑"的技术:通常首选锥形头端聚合物护套导丝(如 Fielder XT 或 Fighter),使其寻径微孔道通过 CTO 病变。操控导丝时应同时进行轻柔旋转和推送动作。此类导丝触觉反馈差,因此对导丝走行的视觉评估十分重要。避免头端出现明显的偏转,防止导丝穿入内膜下。如果导丝在几分钟内未能前进,应更换其他类型导丝并采用其他技术("钻"或"穿")。

2. "钻"的技术:操控导丝时应顺时针和逆时针旋转,每一方向旋转角度应<90°。通常使用头端中等硬度(3~6g)导丝(如 Gaia 和 Ultimate Bros 3),继而升级为更硬的导丝(更硬的导丝触觉反馈较差)。使用该技术时导丝头端塑形角度一定要小,避免引起大的内膜下夹层。因非聚合物护套导丝(如 Ultimate Bros 3 或 Miracle 6)具有良好的触觉反馈,推荐作为该技术首选导丝。

3. "穿"的技术:精确控制导丝头端方向后,前向推送导丝,仅轻微旋转导丝。通常选用硬导丝(如 Gaia 2 或 3,Miracle 12,Hornet 14 或 Conquest Pro 12)。导丝像"针"一样穿透闭塞段。该技术适用于近端纤维帽钙化的硬病变和血管走行明确的短 CTO 病变。

4. 导丝通过 CTO 病变过程可分为三个步骤:

（1）通过近端纤维帽

如近端纤维帽重度钙化,应采用穿透力较强导丝(如 Conquest Pro 12、Hornet 14、Stingray 或 Astato 20)穿刺近端纤维帽,使导丝能够进入闭塞段。常需要同时使用增加导丝支撑的技术(见第 9 章)。

（2）通过闭塞段

微导管进入近端纤维帽后,将初始穿透力较强导丝交换为较软导丝通过闭塞段(导丝升级-降级),常选择复合核芯导丝(如 Ultimate Bros 3 或 Gaia 系列)或聚合物护套导丝(如 Fielder XT、Fighter 或 Pilot 200)。

（3）进入远端血管真腔

推送微导管到达远端纤维帽处,换用操控性好的导丝(如 Gaia 系列)进入远端血管真腔。少数情况下,如远端纤维帽钙化难以穿透,需选用较硬导丝(如 Conquest Pro 12)。及时行对侧造影,以确定导丝是否进入真腔。

推送导丝:要点与操作技巧

1. 应使用微导管或 OTW 球囊辅助以增加导丝通过病变能力,并利于导丝重新塑形和交换。微导管应尽可能靠近导丝头端,但也不宜过近,以免引起导丝方向偏离。当导丝前行较长距离且术者确信导丝位于血管结构内时,应跟进微导管使之尽可能靠近导丝头端,以巩固导丝前进成果并最大程度提高导丝头端穿透力。

2. 灵活多变极为重要:如果在操作数分钟后导丝不能前行,应换用不同类型导丝并改变导丝操控技术。

3. 经常以相互垂直角度交替透视或造影以避免导丝走行方向偏离,特别是在采用"穿"的技术时更应如此。血管壁钙化对判断血管走行和导丝位置有帮助。

4. 如冠状动脉造影显示冠状动脉无钙化、闭塞段较长和/或闭塞血管走行迂曲[8],对术前冠状动脉 CTA 影像进行后处理可明确血管走行并以此作为路标,在相同投照角度下操控导丝前行(第 3 章和图 3-25)[9]。

（六）确认导丝位置

导丝通过闭塞病变过程中需明确导丝位置。尤其在沿导丝推送微导管或 OTW 球囊前,明确导丝位置对于防止冠状动脉穿孔至关重要。

1. 导丝通过病变后可能存在三种结果:

（1）进入闭塞段远端血管真腔

（2）进入内膜下

（3）穿出血管外

2. 明确导丝位置的方法:

（1）对侧造影:当侧支血管主要起源于对侧冠状动脉时,对侧造影是确定导丝位置最好的方法,两个相互垂直角度的投照非常重要。

（2）导丝头端通过远端纤维帽时会产生一种突然落空感,提示导丝可能已经进入远端血管真腔。但如果推送导丝用力过猛或过度旋转,硬导丝可能会在内膜下造成大的假腔,使术者误以为导丝进入远端血管真腔。

（3）交换普通工作导丝送至远端血管真腔:导丝通过 CTO 病变后,如术者确信导丝位于远端血管真腔,可沿导丝前送微导管通过闭塞段,然后交换为普通工作导丝。如果工作导丝很容易前送,尤其是能够进入远端分支血管时,提示导丝位于远端血管真腔。头端弹簧圈设计的工作导丝在内膜下时前行困难,头端易于卷曲或脱垂,提示导丝位于内膜下。

（4）经微导管回吸:如回吸可见血液,常提示导丝已通过病变进入远端血管真腔。但内膜下血肿形成时,回吸也可见血液流出。回吸有助于缩小内膜下血肿。

（5）其他两种明确导丝位置的方法包括 IVUS 和经微导管或 OTW 球囊超选造影。如导丝走行于内膜下,推送 IVUS 导管会导致内膜下夹层扩大,使导丝再入真腔困难;而微导管位于内膜下时造影会导致内膜下夹层扩大甚至血管破裂,因此均不建议应用。

评估导丝位置:要点和操作技巧

1. 在导丝通过 CTO 病变过程中,如基于冠状动脉造影、导丝头端形状及走行怀疑导丝位于血管结构外时,切勿沿导丝送入其他器械。导丝所致穿孔通常不会造成严重后果,但送入后续器械所致穿孔可能是致命性的。

2. 当导丝到达距远端纤维帽 2~3mm 时,应再次确认导丝位置。在两个相互垂直的投照角度确认导丝指向远端血管真腔后,方可继续操控导丝前行,以减少导丝进入内膜下可能。

3. 对于仅由一支侧支供血或主要由同侧侧支供血的 CTO 病变,通过供血血管侧支经 OTW 球囊或微导管超选造影来确认导丝位置较为安全有效,且引起前向夹层发生风险较低(图 4-8)。若侧支血管较大,使用血栓抽吸导管行超选造影效果更好。

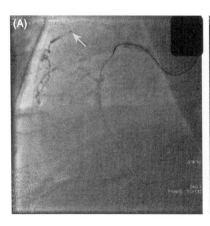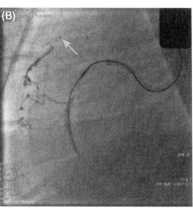

图 4-8
A.送入 OTW 球囊(箭)至同侧侧支内行超选造影;
B.确认导丝通过 CTO 病变
Courtesy of Dr. Imre Ungi.

二、导丝通过闭塞段后的处理

导丝通过 CTO 闭塞段后,可存在以下几种情况:

1. 导丝进入闭塞段远端血管真腔,进行球囊扩张和支架植入完成 CTO 病变 PCI。

(1) 沿导丝推送微导管或 OTW 球囊至远端血管真腔。为使微导管或 OTW 球囊顺利通过 CTO 病变,可能需要使用近端边支球囊锚定等技术增加指引导管支撑力,详见第 8 章。

(2) 撤出通过 CTO 病变的导丝,交换为普通工作导丝。与普通工作导丝相比,经 CTO 病变专用导丝进行器械交换易引起远端血管穿孔和夹层。如指引导管支撑力不足或血管明显钙化、迂曲,采用支撑力较强的非聚合物护套导丝(如 BHW、Ironman、Grand Slam)更有助于送入后续器械。

(3) 撤出微导管或 OTW 球囊(推荐采用球囊捕获技术以避免导丝移位,详见第 3 章)

(4) 完成球囊扩张和支架置入术。

---

2. 导丝进入内膜下,操控导丝进入远端血管真腔。

如果导丝已穿过远端纤维帽但进入内膜下,可使用以下技术操控导丝进入远端血管真腔:

(1) 将微导管送至内膜下间隙,使其头端接近远端血管真腔可视部分。选择一个理想投照角度,操控导丝应用"穿"的技术再入真腔。该方法可避免假腔进一步扩大。

(2) 内膜下通过及再入真腔技术(详见第 5 章)

采用弯曲导丝技术或 CrossBoss 导管经内膜下至闭塞段远端血管再入真腔部位,然后采用导丝技术或专用的再入真腔器械(如 Stingray 系统)操控导丝再入真腔。CrossBoss 导管能以可控的方式扩大内膜下腔隙,降低壁内血肿形成风险。

(3) 其他技术:如平行导丝技术(parallel-wire technique)、导丝互参照技术(see-saw technique)和双腔微导管技术。上述三种技术是基于最初进入内膜下的导丝会阻止第二根导丝进入内膜下这一假设提出的。在这些技术中,最初的导丝保留在原处,送入第二根导丝以假腔中的导丝为标记,尝试从其他方向前行进入远端血管真腔。

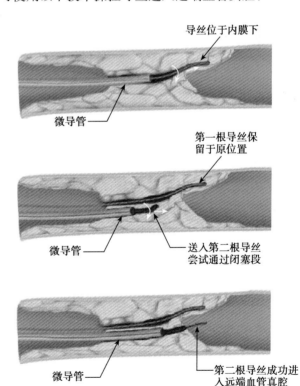

图 4-9　平行导丝技术

平行导丝和导丝互参照技术

平行导丝技术是最早提出,也是最常用的正向导丝技术之一[10,11]。在平行导丝技术中(图 4-9),如果第一根导丝进入内膜下(偶尔进入边支)时,保留该导丝于原处,送入第二根导丝沿与第一根导丝平行的方向前送,直至进入远端血管真腔。还可以采用改良的平行导丝技术即导丝互参照技术(图 4-10),该技术中两根微导管(或 OTW 球囊)分别为两根导丝提供支撑。另外还可使用双腔微导管如 TwinPass Torque 微导管(见第 2 章)辅助调整第二根导丝头端指向,使之进入闭塞段远端血管真腔(图 4-11)[12]。

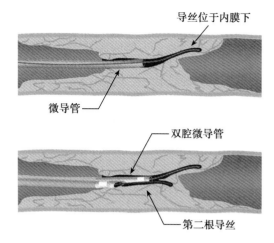

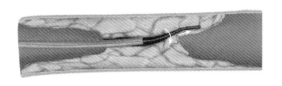

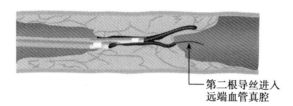

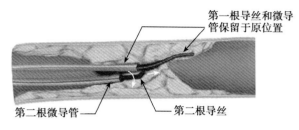

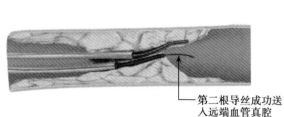

图 4-10　导丝互参照技术

图 4-11　第一根导丝进入内膜下后,采用双腔微导管辅助第二根导丝送入远端血管真腔

平行导丝技术:要点和操作技巧

1. 平行导丝技术尝试时间过长可能导致内膜下腔隙扩大,妨碍导丝再入真腔。因此采用"杂交"策略的术者通常不推荐使用平行导丝技术,而更倾向应用再入真腔专用系统辅助导丝再入远端血管真腔,详见第5章。

2. 采用双腔微导管的优势在于:①保持第一根导丝位置稳定;②增强第二根导丝穿透力;③拉直血管;④便于第二根导丝重新塑形。

3. 应用两根微导管辅助导丝(导丝互参照技术)的优势在于能为两根导丝提供良好支撑,且易于导丝再塑形。

4. 因第一根导丝可作为路标指引第二根导丝前行,因此平行导丝技术有助于减少术中对比剂和射线剂量。

5. 平行导丝技术中第二根导丝常选用头端硬度大且操控性好的导丝(如 Gaia 系列、Conquest Pro 12 和 Miracle 12)或头端硬度较大的聚合物护套导丝(如 Pilot 200)。Gaia 系列导丝具有卓越的旋转性能和偏转控制能力,是平行导丝技术中第二根导丝的理想之选[13]。

6. 第二根导丝不可过度旋转,避免与第一根导丝相互缠绕。使用双腔微导管可防止导丝相互缠绕。

7. 尽管将第一根导丝保留于原处有助于阻止第二根导丝进入同一内膜下腔隙,但第二根导丝有时仍会沿第一根导丝的路径进入同一内膜下腔隙,因此在 CTO 闭塞段内尽早调整第二根导丝方向非常重要。在近端纤维帽处的分支内送入 IVUS 导管检测,有助于明确第一根导丝是否进入血管真腔。

8. 为使两根导丝同时清晰可视,推荐采用相互垂直角度投照。

9. 平行导丝技术中偶尔会用到多根导丝,但因导丝影像相互重叠,影响其可视性。

10. 第二根导丝头端塑形角度通常应略大于第一根导丝,以利于寻找远端血管真腔。

11. 平行导丝技术尤其适用于走行迂曲的闭塞病变,因第一根导丝可使血管拉直,有助于使第二根导丝循径前行。

3. 导丝穿出血管外

如果导丝穿出血管外,应立即回撤,然后重新尝试操控该导丝或换用其他导丝通过病变。由于导丝直径很小,如未沿导丝送入微导管或其他器械,通常不会引起严重冠状动脉穿孔或心脏压塞。

导丝偶尔会进入远端分支血管,需与导丝穿出血管外相鉴别。认真评估造影影像对确定冠状动脉解剖和导丝位置十分重要。如确认导丝位于分支血管内,行 IVUS 检测有助于明确主支血管走行。

（程翔　张松　译）

参考文献

1. Grantham JA, Marso SP, Spertus J, House J, Holmes Jr DR, Rutherford BD. Chronic total occlusion angioplasty in the United States. *JACC Cardiovasc Interv* 2009;**2**:479–86.

2. Morino Y, Kimura T, Hayashi Y, et al. In-hospital outcomes of contemporary percutaneous coronary intervention in patients with chronic total occlusion insights from the J-CTO Registry (Multicenter CTO Registry in Japan). *JACC Cardiovasc Interv* 2010;**3**:143–51.

3. Sianos G, Werner GS, Galassi AR, et al. Recanalisation of chronic total coronary occlusions: 2012 consensus document from the EuroCTO club. *EuroIntervention* 2012;**8**:139–45.

4. Christopoulos G, Karmpaliotis D, Alaswad K, et al. Application and outcomes of a hybrid approach to chronic total occlusion percutaneous coronary intervention in a contemporary multicenter US registry. *Int J Cardiol* 2015;**198**:222–8.

5. Wilson WM, Walsh SJ, Yan AT, et al. Hybrid approach improves success of chronic total occlusion angioplasty. *Heart* 2016;**102**:1486–93.

6. Maeremans J, Walsh S, Knaapen P, et al. The hybrid algorithm for Treating chronic total occlusions in Europe: the RECHARGE registry. *J Am Coll Cardiol* 2016;**68**:1958–70.

7. Brilakis ES, Grantham JA, Rinfret S, et al. A percutaneous treatment algorithm for crossing coronary chronic total occlusions. *JACC Cardiovasc Interv* 2012;**5**:367–79.

8. Luo C, Huang M, Li J, et al. Predictors of interventional success of antegrade PCI for CTO. *JACC Cardiovasc Imaging* 2015;**8**:804–13.

9. Ghoshhajra BB, Takx RA, Stone LL, et al. Real-time fusion of coronary CT angiography with x-ray fluoroscopy during chronic total occlusion PCI. *Eur Radiol* 2017;27:2464–2473.

10. Rathore S, Matsuo H, Terashima M, et al. Procedural and in-hospital outcomes after percutaneous coronary intervention for chronic total occlusions of coronary arteries 2002 to 2008: impact of novel guidewire techniques. *JACC Cardiovasc Interv* 2009;**2**:489–97.

11. Mitsudo K, Yamashita T, Asakura Y, et al. Recanalization strategy for chronic total occlusions with tapered and stiff-tip guidewire. The results of CTO new techniQUE for STandard procedure (CONQUEST) trial. *J Invasive Cardiol* 2008;**20**:571–7.

12. Chiu CA. Recanalization of difficult bifurcation lesions using adjunctive double-lumen microcatheter support: two case reports. *J Invasive Cardiol* 2010;**22**:E99–103.

13. Khalili H, Vo MN, Brilakis ES. Initial experience with the Gaia composite core guidewires in coronary chronic total occlusion crossing. *J Invasive Cardiol* 2016;**28**:E22–5.

第 5 章

正向夹层再入真腔技术

正向夹层再入真腔(antegrade dissection/re-entry, ADR)技术是开通长段 CTO 病变安全有效的方法。ADR 技术原理是在导丝进入内膜下后,利用内膜下空间可扩张性,制造夹层至闭塞段远端血管段,然后再调控导丝从内膜下假腔穿入远端血管真腔。既往由于缺少理想器械,导丝再入远端血管真腔较为困难。近年来专用器械(Stingray 系统, Boston Scientific)的问世显著提高了导丝再入真腔成功率。

一、技术概述

CTO 病变导丝通过策略包括正向途径和逆向途径,在正向或逆向途径中,导丝可经真腔-真腔或先进入内膜下之后再入真腔(ADR 技术)的形式通过病变(图 5-1 和图 5-2)。

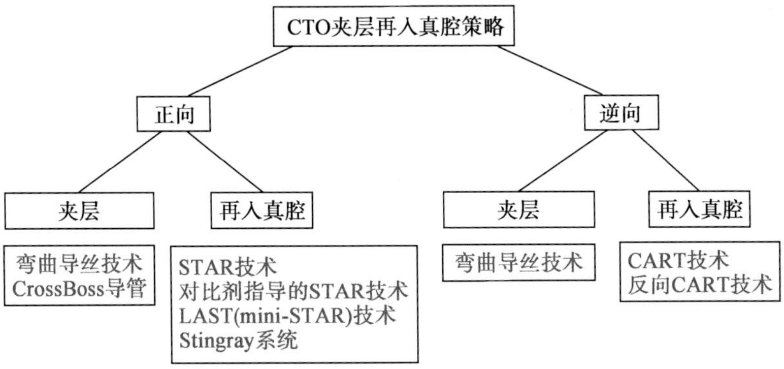

图 5-1 CTO 夹层再入真腔技术分类
CART:控制性正向和逆向内膜下寻径;STAR:内膜下寻径及再入真腔;LAST:限制性正向内膜下寻径

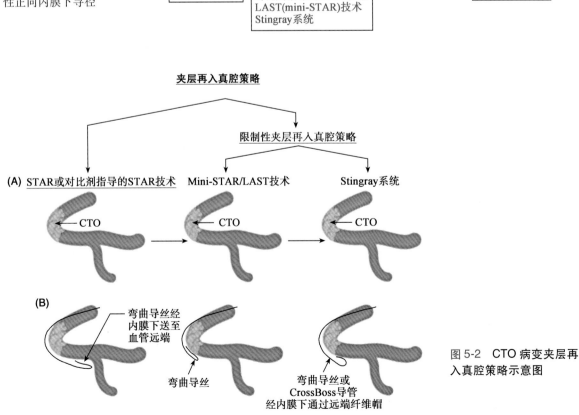

图 5-2 CTO 病变夹层再入真腔策略示意图

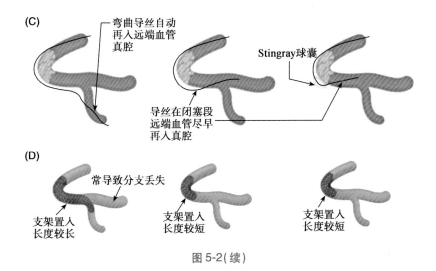

图 5-2(续)

ADR 技术包括内膜下寻径及再入真腔(subintimal tracking and re-entry,STAR)、Mini-STAR、对比剂指导的 STAR(contrast-guided STAR)和限制性正向内膜下寻径(limited antegrade subintimal tracking,LAST)技术[1]。

严格来讲在 CTO 病变中并不存在内膜层,"内膜下层"通常是指闭塞段内或超出闭塞段的内膜下、斑块内、外膜内或上述三者组合的组织层面。

STAR 技术的缺点是支架置入数量多、边支血管丢失和较高的支架内再狭窄率[2~4]。限制性夹层再入真腔技术(采用导丝或特定的再入真腔器械如 Stingray 系统)通过调控导丝靶向性再入真腔,可降低边支血管丢失风险,减少支架置入数量。

在正向途径中,可通过以下方法制造内膜下夹层:

1. 导丝策略:即弯曲导丝(knuckle wire)技术,该技术通过推送聚合物护套导丝(常采用 Fielder XT、Pilot 50 或 Pilot 200)直至其头端形成一个紧密的环形(图 5-3),然后利用该环形弯曲制造夹层,在内膜下通过病变。该技术可使导丝快速而安全地通过闭塞段(紧密的环形可降低血管穿孔风险),且不易进入边支。

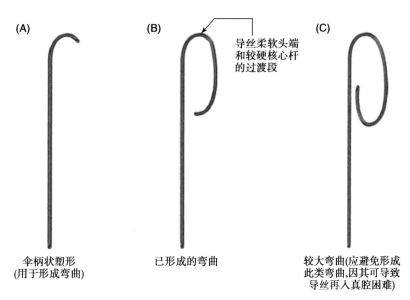

图 5-3　弯曲导丝示意图
大的导丝弯曲会扩大内膜下空间从而阻碍导丝再入真腔,因此限制弯曲直径非常重要

2. 导管策略:采用 CrossBoss 导管[5]。

在正向途径中,可通过以下方法再入真腔:

1. 导丝策略

(1) 持续推送弯曲导丝直至其进入闭塞段远端血管真腔(通常在远端分叉部位):该技术最早由 Antonio Colombo 提出,称之为 STAR 技术[2]。Mauro Carlino 等对该技术进行了改良,即沿导丝送入微导管至内膜下,经微导管注射对比剂以制造夹层并使其显影,利于导丝再入远端血管真腔(图 5-4)[6],称为对比剂指导的 STAR 技术。由于 STAR 技术常导致边支丢失、成功率较低具有较高的再闭塞率(由于置入支架长度较长和血液流出受限),因此较少作为首选策略,可作为其他策略失败后的最后选择,主要适用于右冠状动脉 CTO 病变[3]。

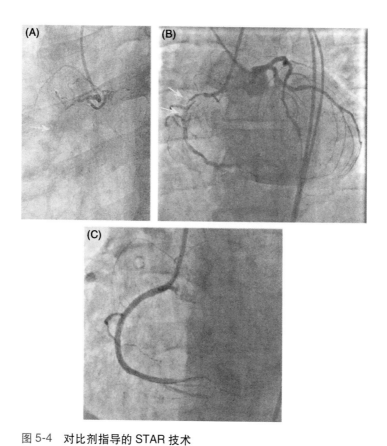

图 5-4　对比剂指导的 STAR 技术
A. RCA 近端 CTO 病变(箭);B. 经微导管注射对比剂,对比剂经内膜下进入(箭)远端血管真腔;C. 随后成功置入支架,完成血管再通
Reproduced with permission from Michael TT, Papayannis AC, Banerjee S, Brilakis ES. Subintimal dissection/reentry strategies in coronary chronic total occlusion interventions. Circ Cardiovasc Interv 2012;5:729-38.

(2) 为使导丝通过闭塞段后尽早再入真腔,可采用"mini-STAR"技术[7]或 LAST 技术[8]。但上述技术常引起无法控制的内膜下夹层、血肿和真腔受压,很难确保导丝成功再入远端血管真腔,因此这些技术总体成功率不高。

2. 专用再入真腔器械

采用 Stingray 球囊和导丝[9,10]。

在逆向途径中,通常使用弯曲导丝技术制造内膜下夹层,采用的再入真腔技术详见第 6 章步骤七。

二、正向夹层再入真腔技术的应用时机

正向夹层再入真腔技术用于(图 5-5):

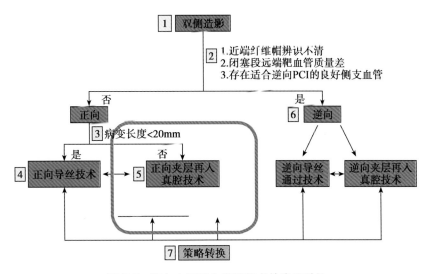

图 5-5　正向夹层再入真腔技术的应用时机

1. 作为初始通过策略。
2. 正向导丝升级技术失败(导丝走行至内膜下)或逆向途径失败。

以下病变特征适合初始即采用夹层再入真腔技术:

1. 近端纤维帽较为明确。
2. CTO 病变长度≥20mm。
3. 闭塞段远端血管管腔直径较大。
4. CTO 节段内尤其是远端纤维帽处没有大的分支血管。
5. 缺少适合逆向 PCI 的侧支血管。

关于正向夹层再入真腔技术的争论

何种情况下及何时选择 ADR 技术一直存有争议。"杂交"策略术者(第 7 章)倾向于尽早采用该技术以提高手术成功率和技术有效性,降低手术风险。但也有术者认为该技术只能作为其他技术失败后的最后尝试。多项研究显示对于复杂 CTO 病变通常需采用更高阶的导丝通过技术(如 ADR 技术或逆向技术,图 6-44)[11,12]。由于 ADR 技术风险通常低于逆向技术[13],因此,对于挑战性 CTO 病例,许多术者选择 ADR 技术作为初始策略。而且研究证实,ADR 技术和导丝升级技术开通 CTO 病变后具有相似的再狭窄率。除此之外,ADR 技术还是开通解剖结构较为复杂 CTO 病变的有效方法,如近端纤维帽模糊不清、导丝无法通过的病变、球囊无法通过的病变和支架内再狭窄 CTO 病变。然而使用 ADR 技术相关器械费用较高,一定程度上限制了其临床应用。对于经验丰富的术者,推荐采用限制性 ADR 技术,即采用 Stingray 系统在紧邻远端纤维帽处辅助导丝再入闭塞段远端血管真腔。STAR 技术(详见第 5 章)已被证实具有较高再狭窄率和再闭塞率[3,4],仅作为其他技术失败时的最后手段。

三、CrossBoss 导管操作方法

CrossBoss 导管操作步骤如下(图 5-6):

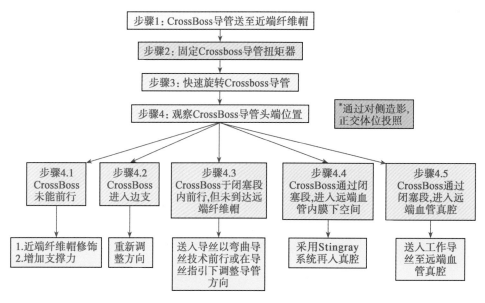

图 5-6   CrossBoss 导管操作步骤

步骤 1   CrossBoss 导管送至 CTO 病变近端纤维帽（图 5-7）

除非 CTO 病变近端纤维帽位于冠状动脉开口或血管近端，通常先沿普通工作导丝将 CrossBoss 导管送至 CTO 病变近端纤维帽处，详见第 4 章。

回撤导丝至 CrossBoss 导管内（但不要完全撤出导丝，防止血液进入 CrossBoss 导管形成血栓）（图 5-7）。

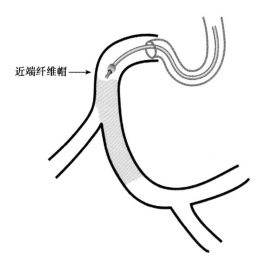

图 5-7   CrossBoss 导管送达 CTO 病变
近端纤维帽

步骤 2   固定 Crossboss 导管扭矩器（图 5-8）

将扭矩器固定在距 Y 型止血阀 2~3cm（约 2~3 横指宽度）位置并旋紧，防止在旋转 CrossBoss 导管过程出现导管大幅度快速前行（旋转时积聚的扭力势能有时会使导管突然快速前行，即 CrossBoss 跳跃）引起血管损伤。

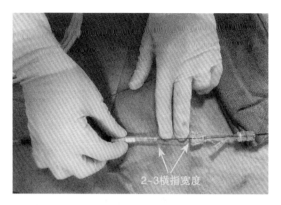

图 5-8　固定 Crossboss 导管扭矩器

步骤 3　快速旋转 Crossboss 导管(图 5-9)

快速旋转扭矩器并轻轻推送 CrossBoss 导管。用左手小指和掌心固定 Y 型连接器,双手食指和拇指旋转扭矩器。顺时针或逆时针旋转均可,尽可能快地旋转。快速旋转可降低阻力、有助于导管前行和通过病变。导管前行过程中,保持扭矩器固定位置靠近(约 2~3 横指宽度)止血阀非常重要,可防止导管大幅度快速前进损伤血管。

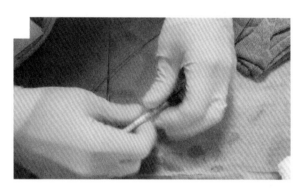

图 5-9　快速旋转 CrossBoss 导管的操作方法

步骤 4　观察 CrossBoss 导管头端位置(图 5-10)

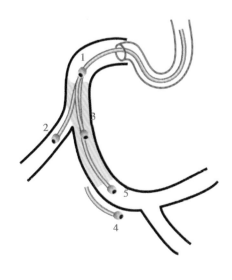

图 5-10　Crossboss 导管位置评估

快速旋转 Crossboss 导管后,采用对侧造影(采用 ADR 技术后不应再行正向造影,避免冠状动脉夹层扩大)、相互垂直体位投照(有助于判断是否进入边支)观察导管头端位置。CrossBoss 导管头端可能的位置及相应对策如下:

1. CrossBoss 导管不能前行(图 5-11)

CrossBoss 导管不能前行通常是因为指引导管支撑力较差或 CTO 病变近端纤维帽钙化、较硬。解决方法包括:

(1)增加指引导管支撑力(如换用支撑力更强的指引导管,边支锚定技术或应用延长导管等,详见第 3 章)

(2)如近端纤维帽钙化、较硬,可采用硬导丝(如 Conquest Pro 12)先穿刺近端纤维帽(导丝前行不应超过 5~10mm,以免引起血管穿孔),待 CrossBoss 进入纤维帽后,立即回撤该导丝,再旋转推送 CrossBoss 导管。也可先采用聚合物护套导丝以弯曲导丝技术推送,之后再采用 CrossBoss 导管通过远端闭塞段。

(3)转换为导丝通过策略。

2. CrossBoss 导管进入边支(图 5-12)

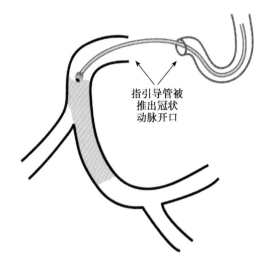

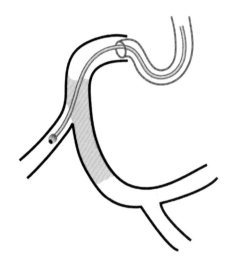

图 5-11　CrossBoss 导管不能前行　　　　图 5-12　CrossBoss 导管进入边支

尽管 CrossBoss 导管头端为钝性结构,穿出血管外的可能性很小,但可进入边支。如未能及时发现,导管继续前行可穿出边支血管,引起较难处理的血管穿孔,导致灾难性后果。

判断方法:通过对侧造影、多体位投照仔细观察 CrossBoss 导管走行可判断导管是否进入边支。心脏搏动时如果 CrossBoss 导管和 CTO 靶血管运动不一致时,提示 CrossBoss 导管可能进入边支血管。

解决方法:回撤 CrossBoss 导管,推荐采用聚合物涂层导丝以弯曲导丝技术跨过边支后,再沿导丝送入 CrossBoss 导管,也可在硬导丝(如 Gaia 3 和 Conquest Pro 12)指引下重新调整导管前进方向。

3. CrossBoss 导管不能到达远端纤维帽(图 5-13)

CrossBoss 导管于闭塞段内前行一段距离,但不能到达远端纤维帽。常见原因包括闭塞节段内存在钙化、闭塞节段走行迂曲或受阻于此前置入的支架等。

解决方法:回撤 CrossBoss 导管,推荐采用聚合物涂层导丝以弯曲导丝技术前行,再沿导丝送入 CrossBoss 导管,也可在硬导丝指引下重新调整导管前进方向。

4. CrossBoss 导管进入远端纤维帽以远的内膜下间隙(图 5-14)

如 CrossBoss 导管通过闭塞段,进入远端纤维帽以远的内膜下间隙,因其外径较小,不会显著扩大内膜下空间,为再入真腔创造良好条件。

应直接使用 Stingray 球囊辅助导丝再入真腔,不宜再尝试操控导丝进入远端血管真腔,因后者可扩大夹层,导致较大内膜下血肿,压迫血管真腔,妨碍后续导丝再入真腔。

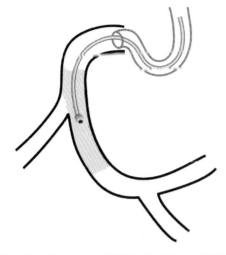
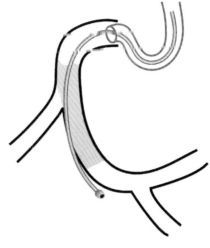

图 5-13　CrossBoss 导管不能到达远端纤维帽

图 5-14　CrossBoss 导管进入远端纤维帽以远的内膜下间隙

- CrossBoss 导管应沿较硬的非超滑导丝(如 Miracle 12)退出,推荐采用球囊捕获技术以防止操作过程中导丝移位和夹层扩大。
- CrossBoss 导管在内膜下前行过程中,推荐断开环柄注射器与指引导管的连接,以免不经意注射对比剂造成内膜下血肿扩大,妨碍后续导丝再入真腔(图 5-15)。

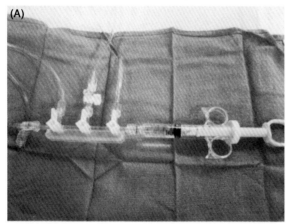
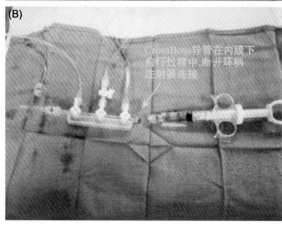

图 5-15　CrossBoss 导管在内膜下前行过程中,断开环柄注射器与三联三通阀连接(A 为连接状态,B 为断开连接),避免不经意注射对比剂导致内膜下夹层扩大

5. CrossBoss 导管进入远端血管真腔(图 5-16)

约三分之一病例中 CrossBoss 导管通过闭塞病变后可直接进入远端血管真腔(图 5-17)。此时可经 CrossBoss 导管送入普通工作导丝至远端血管真腔内,撤出 CrossBoss 导管(推荐采用球囊捕获技术以防止导丝移位),行球囊扩张和支架置入。

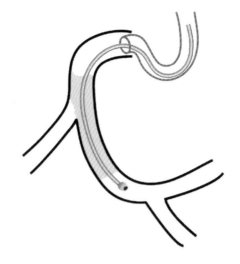

图 5-16　CrossBoss 导管进入远端血管真腔

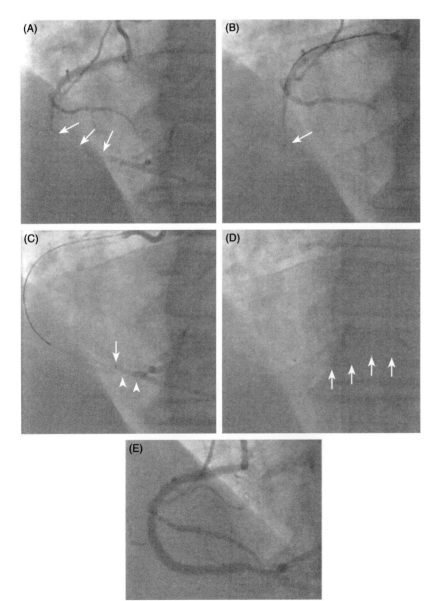

图 5-17　CrossBoss 导管由 CTO 病变近端真腔直接通过病变进入远端血管真腔示例

A. 右冠状动脉 CTO 病变（箭），既往 PCI 失败；B 和 C. CrossBoss 导管头端（箭）；C. CrossBoss 导管直接通过闭塞病变至远端血管真腔（箭头）；D. 导丝很容易送至远端血管真腔（箭）；E. 最终结果

Reproduced with permission from Whitlow PL, Burke MN, Lombardi WL, et al. Use of a novel crossing and re-entry system in coronary chronic total occlusions that have failed standard crossing techniques: results of the FAST-CTOs（Facilitated Antegrade Steering Technique in Chronic Total Occlusions）trial. JACC Cardiovasc Interv 2012；5：393-401.

四、弯曲导丝技术操作方法

弯曲导丝技术操作步骤(图 5-18)

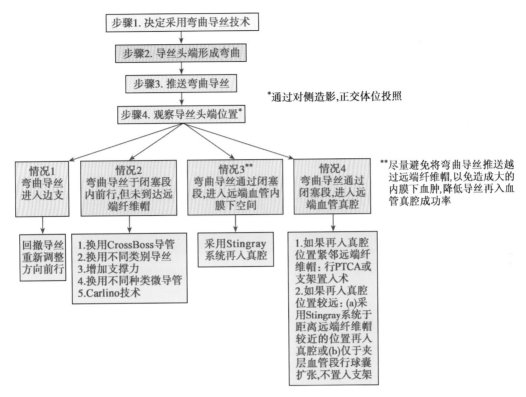

图 5-18　弯曲导丝技术操作步骤

步骤 1　决定采用弯曲导丝技术(图 5-19)

弯曲导丝技术常在正向或逆向导丝走行至内膜下时采用。此时可采用的其他替代策略包括:①调整导丝方向,尝试进入远端血管真腔;②平行导丝技术(第 4 章);③逆向导丝通过技术(第 6 章)。

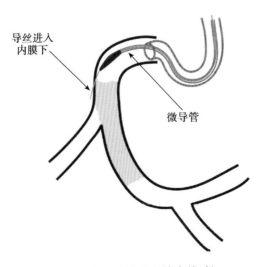

图 5-19　采用弯曲导丝技术的时机

内膜下通过:弯曲导丝技术与 CrossBoss 导管技术比较

内膜下通过可采用弯曲导丝技术和 CrossBoss 导管技术。与弯曲导丝技术相比,CrossBoss 导管技术具有以下优点:

1. 制造的内膜下假腔较小且可控(图5-20),因此后续导丝再入真腔的可控性及成功率更高。

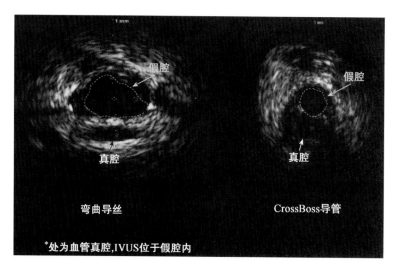

图5-20　弯曲导丝技术和 CrossBoss 导管技术制造的假腔大小比较
Courtesy of Dr. Craig Thompson.

2. CrossBoss 导管相对较硬,易于沿血管长轴方向前进,而使用弯曲导丝技术时导丝常会在血管内膜下螺旋形前进(图5-21),不利于后续器械通过及再入真腔。

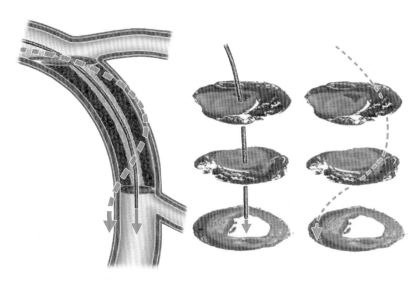

图5-21　正向斑块内寻径和内膜下寻径示意图
正向斑块内寻径(实线)和内膜下寻径(虚线)时导丝走行路线。导丝一旦进入血管内膜下,常会在内膜下螺旋形前进。由于导丝在内膜下前行的阻力较小而穿过斑块的阻力较大,因此导丝很难再进入真腔
Reproduced with permission from Sumitsuji S, Inoue K, Ochiai M, Tsuchikane E, Ikeno F. Fundamental wire technique and current standard strategy of percutaneous intervention for chronic total occlusion with histopathological insights. JACC Cardiovasc Interv 2011;4:941-51,Elsevier.

与 CrossBoss 导管技术相比,弯曲导丝技术的优点在于:

1. 花费较低。

2. 较少进入边支,特别是导丝头端形成较大弯曲时。

3. 适合伴严重钙化或迂曲病变。

在一些病例中,需要同时采用弯曲导丝技术和 CrossBoss 导管技术("Knuckle-Boss"技术),即先采用弯曲导丝技术通过钙化、迂曲病变或跨过边支血管,再送入 CrossBoss 导管通过远端闭塞段。

步骤 2　弯曲导丝技术(图 5-22)

如何制备及操作弯曲导丝

1. 推送微导管进入内膜下。与 Finecross 或 Caravel 微导管相比,推荐选择具有较强支撑力的微导管如 Corsair 或 Turnpike 微导管。

2. 推荐采用 Fielder XT、Fighter 或 Pilot 200 等聚合物护套导丝(较软导丝如 Fielder XT 更易于形成小且紧的环)。

3. 用导引针将导丝头端塑形为"伞柄"状(该步骤并非必需,用力推送导丝通常即可形成弯曲)。

4. 仅向前推送导丝,不宜旋转(避免导丝缠绕或折断)。

5. 推送时要适当用力。

6. 导丝头端环形常在导丝不透射线段和较硬的可透射线段交界部形成(图 5-3)。

7. 操作过程中导丝尽量保持小弯,如弯曲过大需将导丝回撤至微导管后重新送入或尽量前送微导管使其头端靠近导丝弯曲处。

8. 如导丝头端未形成环形弯曲,需撤回后重新送入。

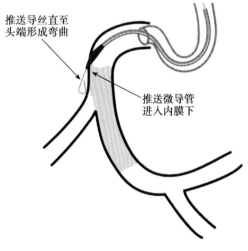

推送导丝直至头端形成弯曲

推送微导管进入内膜下

图 5-22　导丝头端弯曲形成

注意事项:需确认导丝位于内膜下后,方可采用该技术,如怀疑导丝位于血管外,切勿采用该技术以免发生灾难性的血管穿孔。

可能遇到的问题:导丝无法形成弯曲

解决方法:

1. 采用相互垂直体位投照,确认微导管位于血管结构内。

2. 换用不同类型导丝,如锥形头端聚合物护套软导丝(如 Fielder XT 或 Fighter)和聚合物护套硬导丝(如 Pilot 200 或 Gladius)之间互换。

3. 换用其他种类微导管。

4. 调整微导管位置。

5. 先采用 Carlino 技术制造血管夹层以利于后续导丝进入该夹层内。

步骤 3　推送弯曲导丝(图 5-23)

1. 间断用力前送导丝。

2. 确定导丝位于内膜下后,推送微导管使其头端靠近弯曲导丝头端,增加导丝推送力。

可能遇到的问题:导丝无法前行

原因:

1. 存在钙化病变或血管走行迂曲。

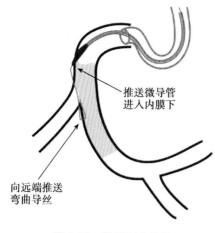

图 5-23　推送弯曲导丝

（图中标注：推送微导管进入内膜下；向远端推送弯曲导丝）

2. 指引导管支撑力不足。

解决方法：

（1）推送微导管使其头端靠近弯曲导丝头端。

（2）使用支撑力强的指引导管，如 RCA CTO 病变使用 AL 1.0 指引导管。

（3）使用延长导管。

（4）边支锚定技术。

（5）使用 CenterCross 或 NovaCross 导管等。

（6）同轴锚定技术（使用 OTW 球囊）。

（7）送入第二根导丝，使其紧邻微导管，然后沿该导丝送入外径与血管管腔直径为 1∶1 的球囊，扩张球囊将微导管锚定于血管壁上。

（8）换用其他导丝：Pilot 200 导丝硬度大，推送性好，但易形成较大弯曲；Fielder XT 导丝较软，易于形成小且紧的弯曲，但推送性不如 Pilot 200 导丝。

步骤 4　判断弯曲导丝头端位置（图 5-24）

行对侧造影（相互垂直投照体位）判断弯曲导丝头端所处位置，并根据弯曲导丝头端所处位置采取相应处理对策：

1. 弯曲导丝进入边支（图 5-25）

因弯曲导丝头端为钝性弯曲，所以推送过程中其穿出血管外的可能性非常小，但可进入边支，如 RCA CTO 病变 PCI 时弯曲导丝可进入锐缘支。

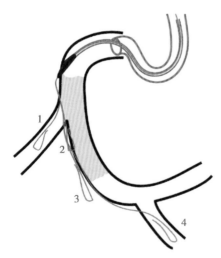

图 5-24　判断弯曲导丝头端位置

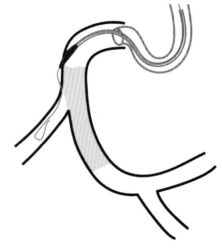

图 5-25　弯曲导丝进入边支

判断方法：通过多体位对侧造影可判断弯曲导丝是否进入边支。心脏搏动时如果弯曲导丝和 CTO 靶血管运动方向不一致，提示弯曲导丝可能进入边支。

解决方法：回撤弯曲导丝并调整方向。采用较硬的聚合物护套导丝（如 Pilot 200 或 Gladius），头端易于形成较大弯曲，可降低导丝进入边支可能性。

2. 弯曲导丝于闭塞段内前进但不能到达远端纤维帽（图 5-26）

有时弯曲导丝于闭塞段内仅能前行一段距离，无法到达远端纤维帽。常见于闭塞段内存在严重钙化、指引导管支撑力不足或其他原因。

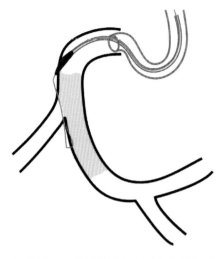

图 5-26　弯曲导丝于闭塞段内前行但不能到达远端纤维帽

判断方法:对侧造影显示弯曲导丝位于闭塞段内,且心脏搏动时导丝和 CTO 靶血管运动方向一致。

解决方法:首先需确认导丝位于血管结构内而不是位于分支或血管结构外,其后可进行以下操作:

(1) 将弯曲导丝交换为 CrossBoss 导管。由于弯曲导丝技术可导致较大内膜下夹层和血肿,增加后续导丝再入真腔难度,可在通过 CTO 病变近段时采用弯曲导丝技术,而在远端闭塞段采用 CrossBoss 导管技术。

(2) 换用硬度大的聚合物护套导丝(如 Pilot 200 或 Gladius)。

(3) 增加指引导管支撑力,如采用边支锚定技术或送入延长导管。

(4) 换用较强支撑力的微导管如 Corsair、Turnpike 或 Turnpike Spiral 微导管等。

(5) 采用 Carlino 技术:于闭塞段内推送微导管至尽可能远的位置,经微导管注射 0.5～1ml 对比剂,发挥斑块修饰作用,利于后续导丝通过。

3. 弯曲导丝通过 CTO 病变进入远端血管真腔内膜下(图 5-27)

弯曲导丝通过 CTO 病变进入远端血管真腔内膜下是弯曲导丝技术的预期结果。首先确认导丝确实位于远端内膜下(心脏跳动时导丝和远端靶血管运动一致),操控导丝再入远端血管真腔。

注意事项:避免推送导丝过远,以免导致边支丢失和置入支架过多。应尽可能在靠近远端纤维帽的位置再入远端血管真腔以缩短夹层长度。

处理方法:可通过以下三种方法实现导丝再入远端血管真腔:(1)采用 Stingray 球囊和导丝;(2)采用基于导丝的再入真腔技术;(3)采用平行导丝技术(详见第 4 章)。

杂交策略术者推荐直接采用 Stingray 系统再入真腔,因为该技术快速高效。基于导丝的再入真腔技术可导致大的内膜下血肿,降低导丝再入远端血管真腔成功率;可尝试平行导丝技术(保留弯曲导丝于原位置,送入另一导丝尝试再入真腔,尽量减少弯曲导丝在内膜下空间的操作)。

4. 弯曲导丝通过 CTO 病变进入远端血管真腔(图 5-28)

对侧造影偶可发现弯曲导丝会进入远端血管真腔(STAR 技术)。STAR 技术导丝再入真腔的位置通常位于闭塞段远端血管分叉处,置入支架后常会导致进入远端血管真腔位点近端的分支丢失,降低 PCI 获益程度,且由于置入支架长度较长,具有较高再狭窄率,因此,该技术仅作为其他技术失败后的

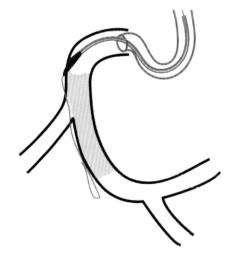

图 5-27　弯曲导丝通过 CTO 病变进入远端内膜下

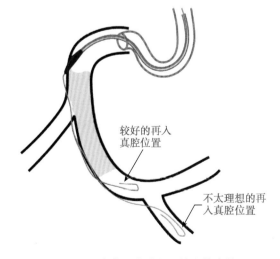

较好的再入真腔位置

不太理想的再入真腔位置

图 5-28　弯曲导丝进入远端血管真腔

选择。

5. 弯曲导丝在较远位置进入血管真腔的处理

如果弯曲导丝在大的分支血管以远位置再入真腔,应避免置入支架,以免开通闭塞血管后导致主要分支血管闭塞。建议采用 Stingray 系统于距远端纤维帽较近位置尝试再入真腔,或仅行球囊扩张而不置入支架(即"内膜下斑块修饰"技术)[12],2~3 个月后再复查冠状动脉造影,通常正向血流会恢复,此时再行支架置入,可避免分支血管丢失。有报道球囊在内膜下扩张后如闭塞血管正向血流恢复,多数情况下该通道能够维持开放[14](图 5-29)。

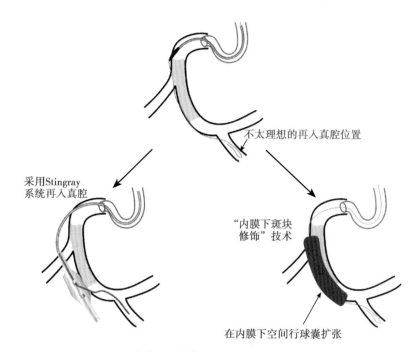

图 5-29　弯曲导丝在较远位置进入血管真腔的处理

五、如何采用 Stingray 系统再入远端血管真腔

导丝经内膜下通过 CTO 病变后,可通过专用再入真腔器械如 Stingray 系统或基于导丝的技术实现再入真腔。采用 Stingray 系统再入真腔具有较高的可重复性和可靠性,是目前推荐的标准再入真腔技术。

步骤 1　Stingray 球囊的准备(图 5-30)

Stingray 球囊准备步骤(图 5-30):

1. 在 Stingray 球囊尾端连接一新的、完全干燥的三通阀(图 5-30A)。

2. 用一全新、完全干燥的 20cc 螺口注射器,负压回吸 2~3 次(图 5-30B)并关闭三通阀(图 5-30C),以保持 Stingray 球囊内负压真空状态。

3. 取下 20cc 注射器,换成 3cc 充满纯对比剂的螺口注射器(图 5-30D)(如无螺口注射器,可连接短延长管后再连接充满纯对比剂的普通注射器)。

4. 用对比剂冲洗三通阀,确保没有气泡(图 5-30E)(必要时可轻轻敲打三通阀便于完全排空气泡)。

5. 打开三通阀使 Stingray 球囊与注射器相通,注射器活塞将前移 2~3mm(图 5-30F 示三通打开前;图 5-30G 示三通打开后)。

6. Stingray 球囊已备好待用(图 5-30H)。

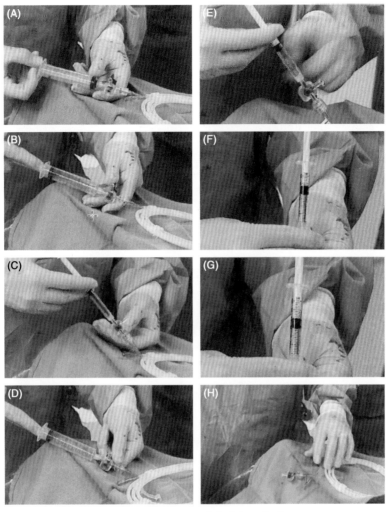

图 5-30　Stingray 球囊准备示意图

步骤 2　送入 Stingray 球囊至再入真腔部位（图 5-31）

使用 CrossBoss 导管或弯曲导丝技术制造夹层后，Stingray 球囊通常很容易送入。在尝试送入 Stingray 球囊时偶尔导丝会不经意直接进入远端血管真腔。

支撑力好的指引导丝如 Miracle 12 导丝有助于 Stingray 球囊输送。推荐采用球囊捕获技术以避免操作过程中导丝移位。采用球囊捕获技术时如使用普通 Stingray 球囊需 8Fr 指引导管，如使用 Stingray LP 球囊可在 7Fr 指引导管内完成。

如 Stingray 球囊送入过程中遇到困难，可采用以下方法：

1. 换用 Stingray LP 球囊，因其外径更小、通过性更好。

2. 先送入小直径（1.25mm 或 1.5mm）球囊扩张内膜下腔隙。

3. 采用延长导管或边支锚定技术增加指引导管支撑力，但采用延长导管时通常无法使用球囊捕获技术（采用 Trapliner 延长导管时可使用球囊捕获技术）。

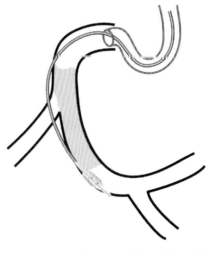

图 5-31　送入 Stingray 球囊至再入真腔部位

步骤 3　导丝再入远端血管真腔

Stingray 球囊被推送至再入真腔区域后,以 2~4atm 扩张球囊。球囊充盈后呈扁平形且其侧面与血管长轴平行,其中一面朝向血管真腔,另一面朝向血管外膜。导丝再入远端血管真腔的方式包括:(1)对侧冠状动脉造影指导下采用硬导丝再入真腔,即"穿刺-推送(stick and drive)"技术;(2)对侧冠状动脉造影指导下先采用硬导丝穿刺,再交换为聚合物护套导丝进入远端血管真腔,即"穿刺-交换(stick and swap)"技术;(3)无须对侧冠状动脉造影指导,直接采用穿刺-交换技术(或双盲穿刺-交换技术),该方法可显著减少对比剂和射线用量,且具有较高成功率[15]。

1. "穿刺-推送"技术

(1) 确认导丝再入远端血管真腔的理想投照角度(图 5-32)

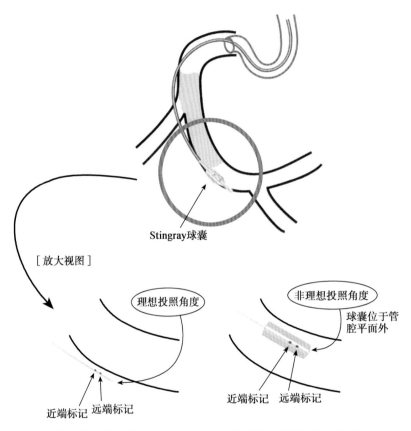

图 5-32　采用 Stingray 系统再入真腔时最佳投照角度的选择

通过对侧造影选择导丝再入真腔的最佳投照角度(图 5-33)。在理想投照角度下,Stingray 球囊应该位于血管腔一侧且其侧面与血管长轴平行(图 5-33B),该角度对于确定导丝由 Stingray 球囊穿出方向及调控导丝穿入远端血管真腔至关重要。

(2) 推送 Stingray 导丝(图 5-34)

透视指引下推送 Stingray 导丝经 Stingray 球囊出口进入远端血管真腔。Stingray 球囊有三个出口:两个方向完全相反的导丝出口和末端端孔。近端导丝出口位于两个不透光标记的近端,另一个导丝出口位于两个不透光标记之间。如果导丝进入其中一个出口背离血管真腔,将导丝回撤调整方向后再送入另一指向血管真腔的出口即可。

除 Stingray 导丝外,Gaia 2、Gaia 3 和 Conquest Pro 等导丝也可用于再入远端血管真腔,其头端塑形形状与 Stingray 导丝头端塑形相似。

（3）确认导丝进入远端血管真腔（图 5-35）

如果 Stingray 导丝在正确的出口穿出，直接推送（不要旋转）导丝穿刺血管内膜进入远端血管真腔，此时常会产生"落空感"。对侧造影有助于判断导丝是否已成功进入远端血管真腔。如果确认导丝已进入血管真腔且远端血管无严重病变、管腔足够大时，可 180° 旋转 Stingray 导丝，然后将其推送至远端血管（"穿刺 推送"技术）。

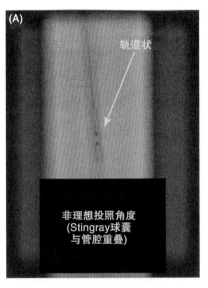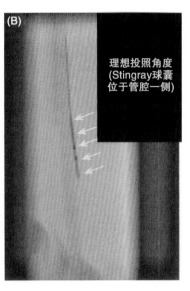

图 5-33　选择最佳投照角度以利于 Stingray 球囊辅助下导丝再入远端血管真腔

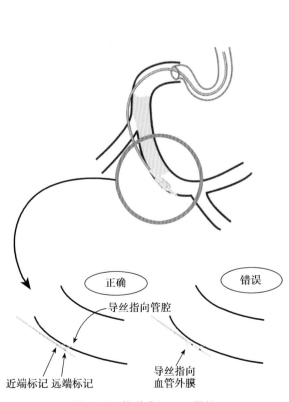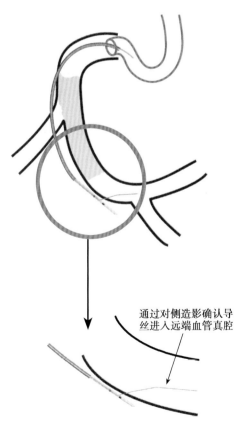

图 5-34　推送 Stingray 导丝　　　图 5-35　确认导丝进入远端血管真腔

如果对侧造影无法确认导丝进入远端血管真腔,可通过血管内超声确认。

（4）撤出 Stingray 球囊并交换为工作导丝

推荐使用球囊捕获技术退出 Stingray 球囊,以降低导丝移位和导丝损伤远端血管风险。采用球囊捕获技术时如使用普通 Stingray 球囊需 8Fr 指引导管,Stingray LP 球囊可在 7Fr 指引导管（或 Trapliner 延长导管）内完成。退出 Stingray 球囊后,再沿已进入远端血管真腔的导丝送入微导管,然后交换为普通工作导丝（普通工作导丝可降低球囊和支架输送过程中导丝引起远端血管穿孔的风险）。

采用 Stingray 系统成功再入远端血管真腔的典型病例如图 5-36 所示。

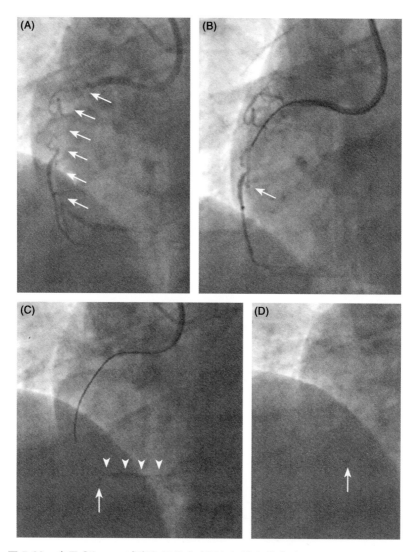

图 5-36　应用 Stingray 球囊和导丝成功再入远端血管真腔
A. RCA CTO 病变（箭）;B 和 C. CrossBoss 导管头端（箭）走行在内膜下（箭头指示血管真腔）;D. 送入 Stingray 球囊（箭）;E. 送入 Stingray 导丝（箭）;F. Stingray 导丝进入远端血管真腔（箭）;G. 预扩张和最后结果

Reproduced with permission from Whitlow PL, Burke MN, Lombardi WL, et al. Use of a novel crossing and re-entry system in coronary chronic total occlusions that have failed standard crossing techniques: results of the FAST-CTOs（Facilitated Antegrade Steering Technique in Chronic Total Occlusions）trial. JACC Cardiovasc Interv 2012;5:393-401.

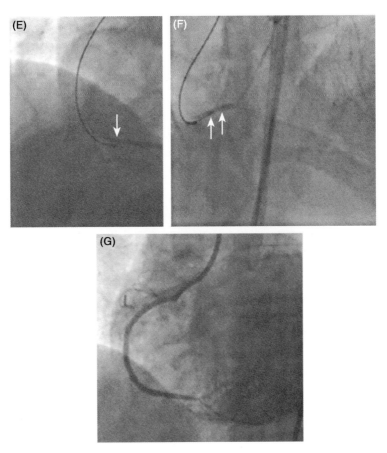

图 5-36（续）

2. "穿刺-交换"技术（图 5-37）

（1）确认导丝再入远端血管真腔的理想投照角度：见"穿刺-推送"技术部分。

（2）推送 Stingray 导丝：见"穿刺-推送"技术部分。

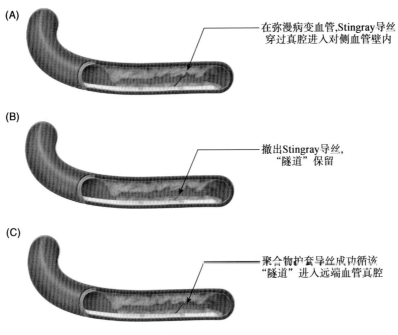

(A) 在弥漫病变血管，Stingray导丝穿过真腔进入对侧血管壁内

(B) 撤出Stingray导丝，"隧道"保留

(C) 聚合物护套导丝成功循该"隧道"进入远端血管真腔

图 5-37 穿刺-交换技术示意图

(3) 交换导丝

推送 Stingray 导丝(有时可采用 Gaia 或 Hornet 导丝)经 Stingray 球囊导丝出口进入远端血管真腔,180°旋转 Stingray 导丝并回撤导丝,以扩大导丝出口与远端血管真腔的通道。撤出 Stingray 导丝,交换为较硬的聚合物护套导丝(如 Pilot 200),推送该导丝经 Stingray 球囊同一出口进入 Stingray 导丝此前制造的"隧道",旋转并推送使之进入远端血管真腔。Pilot 200 导丝头端应塑形成与 Stingray 导丝相似的形状(头端 1mm,弯曲 30°),如头端塑形角度过大,会降低导丝进入 Stingray 球囊出口成功率。

(4) 确认导丝进入远端血管真腔:见"穿刺-推送"技术部分。

(5) 撤出 Stingray 球囊并交换为工作导丝:见"穿刺-推送"技术部分。

3. 双盲"穿刺-交换"技术(图 5-37)

(1) 推送 Stingray 导丝

推送 Stingray 导丝(有时可采用 Gaia 2、Gaia 3 或 Conquest Pro 导丝)分别经 Stingray 球囊的两个导丝出口穿出并前送约 3~5mm,偶尔需适当用力推送,导丝才能前行。

注意事项:个别术者会担心如果导丝由朝向血管外膜的出口穿出,继续推送导丝可能会引起血管穿孔。然而,如果仅导丝穿出血管外膜而没有跟进球囊或微导管,几乎不会引起血管穿孔。

(2) 交换导丝

撤出 Stingray 导丝,交换为聚合物护套硬导丝(如 Pilot 200),推送该导丝以随机顺序分别经 Stingray 球囊的两个侧孔穿出,旋转推送该导丝使导丝沿血管平滑、顺利前行。如导丝推送困难或头端出现弯曲,常提示导丝位于内膜下或外膜。回撤导丝后尝试经同一侧孔或相反方向的侧孔推送导丝。

(3) 确认导丝进入远端血管真腔:见"穿刺-推送"技术部分。

(4) 撤出 Stingray 球囊并交换为工作导丝:见"穿刺-推送"技术部分。

可能出现的问题及对策

1. Stingray 球囊不能被送至再入真腔区域

解决方法:

(1) 扩张内膜下通道:

①小球囊(直径 1.2~1.5mm)或 Threader 微扩张导管扩张内膜下通道。

②推送 Corsair 或 Turnpike 微导管至再入真腔区域后,再交换 Stingray 球囊。

(2) 采用增加指引导管支撑力的技术如球囊锚定技术或应用延长导管等。

2. Stingray 球囊和远端血管真腔辨识不清

解决方法:

(1) 采用双盲"穿刺-交换"技术。

(2) 认真仔细地如前文所述准备 Stingray 球囊。

(3) 多体位投照,选择与 Stingray 球囊侧面相垂直的投照角度是导丝再入真腔的最佳观察角度(图 5-33B)。

(4) 放大影像倍数。

3. Stingray 导丝不能进入存在弥漫病变的远端血管真腔

当 CTO 病变远端血管管腔较小且存在弥漫病变时,Stingray 导丝从内膜下再进入远端血管真腔会非常困难,有时可能会穿过真腔进入对侧血管壁内(图 5-37A)。

解决方法:

(1) 改变再入真腔位置:移动 Stingray 球囊至远端病变负荷较轻、管径较大且走行较平直的血管节段(对于右冠状动脉,常选择远端水平段),称为"雪橇(bobsled)"技术。

(2) 采用"穿刺-交换"技术或双盲"穿刺-交换"技术(图 5-37):

4. 血肿压迫远端血管真腔

预防内膜下血肿出现对于导丝成功再入远端血管真腔至关重要。与弯曲导丝技术相比,CrossBoss

导管可降低内膜下血肿发生风险。如果血肿形成，可尝试通过 Stingray 球囊抽吸血肿。也可同时送入微导管或 OTW 球囊抽吸血肿（该方法更为理想），称之为内膜下经导管回吸（subintimal transcatheter withdrawal，STRAW）技术（图 5-38 和图 5-39）[16]。该技术只能采用 8F 指引导管完成。改良 STRAW 技术通过送入延长导管如 Guideliner 导管至血管内抽吸血肿。送入球囊并扩张阻闭近端血管后再实施 STRAW 技术效果更好[16]。

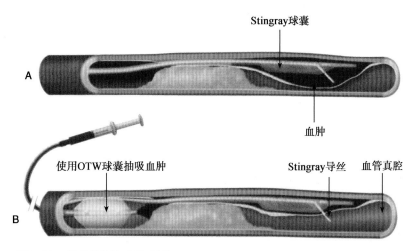

图 5-38　STRAW 技术示意图
A. 内膜下血肿压迫远端血管真腔，阻碍 Stingray 导丝再入真腔；B. 送入 OTW 球囊至内膜下，球囊扩张阻闭近端血管后通过该球囊中心腔抽吸血肿解除压迫，使远端血管真腔复张，利于导丝再入真腔[16]

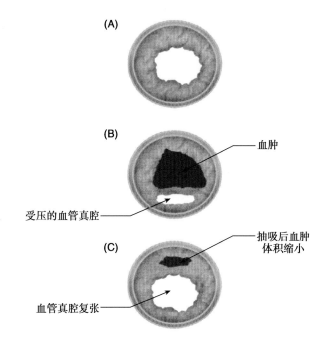

图 5-39　STRAW 技术血管横断面示意图
A. CTO 闭塞段以远的血管横断面；B. 内膜下血肿压迫远端血管真腔；C. 血肿抽吸后远端血管真腔复张，利于导丝成功再入远端血管真腔

　　有时即使在导丝成功再入真腔及支架置入后，内膜下血肿仍可导致远端血管真腔受压，此时可采用切割球囊于血肿压迫部位扩张有助于解除血管压迫，恢复正向血流。

5. 远端血管钙化

　　在严重钙化血管中，Stingray 导丝再入远端血管真腔有很大挑战性，因导丝更易于在内膜下前行而不是穿入远端血管真腔。解决方法包括：

　　（1）采用锥形头端、具有较强穿透力的硬导丝如 Gaia 2、Gaia 3、Conquest Pro 12 或 Hornet 14 导丝

穿刺钙化血管壁。

（2）前送 Stingray 球囊至远端无严重钙化部位尝试再入远端血管真腔。

（3）在 Stingray 导丝或其他锥形头端硬导丝近端再塑第二个弯曲，便于导丝有机会从其他非钙化部位穿入远端血管真腔。

（4）如导丝再入远端血管真腔失败，可采用逆向技术。

6. 远端纤维帽处边支闭塞

当远端纤维帽处存在分支血管，而再入真腔导丝进入其中一分支血管时，置入支架常会导致另一分支血管闭塞。

解决方法：

（1）在分叉近端尝试导丝再入真腔，常需使用穿透力强的硬导丝。

（2）再用硬导丝穿刺进入另一支分支血管，最好采用 Stingray 球囊辅助，也可直接采用硬导丝再入真腔或使用 mini-STAR 技术。有时需采用逆向技术开通另一分支血管（图 5-40）。

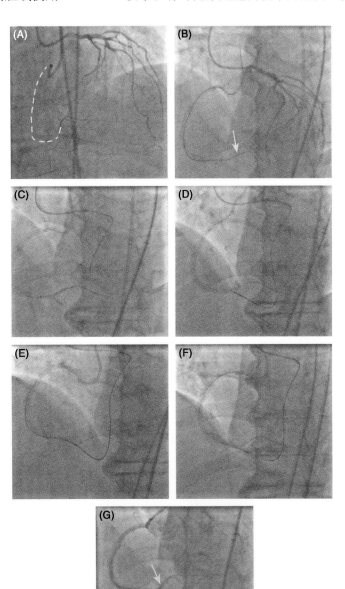

图 5-40　采用逆向技术成功保留 CTO 远端纤维帽处分叉所有分支血管示例

A. 尝试对 RCA 长段 CTO 病变（虚线所示）行 PCI；B. 正向采用 CrossBoss 导管和 Pilot 200 及 Conquest Pro 12 导丝，最终导丝进入后侧支（PLV）（箭）；C. 球囊扩张后 PLV 前向血流恢复，但多次尝试后正向导丝无法进入后降支（PDA），采用逆向途径将导丝经间隔支侧支送入 PDA；D 和 E. 于 PLV 置入支架后，PDA 内逆向 Conquest Pro 12 导丝送至 RCA 远端；F. 导丝体外化后以 mini-crush 术式于 PDA 置入支架；G. 成功开通 PDA 和 PLV，最终造影结果满意（箭）

7. 无法通过 Stingray 球囊推送 Stingray 导丝

原因：

（1）血管走行严重迂曲。

（2）Stingray 球囊杆扭结。

解决方法：

（1）尝试将 Stingray 球囊拉直。

（2）尝试先送入聚合物护套导丝如 Pilot 200 导丝，再交换 Stingray 导丝。

（3）采用其他硬导丝如 Gaia 3 或 Conquest Pro 12。

（4）不要过度用力推送 Stingray 导丝，以免导丝穿破 Stingray 球囊。

（5）如果上述方法失败，需撤出 Stingray 球囊，重新送入导丝制造另一内膜下腔隙。

六、其他再入真腔技术

尽管目前推荐使用 Stingray 系统实现导丝再入远端血管真腔，但如无法获得 Stingray 系统或使用该系统再入真腔失败时，可采用其他再入真腔技术。

（一）STAR 技术

步骤 1：再入真腔导丝（常采用聚合物护套导丝，如 Pilot 50、Pilot 200、Fielder XT 或 Fielder FC）进入病变内膜下并使导丝头端形成环形弯曲。

步骤 2：推送该导丝直至其自动进入远端血管真腔（常在远端血管分叉处）[7]。与限制性导丝再入真腔或 Stingray 系统辅助再入真腔技术相比，该技术操作相对容易。

可能出现的问题及对策

1. 夹层过度延展和边支闭塞。STAR 技术不可用于前降支，因其可能导致间隔支和对角支丢失（而且因需要置入过多支架不利于将来行 CABG）。

2. 无法再入远端血管真腔。STAR 技术导致夹层延展会增大导丝再入真腔难度。

3. 较高再狭窄率和再闭塞率。Colombo 等[2] 报道采用 STAR 技术后靶血管再次血运重建率达52%。对比剂指导的 STAR 技术再狭窄率为 54%[4]。一项意大利注册研究显示，STAR 技术开通闭塞血管后再闭塞率高达 57%[3]。

总之，因易导致边支丢失和具有较高再狭窄率和再闭塞率，STAR 技术仅用于 CTO 病变 PCI 最后的尝试。

（二）Mini-STAR 和 LAST 技术（图 5-41）

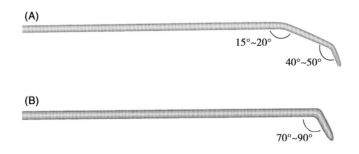

图 5-41　mini-STAR（A）和 LAST（B）技术导丝头端塑形示意图

步骤 1. 沿导丝正向送入微导管至 CTO 病变。

步骤 2. 再入真腔导丝选择：如采用"mini-STAR"技术[7]，常选择 Fielder FC 或 Fielder XT 导丝；如

采用 LAST 技术,常选择 Conquest Pro 12 或 Pilot 200 导丝。

步骤 3. 按下述方法对导丝头端进行塑形以利于其再入真腔(图 5-41):

Mini-STAR:距离导丝头端 1~2mm 做 40°~50°弯曲塑形,距离导丝头端 3~5mm 做 15°~20°第二个弯曲。

LAST:距离导丝头端 2~3mm 做 70°~90°弯曲塑形。

步骤 4. 操控导丝直至再入远端血管真腔,采用双腔微导管和 Venture 导管[17,18]有助于导丝再入真腔。

可能出现的问题及对策

1. 再入真腔失败:可采用 Stingray 系统或逆向 PCI。

2. 内膜下血肿导致远端血管真腔受压:可采用 STRAW 技术(图 5-38 和图 5-39)抽吸血肿。

3. 导丝引起冠状动脉穿孔:单纯由导丝引起的穿孔很少导致心脏压塞,但早期发现穿孔至关重要,避免继续跟进其他器械(如球囊和微导管等),这些器械会使导丝穿出点扩大并可能导致灾难性的血管穿孔。

4. 如导丝在较远位置再入真腔可引起与 STAR 技术类似结果(边支丢失和具有较高再狭窄率和再闭塞率)。

(三) Carlino 技术

技术溯源

Carlino 技术由意大利心血管介入专家 Mauro Carlino 发明,该技术要领是通过微导管或 OTW 球囊注射对比剂制造夹层。早期的 Carlino 技术由于注射对比剂剂量较大,本质上是 STAR 技术的一种改良(制造夹层以达到再入真腔),因此具有较高冠状动脉穿孔(雷暴云样夹层)和再狭窄发生率。目前推荐改良 Carlino 技术,由于对比剂注射剂量较小,从而限制夹层范围并降低相关并发症风险。目前 Carlino 技术主要应用于:(1)导丝无法通过的 CTO 病变(见第 9 章);(2)近端纤维帽辨识不清的 CTO 病变(见第 9 章)。

改良 Carlino 技术步骤详解

步骤 1. 正向送入微导管(或 OTW 球囊)进入 CTO 病变近端纤维帽内。推荐使用微导管,因其标记位于头端。

步骤 2. 撤出导丝,微导管尾端连接小容积注射器。

步骤 3. 透视下轻柔注射少量(0.5~1ml)对比剂至闭塞段内。

步骤 4. 观察对比剂走行,可能出现以下四种情况:

(1) **管状夹层:**提示微导管位于血管结构内。

(2) **雷暴云样夹层:**提示微导管位于小分支内,需回撤微导管后重新调整方向送入。

(3) **"散落式"造影剂染色:**提示微导管位于血管结构内,闭塞段内存在钙化病变和疏松组织。

(4) **夹层与远端血管真腔贯通:**为导丝后续循径进入远端血管真腔创造通路(常选择聚合物护套导丝如 Pilot 200 或复合核芯导丝如 Gaia 2)。

(公永太 译)

参考文献

1. Michael TT, Papayannis AC, Banerjee S, Brilakis ES. Subintimal dissection/reentry strategies in coronary chronic total occlusion interventions. *Circ Cardiovasc Interv* 2012;**5**:729–38.

2. Colombo A, Mikhail GW, Michev I, et al. Treating chronic total occlusions using subintimal tracking and reentry: the STAR technique. *Catheter Cardiovasc Interv* 2005;**64**:407–11. discussion 12.

3. Valenti R, Vergara R, Migliorini A, et al. Predictors of reocclusion after successful drug-eluting

stent-supported percutaneous coronary intervention of chronic total occlusion. *J Am Coll Cardiol* 2013;**61**:545–50.

4. Godino C, Latib A, Economou FI, ct al. Coronary chronic total occlusions: mid-term comparison of clinical outcome following the use of the guided-STAR technique and conventional anterograde approaches. *Catheter Cardiovasc Interv* 2012;**79**:20–7.

5. Whitlow PL, Burke MN, Lombardi WL, et al. Use of a novel crossing and re-entry system in coronary chronic total occlusions that have failed standard crossing techniques: results of the FAST-CTOs (Facilitated Antegrade Steering Technique in Chronic Total Occlusions) trial. *JACC Cardiovasc Interv* 2012;**5**:393–401.

6. Carlino M, Godino C, Latib A, Moses JW, Colombo A. Subintimal tracking and re-entry technique with contrast guidance: a safer approach. *Catheter Cardiovasc Interv* 2008;**72**:790–6.

7. Galassi AR, Tomasello SD, Costanzo L, et al. Mini-STAR as bail-out strategy for percutaneous coronary intervention of chronic total occlusion. *Catheter Cardiovasc Interv* 2012;**79**:30–40.

8. Lombardi WL. Retrograde PCI: what will they think of next? *J Invasive Cardiol* 2009;**21**:543.

9. Werner GS. The BridgePoint devices to facilitate recanalization of chronic total coronary occlusions through controlled subintimal reentry. *Expert Rev Med Dev* 2011;**8**:23–9.

10. Brilakis ES, Badhey N, Banerjee S. "Bilateral knuckle" technique and Stingray re-entry system for retrograde chronic total occlusion intervention. *J Invasive Cardiol* 2011;**23**:E37–9.

11. Christopoulos G, Wyman RM, Alaswad K, et al. Clinical utility of the Japan-Chronic total occlusion score in coronary chronic total occlusion interventions: results from a multicenter registry. *Circ Cardiovasc Interv* 2015;**8**:e002171.

12. Wilson WM, Walsh SJ, Yan AT, et al. Hybrid approach improves success of chronic total occlusion angioplasty. *Heart* 2016;**102**:1486–93.

13. Stetler J, Karatasakis A, Christakopoulos GE, et al. Impact of crossing technique on the incidence of periprocedural myocardial infarction during chronic total occlusion percutaneous coronary intervention. *Catheter Cardiovasc Interv* 2016;**88**:1–6.

14. Visconti G, Focaccio A, Donahue M, Briguori C. Elective versus deferred stenting following subintimal recanalization of coronary chronic total occlusions. *Catheter Cardiovasc Interv* 2015;**85**:382–90.

15. Christopoulos G, Kotsia AP, Brilakis ES. The double-blind stick-and-swap technique for true lumen reentry after subintimal crossing of coronary chronic total occlusions. *J Invasive Cardiol* 2015;**27**:E199–202.

16. Smith EJ, Di Mario C, Spratt JC, et al. Subintimal TRAnscatheter withdrawal (STRAW) of hematomas compressing the distal true lumen: a novel technique to facilitate distal reentry during recanalization of chronic total occlusion (CTO). *J Invasive Cardiol* 2015;**27**:E1–4.

17. Badhey N, Lombardi WL, Thompson CA, Brilakis ES, Banerjee S. Use of the venture wire control catheter for subintimal coronary dissection and reentry in chronic total occlusions. *J Invasive Cardiol* 2010;**22**:445–8.

18. Sumitsuji S, Inoue K, Ochiai M, Tsuchikane E, Ikeno F. Fundamental wire technique and current standard strategy of percutaneous intervention for chronic total occlusion with histopathological insights. *JACC Cardiovasc Interv* 2011;**4**:941–51.

第 6 章

逆向技术

一、发展历史

逆向技术是指导丝通过侧支血管或桥血管从 CTO 病变远端逆向通过闭塞病变的技术[1,2]。Kahn 和 Hartzler[3] 于 1990 年首次报道采用逆向技术经大隐静脉桥血管(saphenous vein graft,SVG)对左前降支 CTO 病变行球囊扩张成形术。Silvestri 等[4] 于 1996 年报道经 SVG 逆向完成左主干 CTO 病变 PCI。2006 年 Surmely 等[5] 首次报道逆向推送导丝通过间隔支侧支,从而开启了采用逆向技术经间隔支侧支[5-10]、心外膜侧支[11] 和动脉桥血管[10] 开通 CTO 病变的新时代。近年来随着 CTO 病变介入治疗专用器械和技术的不断发展[12-20],逆向技术已成为 CTO 病变 PCI 的一种成熟技术。

二、逆向 PCI 的优点

CTO 病变远端纤维帽常具有以下解剖特征:

1. 多呈锥形,与近端纤维帽相比,导丝更容易进入[21]。

2. 由于所承受血流压力较低,常较松软。

3. 解剖结构相对清晰。

因此,导丝经逆向途径通常更易于通过闭塞病变。在 CTO 病变位于冠状动脉开口、近端无残端、近端纤维帽辨识不清、远端纤维帽处存在分支、闭塞段较长且迂曲、既往经正向途径开通失败、正向途径已出现长段夹层且开通失败、闭塞段远端血管存在弥漫病变等情况下,正向途径 PCI 难度很大,更适合行逆向 PCI。当闭塞段走行不明确导致正向导丝通过困难时,逆向导丝有助于指引正向导丝前行方向并确保正向导丝走行于血管结构内。对于合并严重肾功能不全且逆向通道清晰的 CTO 病变,逆向 PCI 可显著减少对比剂用量。

三、逆向 PCI 所需特殊器械

除正向 PCI 所需器械外,逆向 PCI 还需要一些特殊器械如短指引导管、特殊微导管(150~155cm 长)和体外化用的长导丝(如 RG3 和 R350)等,详见第 2 章。

1. 短指引导管和延长导管

标准指引导管杆的长度为 100cm(从尾端插入孔至头端约 106cm)[1],逆向途径如采用标准指引导管,逆向微导管甚至逆向导丝(特别是经心外膜侧支或桥血管时)可能难以送至正向指引导管完成导丝体外化。短指引导管可有效解决该问题。短指引导管(通常为 90cm)已有商业化供应,也可利用鞘管自行制作,制作方法详见第 2 章[22]。另一种方法是采用延长导管深插至 CTO 靶血管内,该方法尤其适用于经心外膜侧支和内乳动脉桥血管行逆向 PCI 的病例。

2. 微导管

多种微导管如 Corsair、Caravel、Turnpike、Turnpike LP、Finecross、Nhancer ProX 和 Micro 14 可用于逆向 PCI。逆向 PCI 时需使用长度为 150cm 或 155cm(Nhancer ProX 和 Micro 14)的微导管。较大外径微

导管如 Corsair 和 Turnpike 微导管兼具辅助导丝通过和扩张侧支血管作用,能够为逆向导丝穿刺进入远端纤维帽提供更强支撑力,但其通过直径细小、迂曲侧支血管时可能会遇到困难。而 Caravel、Turnpike LP、Finecross 和 Micro 14 等微导管外径相对较小,易于通过细小心外膜侧支,但支撑力较弱。

3. 体外化导丝

导丝体外化时应尽可能使用专用的体外化导丝如 RG3 和 R350 导丝,其长度分别为 330cm 和 350cm,直径较普通导丝细,亲水涂层覆盖超过二分之一长度。导丝头端应避免形成弯曲,以便在导丝体外化后沿导丝正向送入器械。如未配备专用体外化导丝,可采用旋磨导丝(Boston Scientific 或 CSI,长度分别为 330cm 和 325cm),但此类导丝易于扭结。也可采用长度为 300cm 的普通导丝完成导丝体外化,但推送普通导丝进行体外化操作时阻力较大,易引起心脏牵拉导致低血压、心动过缓甚至心脏停搏风险。采用旋磨液润滑微导管有助于导丝推送。

4. 用于逆向通过侧支的导丝

推荐采用复合轴心设计的软导丝(如 Sion、Suoh 03 和 Samurai RC)或聚合物护套软导丝如 Fielder FC、Fielder XT-R 和 Sion Black 导丝通过侧支。导丝头端最好塑成短而小(1mm,20°~30°)的弯曲,使其易于在细小迂曲的侧支血管中循径前行。

四、具体操作步骤

步骤一　确定是否采用逆向途径

目标:确定何时采用逆向途径。如采用逆向途径,需维持 ACT>350s。

如何确定?

A. 存在良好侧支循环

并且

B. 术者具备逆向 PCI 技术经验和知识

并且

C1. 正向 PCI 失败

或

C2. 在下述病例中逆向 PCI 可作为初始策略:

1. CTO 病变近端纤维帽辨识不清或无残端。

2. 冠状动脉开口闭塞[23,24]。

3. 闭塞段较长。

4. 闭塞段近端血管严重迂曲或钙化。

5. 闭塞段远端血管存在弥漫病变,管腔细小。

6. 正向指引导管到位困难,如冠状动脉开口解剖变异[23,25]。

7. CTO 病变累及远端主要分支血管。

步骤二　侧支血管选择

目标:选择适于逆向 PCI 的侧支血管。

如何选择?

通常首选间隔支侧支和静脉桥血管,其次为心外膜侧支。由于左侧内乳动脉(left internal mammary artery grafts,LIMA)桥血管发生血管夹层或痉挛风险较高,可导致严重心肌缺血和血流动力学障碍,仅作为逆向途径的最后选择,并推荐预防性应用循环辅助装置。上述侧支血管的优缺点见图 6-1[1]。侧支血管分类及其冠状动脉造影时最佳投照角度详见第 3 章。

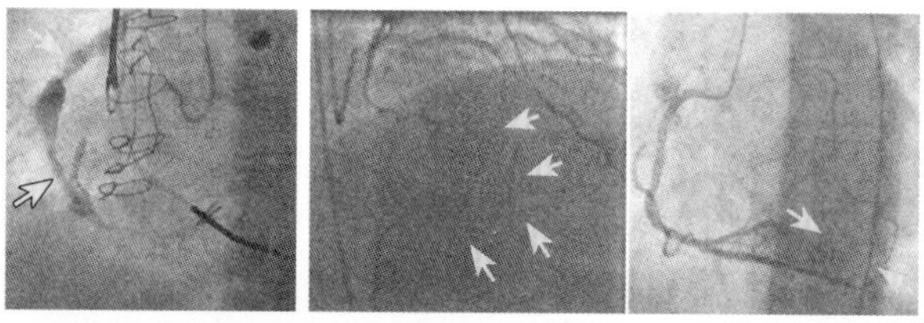

	桥血管	间隔支侧支	心外膜侧支
迂曲程度	+	++	+++
心脏压塞风险	+	+	+++
导丝通过难度	+	++	+++
是否可扩张	是	是	否

图 6-1　逆向 PCI 不同侧支血管优缺点比较

Reproduced with permission from Brilakis ES, Karmpaliotis D, Patel V, Banerjee S. Complications of chronic total occlusion angioplasty. Interv Cardiol Clin 2012; 1: 373-89.

桥血管：管腔通常较大，导丝易于通过（图 6-2），但并不常应用。有报道，有 CABG 史患者行原位血管 CTO 病变 PCI 时，采用桥血管行逆向 PCI 仅占 19%（采用间隔支侧支行逆向 PCI 占 36%，正向 PCI 占 45%）[26]。CABG 术后形成的心外膜瘢痕可降低 CTO 病变 PCI 术中发生冠状动脉穿孔时引起心包积液（但有时会导致后果更为严重的包裹性心包积液[27-30]）和心脏压塞风险[31]。急性闭塞的 SVG 也可用做逆向通道来开通原位血管 CTO 病变[32]。需注意桥血管会将原位血管向吻合口方向拉起，改变原位血管走行。有学者推荐经退行性变 SVG 成功完成原位血管 CTO 病变 PCI 后应用弹簧圈封堵 SVG 以阻断竞争血流，可能有助于降低支架内再狭窄和血栓形成风险，但仍存在争议[26]。

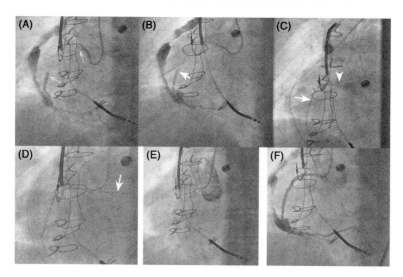

图 6-2　经退行性变合并瘤样扩张的 SVG 逆向开通原位 RCA CTO 病变示例
A. RCA 近段 CTO 病变（箭）；B. 正向途径开通闭塞病变失败（箭）；C. Venture 微导管支持下经 SVG 逆向送入导丝至 RCA 远端（箭），逆向导丝采用弯曲导丝技术（箭头）向近端推送；D. 正向送入直径 3.0mm 球囊于 RCA 近端扩张后，逆向送入 Conquest Pro 12 导丝（箭）至主动脉内（反向 CART 技术）；E. 采用 JR4.0 指引导管抓捕逆向导丝并完成导丝体外化；F. 沿体外化导丝正向送入支架，开通病变
Reproduced with permission from Brilakis ES, Grantham JA, Thompson CA, et al. The retrograde approach to coronary artery chronic total occlusions: a practical approach. Catheter Cardiovasc Interv 2012; 79: 3-19.

经内乳动脉桥血管如 LIMA 行逆向 PCI 时需特别小心,推荐由经验丰富的术者进行操作。经内乳动脉桥血管行逆向 PCI 时,即使没有桥血管损伤,由于导丝或微导管将迂曲的桥血管拉直,也可能引起严重血流动力学障碍。

间隔支侧支(图 6-3 和图 6-4)[6]:优于心外膜侧支。与心外膜侧支相比,间隔支侧支穿孔后引起急性心脏压塞的风险显著降低[33],侧支损伤或穿孔后也不易导致急性心肌梗死、心肌血肿[9]和急性心脏压塞[33]。侧支穿孔处理方法详见第 12 章。此外,间隔支侧支迂曲程度较小,且因常有多个间隔支侧支存在,导丝通过侧支时较少引起心肌缺血。

推荐选择走行较短的间隔支侧支,因其可提供较好支撑力,增加器械到达靶病变成功率。如间隔支侧支进入受体血管的位置过于靠近闭塞段远端纤维帽,将不能为导丝或微导管操控提供足够空间,导致器械进入闭塞病变困难,推荐选择进入受血血管位置距离远端纤维帽较远的侧支。侧支血管呈螺旋形走行或与受血血管成角>90°时,导丝通过将非常困难甚至无法通过[12];而走行平直、管腔较大的侧支血管(Werner 分级 CC1 或 CC2[34],见第 3 章)导丝最易通过。采用导丝冲浪技术经常可成功操控导丝通过不可见的(Werner 分级 CC0 级)间隔支侧支[35]。

通常情况下,由 LAD 推送导丝经间隔支侧支至 RCA 较由 RCA 至 LAD 更容易,因间隔支侧支与 RCA 末段连接处常有较大转角,且走行迂曲(图 6-4B 和 C)[22]。

心外膜侧支(图 6-5):因其走行通常较迂曲[21,22]且发生穿孔时易导致急性心脏压塞,不宜作为 CTO 病变逆向 PCI 的首选侧支[7,36]。对于此前曾行 CABG 患者,心外膜侧支穿孔可引起局部血肿压迫心腔,且无法通过常规心包穿刺术引流(详见第 12 章)。如果心外膜侧支是唯一的侧支血供来源时,PCI 术中阻断侧支血流可引起急性心肌缺血甚至心肌梗死。有时心外膜侧支走行过度迂曲时,导丝通过困难,甚至无法通过。尽管存在上述缺陷,随着逆向 PCI 技术经验积累和器械改进,近年来心外膜侧支(包括同侧心外膜侧支[37,38])使用比率逐渐增加。

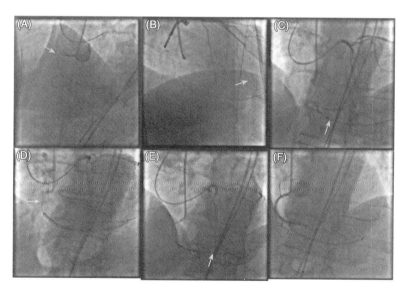

图 6-3 逆向导丝为正向导丝通过提供靶标示例
A. RCA 近端 CTO 病变(箭)正向开通失败;B. 冠状动脉造影显示间隔支侧支(箭);C. Fielder FC 导丝(箭)成功通过侧支;D. Fielder FC 导丝推送至闭塞部位(箭);E. 利用逆向导丝作为标记,正向操控 Conquest Pro 12 导丝通过 CTO 病变(箭);F. 成功置入支架

Reproduced with permission from Brilakis ES, Grantham JA, Thompson CA, et al. The retrograde approach to coronary artery chronic total occlusions: a practical approach. Catheter Cardiovasc Interv 2012;79:3-19.

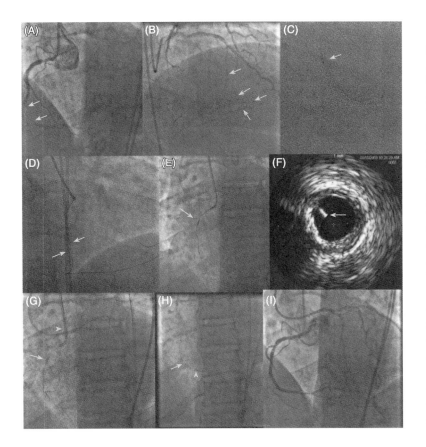

图 6-4　逆向 PCI 导丝体外化示例

A. RCA 中段 CTO 病变（箭），因闭塞部位存在较大分支，正向导丝未能通过病变；B. 造影显示一较粗大、迂曲间隔支侧支（箭）至 RCA；C. Finecross 微导管（箭）超选造影显示清晰的侧支走行；D. 逆向和正向导丝（箭）推送至 RCA 中段内膜下，尝试行对吻导丝技术；E. 行逆向导丝通过技术，采用 IVUS（箭）确认逆向导丝位置；F. IVUS 显示逆向导丝位于近端血管真腔内（箭）；G. 逆向导丝被抓捕至正向指引导管内（箭头），随后逆向送入球囊扩张病变（箭）；H. 逆向导丝体外化后正向送入球囊（箭），此时逆向球囊（箭头）回撤至间隔支内；I. 置入多枚药物洗脱支架后，成功开通病变

Reproduced with permission from Brilakis ES, Grantham JA, Thompson CA, et al. The retrograde approach to coronary artery chronic total occlusions: a practical approach. Catheter Cardiovasc Interv 2012; 79: 3-19.

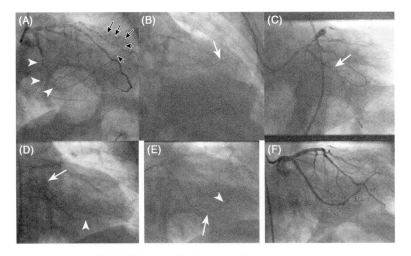

图 6-5　经心外膜侧支逆向开通 CTO 病变示例

A. 冠状动脉造影显示第二钝缘支 CTO 病变（箭头），远端由来自第二对角支的心外膜侧支逆向供血（箭）；B. Finecross 微导管支持下 Fielder FC 导丝（箭）成功通过心外膜侧支；C. 逆向导丝以弯曲导丝技术（箭）在内膜下推送至闭塞段近端；D. CART 技术和反向 CART 技术（逆向导丝采用弯曲导丝技术推送，箭）失败后，正向导丝采用弯曲导丝技术沿与逆向导丝平行方向推送至闭塞段远端内膜下（箭头）；E. 送入 Stingray 球囊（箭），Stingray 导丝在闭塞段远端再入血管真腔（箭头）；F. 置入支架后开通第二钝缘支

Reproduced with permission from Brilakis ES, Badhey N, Banerjee S. "Bilateral knuckle" technique and Stingray re-entry system for retrograde chronic total occlusion intervention. J Invasive Cardiol 2011; 23: E37-9.

同侧侧支：采用同侧侧支时，通常无须行双侧造影[39,40]，如由 LAD 近端至 LAD 远端的间隔支侧支（图 6-6 和图 6-7）、左冠脉-左冠脉的对角支侧支或钝缘支侧支、右冠脉-右冠脉的心外膜同侧侧支等。

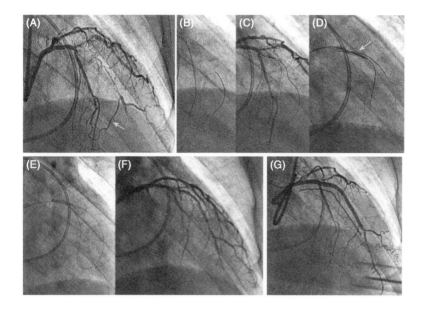

图 6-6 经间隔支-间隔支侧支逆向开通 LAD CTO 病变示例
A. 冠状动脉造影显示 LAD 中段 CTO 病变，闭塞段远端由来自同侧的间隔支侧支逆向供血（箭）；B. Pilot 导丝成功通过间隔支侧支；C 和 D. 采用反向 CART 技术，逆向导丝成功通过闭塞病变进入近端血管真腔；E. 预扩张病变；F. 正向送入导丝通过病变；G. 置入支架，最终结果理想
Modified with permission from Utsunomiya M, Mukohara N, Hirami R, Nakamura S. Percutaneous coronary intervention for chronic total occlusive lesion of a left anterior descending artery using the retrograde approach via a septal-septal channel. Cardiovasc Revasc Med 2010; 11:34-40.

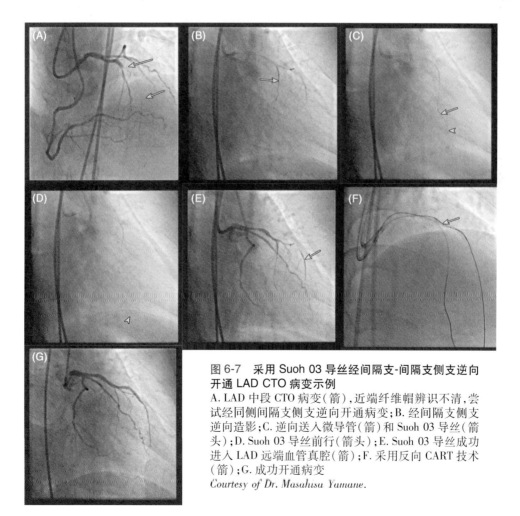

图 6-7 采用 Suoh 03 导丝经间隔支-间隔支侧支逆向开通 LAD CTO 病变示例
A. LAD 中段 CTO 病变（箭），近端纤维帽辨识不清，尝试经同侧间隔支侧支逆向开通病变；B. 经间隔支侧支逆向造影；C. 逆向送入微导管（箭）和 Suoh 03 导丝（箭头）；D. Suoh 03 导丝前行（箭头）；E. Suoh 03 导丝成功进入 LAD 远端血管真腔（箭）；F. 采用反向 CART 技术（箭）；G. 成功开通病变
Courtesy of Dr. Masahisa Yamane.

采用同侧侧支行逆向 PCI 时的一个重大挑战是逆向导丝通常需以较大转角进入闭塞血管近端,可引起导丝扭结和器械推送困难[39],更重要的是易引起侧支血管破裂(同侧侧支发生率明显高于对侧侧支)。

经同侧侧支逆向推送导丝通过 CTO 病变后,送入第二根指引导管有助于顺利完成导丝捕获和体外化。如仅使用一根指引导管,当逆向推送导丝进入该指引导管后,沿导丝送入器械将会非常困难,采用"乒乓"指引导管技术(送入第二根指引导管,两根指引导管交替到达冠状动脉开口)可较容易完成器械输送(图 6-8)。

"不可见的"侧支血管

某些病例中冠状动脉造影显示仅存在心外膜侧支,但阻闭这些侧支后,间隔支侧支也会显现。通过

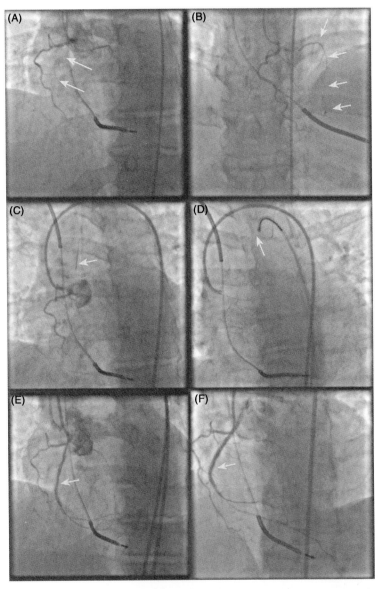

图 6-8　采用"乒乓"指引导管技术经同侧侧支逆向开通 CTO 病变示例
A. 冠状动脉造影显示 RCA 近段支架内闭塞病变(多箭);B. 存在同侧侧支(多箭);C. 逆向导丝通过病变进入主动脉内;D. 采用"乒乓"指引导管技术,送入第二根指引导管成功捕获导丝;E. 和 F. 置入支架

Reproduced with permission from Brilakis ES, Grantham JA, Banerjee S. "Ping-pong" guide catheter technique for retrograde intervention of a chronic total occlusion through an ipsilateral collateral. Catheter Cardiovasc Interv 2011; 78: 395-9.

OTW 球囊或微导管在间隔支内行超选造影可使这些"不可见的"侧支显影。导丝通过"不可见"间隔支侧支的另一种方法称为"导丝冲浪"技术,即在不注射对比剂情况下直接操控导丝试探性通过侧支[35]。该技术增加了导丝通过侧支血管的成功率,但缺点是侧支血管直径太细小时易导致后续微导管无法通过。

偶有常规冠状动脉造影未发现 CTO 病变存在明显侧支循环,此时应考虑是否存在由主动脉直接发出的圆锥支(常规冠状动脉造影易遗漏)作为侧支血管的可能性[42]。

步骤三　导丝进入侧支

目标: 推送导丝和微导管进入靶侧支血管。

如何操作?

1. 采用普通工作导丝,以降低近端血管损伤风险。

2. 导丝尖端常塑形成较大的双弯(图 6-9)。待微导管跟进后,将工作导丝交换为侧支通过导丝(导丝尖端常塑形成较小的弯曲)。

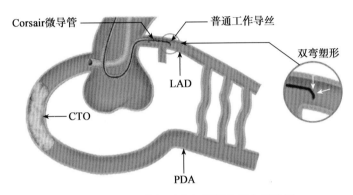

图 6-9　导丝双弯塑形进入间隔支侧支示意图

3. 对于与供血血管呈较大角度的侧支,可考虑使用双腔微导管、Venture 微导管(图 6-10)或头端塑形成角的微导管(如 Supercross 微导管)辅助导丝进入侧支。

注意:采用球囊捕获技术退出 Venture 微导管时,因其外径较大,需使用≥8Fr 的指引导管。

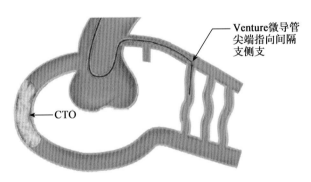

图 6-10　Venture 微导管辅助导丝进入间隔支侧支示意图

可能出现的问题及对策

导丝尝试进入侧支时损伤供血血管(如夹层)可引起灾难性后果,常迅速导致循环崩溃,需立即置入支架。如供血血管近端存在显著病变,应在送入逆向导丝前于近端病变部位置入支架以降低术中血管夹层风险(支架置入前于间隔支内拘禁一根导丝,有助于支架置入后导丝及后续器械穿过支架网眼进入间隔支),还可在供血血管送入一根工作导丝,有助于稳定逆向指引导管,并可将血管拉直,利于逆向导丝通过侧支,也便于在出现并发症(如夹层或血栓)时及时采取后续补救性操作。

步骤四 导丝通过侧支

目标:导丝通过侧支血管。

如何操作?

操作技术因侧支血管不同而异。

4a. 导丝通过间隔支侧支

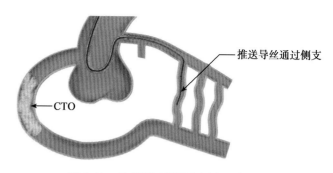

图 6-11 导丝通过间隔支侧支示意图

一旦微导管进入间隔支侧支(图 6-11),应撤出工作导丝,交换为头端较软、操控性好的导丝,通常选用 Sion 导丝。使用导引针将导丝尖端塑形成小的弯曲(1~2mm,30°),以利于导丝在迂曲侧支中循径前行且不易进入分支血管。

可采用"导丝冲浪"[35]和"对比剂指导"的导丝通过技术通过侧支血管。

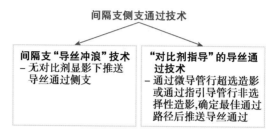

间隔支"导丝冲浪"技术

1. 由 George Sianos 首次提出。

2. 旋转并快速推送导丝(常采用 Sion 导丝)直至其头端出现弯曲或进入闭塞段远端血管真腔,如导丝头端出现弯曲,应回撤调整方向后重新推送。

3. 该技术较为快捷高效。

间隔支"导丝冲浪"技术操作技巧及注意事项

1. 导丝冲浪技术禁用于心外膜侧支(侧支穿孔风险较高)。

2. 如导丝重复进入无法通过的同一路径,应大幅回撤导丝后再推送以选择另一路径。

3. 切勿暴力推送,感觉到阻力时应立即停止推送,否则不仅不能提高导丝通过成功率还会增加侧支损伤风险。

4. 对于近端发出的、走行较平直的间隔支侧支,该技术成功率较高。

5. 间隔支侧支自 LAD 发出后通常先平直向下走行,然后转向心尖部,继而转向 PDA(图 6-12)。因此右前斜+头位是推送导丝由 LAD 进入间隔支侧支的最佳投照角度,操控导丝进入 PDA 时推荐采用右前斜+足位投照角度。

6. 于 LAD 近端发出的间隔支侧支可与 RCA 左室后侧支相连,中远段发出的间隔支通常与 PDA 相连,更为远端发出的间隔支侧支可与右室支相连。

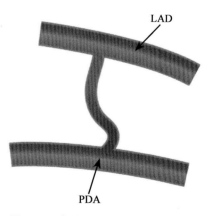

图 6-12 右前斜+足位投照角度显示间隔支侧支走行

"对比剂指导"的间隔支侧支导丝通过技术

1. 用 3ml 注射器抽取未稀释的对比剂。

2. 首先回吸直至血液进入注射器(以避免出现气栓并确保微导管末"顶在"血管壁上)。如回吸无血液回流,应逐渐缓慢回撤微导管直至回吸有血液流出(避免气栓或注射时引起侧支血管损伤)。

3. 轻柔注射对比剂行超选造影。

4. 再次送入导丝前推荐用生理盐水冲洗微导管以减少对比剂粘滞导致的导丝推送困难。

5. 如发现侧支血管与闭塞段远端血管存在连续的侧支,尝试推送导丝通过该侧支。

6. 超选造影确定路径后,不要再移动导管床。

7. 推荐采用右前斜+足位投照角度评估间隔支侧支远段的长度和迂曲程度。如在右前斜位导丝前行受阻,可采用左前斜位投照角度推送导丝。

8. 不同类型间隔支侧支见图6-13。

9. 采用生理盐水冲洗微导管以避免残留对比剂粘滞导丝。

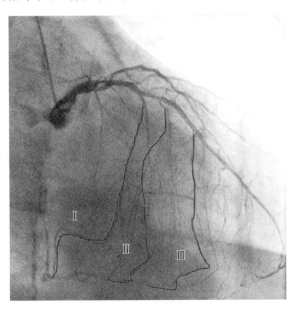

图6-13 间隔支侧支解剖概览
三种常见间隔支走行(Ⅰ)近端间隔支侧支:通常与右冠状动脉后侧支相连,有一段走行于心外膜。(Ⅱ)中间间隔支侧支:通常与 PDA 相连,在进入 PDA 前走行较纤曲。(Ⅲ)远端间隔支侧支:需要注意导丝体外化时会对侧支产生较高的牵张力
Courtesy of Dr. Kambis Mashayekhi.

可能出现的问题及对策

1. 侧支夹层:绝大多数病例可再次尝试经另一间隔支侧支通过导丝。

2. 侧支穿孔:一般仅引起局部心肌染色,预后良好,偶可引起室间隔血肿和/或破入心包导致心脏压塞[43,44]。

3. 导丝嵌顿:预防为主,应避免在导丝逆向通过间隔支侧支时导丝尖端形成较长(>1.5mm)且大角度(>75°)的弯曲[45],避免沿同一方向持续旋转导丝。

4. 微导管头端断裂和嵌顿:微导管头端被卡住时,避免原地连续旋转微导管,而应回撤微导管后再旋转前送微导管。

4b. 导丝通过心外膜侧支

心外膜侧支导丝通过技术要点

1. 使用微导管超选造影以明确侧支血管走行。经微导管推注对比剂前应确保微导管无嵌顿(经注射器回吸直至血液进入注射器),推注对比剂时应轻柔以免损伤侧支。

2. 推荐使用 Sion Black、Suoh 03、Sion 或 Fielder XT-R 导丝。

3. 导丝先行,随后跟进微导管,切勿让微导管走行于导丝前面。

4. 微导管会将迂曲血管"拉直",利于后续导丝推送。

5. 在迂曲段应旋转导丝(不要推送),在心脏舒张期侧支成角变小时导丝相对容易通过(图 6-14)。

6. 一旦导丝到达闭塞段远端血管真腔,应先尽量将导丝前送至 CTO 远端纤维帽处再跟进微导管。

7. 侧支走行严重迂曲时导丝可能无法通过。

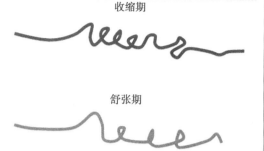

收缩期

舒张期

图 6-14 心动周期中心外膜侧支成角变化示意图

在迂曲心外膜侧支,导丝通过螺旋形节段是成功关键。当导丝头端通过侧支血管弯曲处受阻时,快速轻柔旋转导丝扭控器可使导丝在舒张期血管成角变小时向前滑动

心外膜侧支导丝通过技巧及注意事项

1. 应在超选造影指引下进行(不能采用"导丝冲浪"技术)。
2. 采用相互垂直投照角度确定侧支血管走行。
3. 如侧支血管过于迂曲细小,导丝通过成功率显著降低。

可能出现的问题及对策

1. 侧支供血区域的心肌缺血,尤其是该区域无其他侧支供血时更易发生,可导致心律失常和低血压。

2. 侧支穿孔:可导致心脏压塞。与既往观点不同,目前认为既往行 CABG 患者发生心外膜侧支穿孔后更为危险,可引起包裹性心包积液压迫心腔[28](如左心房[27,29,46]或右心室[30]),且无法经常规心包穿刺术引流。

3. 侧支夹层:绝大多数病例可尝试经另一心外膜侧支通过导丝。

4. 导丝嵌顿:避免导丝尖端形成环状弯曲,以防止发生导丝嵌顿[30]。

4c. 桥血管

通过桥血管行逆向 PCI:操作技巧及注意事项

1. 开放或闭塞的 SVG 和动脉桥均可采用。

2. 存在血管穿孔和远端栓塞风险。

3. 内乳动脉(internal-mammary artery,IMA)桥血管应作为桥血管侧支的最后选择,因该血管内送入器械常导致血管痉挛,使前向血流受限甚至中断[47],一旦 IMA 损伤将导致灾难性后果。导丝通过 IMA 时还可能导致血管夹层,特别是 IMA 迂曲或微导管于 IMA 内旋转前送时。推荐使用 Caravel 微导管,该微导管无须旋转操作即可前送通过桥侧支。如搭至 LAD 的左侧内乳动脉桥是唯一供血桥血管,强烈推荐在导丝通过侧支前预防性应用循环辅助装置。

4. 桥血管逆向导丝通过的主要挑战之一是远端吻合口处血管严重成角。可采用以下技术克服:

    a. 使用亲水涂层导丝和尖端预塑形微导管(如 SuperCross 微导管[48])

    b. 反转导丝技术[49,50]

    c. Venture 微导管[51,52]

5. 原位血管 CTO 开通后,有学者推荐用弹簧圈封堵 SVG(以降低后续远端栓塞风险并减少竞争血流,降低支架内血栓风险),但目前仍有争议。

步骤五　确认逆向导丝在闭塞段远端血管真腔内的位置

目标:确认逆向导丝已通过侧支进入闭塞段远端血管真腔。

如何确认?

通过逆向指引导管造影确认逆向导丝在闭塞段远端血管真腔(图 6-15 和 6-16)。

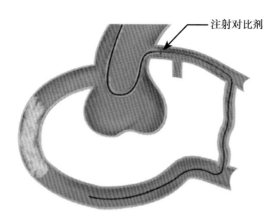

注射对比剂

图 6-15　确定逆向导丝在远端血管真腔位置示意图
推送微导管通过侧支前确定逆向导丝在闭塞段远端血管真腔是必要步骤

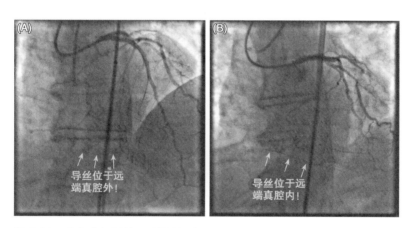

图 6-16　确定逆向导丝远端位置示例
A:逆向导丝位于闭塞段远端血管真腔外,此时不能推送微导管;B:调整方向再次推送后,导丝进入闭塞段远端血管真腔内,此时可沿导丝推送微导管

导丝远端位置确认

1. 在推送微导管通过侧支前必须通过造影(正交体位投照)确认逆向导丝位置(以防止导丝穿出血管外时微导管跟进导致穿孔扩大)(图 6-16)。

2. 导丝可能位置

- 室间隔(导丝尚未完全通过间隔支侧支)。
- 闭塞段远端血管真腔。
- 心室腔(如果导丝出现大幅度前后运动提示导丝进入心室腔),较为常见且绝大多数为良性,不会导致严重后果。
- 心包。
- 少数情况下在某一体位看似是间隔支侧支其实是心外膜侧支,此类侧支具有较高破裂风险,较典型的是从 LAD 远端至 RCA 锐缘支的侧支。相互垂直体位投照有助于清晰显示侧支类型和走行。

3. 只有在导丝进入闭塞段远端血管真腔后才可推送微导管。如导丝不在远端血管真腔,需回撤导丝并重新调整方向。

4. 室间隔心肌染色多数不会导致心脏压塞(但可导致心肌损伤标志物升高)(图 6-17)。

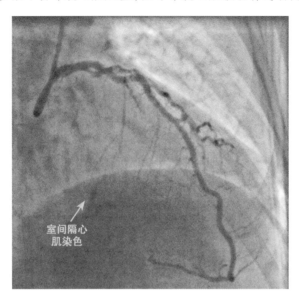

图 6-17　经间隔支侧支逆向通过导丝时出现室间隔心肌染色

步骤六　微导管通过侧支

目标:推送微导管进入闭塞段远端血管真腔。

如何操作?

确定导丝位于闭塞段远端血管真腔后,推送导丝尽可能靠近 CTO 远端纤维帽或深插至另一远端分支内,为逆向微导管推送提供足够支撑力(图 6-18)。

微导管不能通过侧支的处理方法

1. 使用 Corsair 和 Turnpike 微导管时,可双手快速顺时针或逆时针旋转微导管,但同一方向连续旋转不宜超过 10 圈,以免造成微导管头端破损。

2. 增加逆向指引导管支撑力,如增加主动支撑力(推送左侧指引导管或顺时针旋转右侧指引导管)、采用边支锚定技术或延长导管(Guideliner 和 Guidezilla)技术。

3. 换用不同类型微导管(外径较小的微导管如 Caravel、Turnpike LP、Finecross 和 Micro14 较 Corsair 和 Turnpike 更容易通过侧支)。

4. 换用短(135cm)微导管,短微导管扭矩传递性更好。

5. 采用小球囊(直径 1.0～1.5mm)低压力(2～4atm)扩张间隔支侧支,但切勿扩张心外膜侧支。

6. 尝试换用新的微导管(长时间操作会导致微导管通过能力下降)。

7. 如逆向导丝与正向内膜下导丝毗邻,可沿正向导丝送入球囊锚定逆向导丝(图 6-19),可为微导管通过侧支提供足够支撑力。

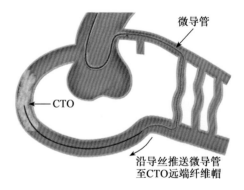

图 6-18　推送微导管进入闭塞段远端血管真腔

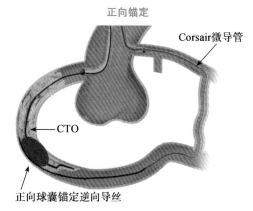

正向锚定

Corsair微导管

CTO

正向球囊锚定逆向导丝

图 6-19　正向球囊扩张锚定逆向导丝

8. 如逆向微导管已接近 CTO 远端血管,可将逆向导丝交换为头端较硬导丝如 Pilot 200 导丝,为微导管通过提供更强支撑力。

如果微导管仍不能通过间隔支侧支,也可进行下述操作:

1. 尝试操控逆向导丝通过 CTO 病变(如闭塞段较短且无明显钙化,该方法较易成功)。

2. 以逆向导丝作为标记,操控正向导丝通过 CTO 病变。

3. 尝试选择另一侧支血管,保留第一根逆向导丝于原位可为后续逆向操作提供支撑力。

可能出现的问题及对策

1. 如用于逆向 PCI 的侧支血管是 CTO 靶血管主要或唯一供血侧支,当导丝和微导管通过时可引起心肌缺血。因间隔支侧支通常有多支侧支血管,因此上述情况常见于心外膜侧支。导丝逆向通过过程中轻度胸部不适症状比较常见。

2. 逆向指引导管脱位,常由于遇有阻力时仍过度用力推送逆向微导管所致。为预防此情况发生,操作过程中应经常注意观察逆向指引导管位置。

3. 供血血管损伤,常发生于逆向指引导管操作幅度过大时。对于 RCA CTO 病变逆向 PCI,推荐分别于 LAD 和 LCX 内放置一根工作导丝,有助于防止逆向指引导管深插至 LAD 内,降低血管夹层风险。

4. 供血血管血栓形成,特别是逆向操作时间较长且供血血管存在明显病变时易发生,为避免此情况发生,应维持术中 ACT>350s。

步骤七　逆向导丝通过 CTO 病变

目标:逆向导丝通过 CTO 病变。

如何操作?

一旦逆向导丝成功通过侧支且逆向微导管到达远端纤维帽处,可通过下述方法操控导丝通过病变[1]:

1. 逆向导丝通过技术:逆向导丝通过 CTO 病变进入闭塞段近端血管真腔。

2. 逆向夹层再入真腔技术(最常采用反向 CART 技术)。

3. 正向导丝通过:采用对吻导丝技术或标记导丝技术,操控正向导丝通过 CTO 病变。

以上技术均要求指引导管具有良好支撑力,增加导管支撑力的方法详见第 3 章[53]。

逆向导丝通过技术

CTO 逆向 PCI 中约 20%~40%病例可成功实施逆向导丝通过技术(图 6-4 和 6-20)[12]。

导丝通过侧支后推送至 CTO 远端纤维帽处,随后沿导丝推送微导管或 OTW 球囊为逆向导丝提供支撑,再推送该导丝或换用另一较硬导丝通过 CTO 病变至闭塞段近端血管真腔内[1]。

逆向送入 OTW 球囊在靶血管扩张行同轴锚定并使用锥形头端、亲水涂层硬导丝可增加导丝逆向通过 CTO 病变成功率。有学者指出使用硬导丝(如 Conquest Pro 12 导丝)时需注意,一旦发生逆向血管穿孔很难处理。正向送入血管内超声导管行 IVUS 检查有助于指导逆向导丝进入近端血管真腔(图 6-4F)[54,55]。

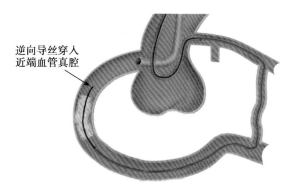

逆向导丝穿入近端血管真腔

图 6-20　逆向导丝穿入近端血管真腔技术示意图

可能出现的问题及对策

1. 对于短 CTO 病变,逆向导丝通过技术是较为高效的方法,但对于长段、迂曲、严重钙化或走行不清的 CTO 病变,应避免尝试操控硬导丝实施逆向导丝通过技术,因其可显著增加血管穿孔风险。

2. 对于 LAD 开口或近开口 CTO 病变,如逆向导丝经内膜下进入左主干,可引起 LCX 或左主干真腔受压闭塞,导致严重后果。为避免出现该并发症,应正向送入延长导管至 LAD 内,再操控逆向导丝进入该延长导管内,实现导丝体外化。

逆向夹层再入真腔技术

正向导丝或逆向导丝或两者均在闭塞段进入内膜下时,可通过以下两种技术实现导丝再入血管真腔(图 6-21)[1,2]:

1. 经逆向导丝送入球囊在内膜下扩张制造假腔,随后操控正向导丝经该假腔到达闭塞病变远端血管真腔,即控制性正向-逆向内膜下寻径技术(controlled antegrade and retrograde tracking and dissection,CART)[5]。

2. 沿正向导丝送入球囊在内膜下扩张制造假腔,随后操控逆向导丝经该假腔到达闭塞病变近端血管真腔,即反向 CART 技术(reverse CART)。

改良的 CART 技术还包括:IVUS 指导的 CART 技术(IVUS-guided CART)[22]、延长导管辅助的 CART 技术、支架反向 CART 技术、汇合球囊技术(confluent balloon technique)(图 6-21)[56] 和"当代"反向 CART 技术(contemporary reverse CART)。

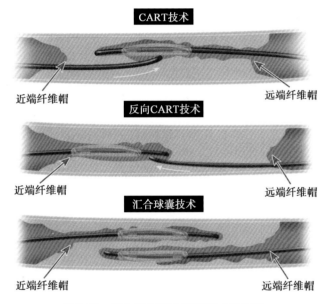

图 6-21　逆向夹层再入真腔技术示意图

1. CART 技术

Katoh 等[5] 于 2006 年首次提出了 CART 技术,是指经逆向导丝送入球囊(常采用直径 2.5~3.0mm、长的 OTW 球囊)在 CTO 病变内膜下扩张,形成扩大的假腔空间,球囊撤压后操控正向导丝穿入逆向球囊及导丝制造的假腔空间和通道内,最终进入闭塞段远端血管真腔(图 6-22)。正向导丝通过 CTO 病变后,沿正向导丝完成球囊扩张和支架置入。

CART 技术需经侧支逆向送入球囊,在某些病例中可能无法实现,且发生侧支损伤及相关并发症的风险较高。既往为使逆向球囊能够通过间隔支侧支到达 CTO 病变,需采用小球囊低压力扩张间隔支侧支,现在应用 Corsair 微导管后无须再扩张间隔支侧支即可能使球囊顺利通过。CART 技术现已基本被反向 CART 技术取代,仅用于逆向器械长度不足以到达正向指引导管内(主要见于走行距离较长的心外膜侧支和心脏明显扩大)的病例。

2. 反向 CART 技术

反向 CART 技术是 CTO 逆向 PCI 中最常使用的技术[20,57]。与 CART 技术不同之处在于反向 CART 技术沿正向导丝送入球囊,在内膜下扩张形成假腔,再操控逆向导丝穿入该假腔,并最终进入闭塞段近端血管真腔(图 6-23)。在血管平直段实施反向 CART 技术较在血管弯曲段更为容易,且更易实现真-假腔贯通。

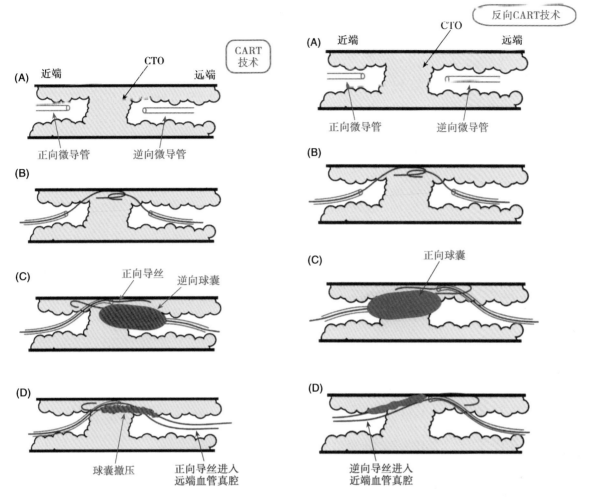

图 6-22　CART 技术示意图
A. 正向送入微导管至 CTO 近端纤维帽,逆向送入微导管至远端纤维帽;B. 正向导丝和逆向导丝进入 CTO 内膜下;C. 沿逆向导丝送入球囊至内膜下扩张,微导管辅助下操控正向导丝前行;D. 球囊撤压,操控正向导丝进入远端血管真腔

图 6-23　反向 CART 技术示意图
A. 正向送入微导管至 CTO 近端纤维帽,逆向送入微导管至远端纤维帽;B. 正向导丝和逆向导丝进入 CTO 内膜下;C. 沿正向导丝送入球囊至内膜下空间扩张;D. 球囊撤压,操控逆向导丝进入近端血管真腔

　　CART 技术和反向 CART 技术失败的常见原因包括:

　　(1) 最常见的原因是用于制造假腔的球囊过小。IVUS 有助于指导选择合适直径的球囊。

　　(2) 正向导丝和逆向导丝位于血管不同解剖层面(如一根导丝位于内膜层或真腔,而另一根导丝位于内膜下层)(图 6-24 和图 6-25),导致不易贯通。此时可在 IVUS 指导下选择足够直径的球囊经正向导丝送入扩张,行反向 CART 技术。有报道采用切割球囊行反向 CART 技术有助于提高成功率,但如正向导丝位于内膜下,有增加血管破裂风险,不宜采用(图 6-26)。

　　逆向导丝通过后,绝大多数病例中需要进行导丝体外化操作(见步骤 8),少数情况下可采用操控正向导丝沿逆向导丝通过病变或沿逆向导丝置入支架等方法。

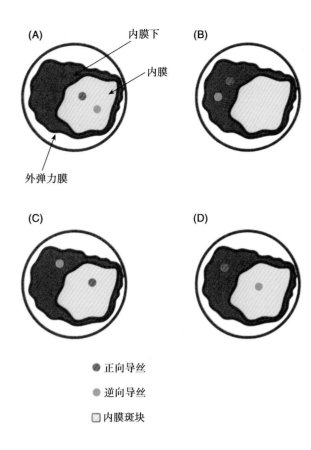

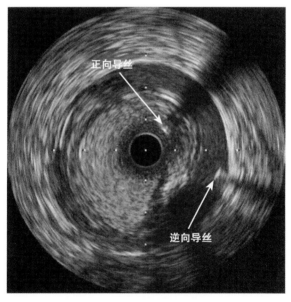

图 6-24　反向 CART 技术中 IVUS 显示的正向导丝和逆向导丝位置示意图

A. 正向导丝和逆向导丝均位于内膜斑块内,是实现正-逆向通道贯通的理想情况,正向送入球囊至 CTO 病变节段内扩张,必要时可使用较硬的逆向导丝穿刺内膜斑块;B. 正向导丝和逆向导丝均位于内膜下,是实现通道贯通的另一理想情况,球囊扩张后很容易实现正-逆向通道的贯通;C. 正向导丝位于内膜斑块内但逆向导丝位于内膜下,该情况较为复杂,实现正-逆向通道贯通的关键是采用适当直径的球囊扩张引起中膜撕裂,如未能成功,可尝试将正向导丝送至远端内膜下,形成正向导丝和逆向导丝均位于内膜下的情况;D. 正向导丝位于内膜下,但逆向导丝位于内膜斑块内,常见于重度钙化病变。该情况最为复杂,因为正向球囊扩张会扩大内膜下空间(增大壁间血肿),正-逆向通道贯通的可能性较低。该情况下可推送逆向导丝进入内膜下(常采用逆向弯曲导丝技术),另一较少采用但可能有效的方法是逆向送入球囊扩张(CART 技术)引起中膜夹层,有助于正向导丝与逆向导丝交汇

图 6-25　反向 CART 技术失败原因示例

IVUS 显示正向导丝位于真腔内但逆向导丝位于假腔内(情况如图 6-24C 所示),该病例采用 "scratch and go" 技术操控正向导丝进入内膜下,成功实现正-逆向通道贯通

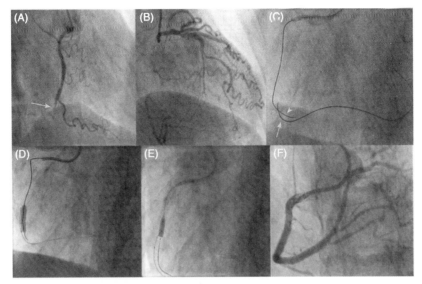

图 6-26　采用切割球囊辅助的反向 CART 技术示例
A. RCA 远段 CTO 病变(箭);B. 间隔支向 PDA 侧支;C. 逆向 Fielder XT 导丝(箭)
进入闭塞段远端血管真腔,正向送入硬导丝于近端斑块内前行(箭头);D. 正向送
入 4.0mm 球囊扩张行反向 CART 技术失败;E. 正向送入 3.5mm 切割球囊于 RCA
中段扩张,反向 CART 技术成功;F. 置入支架后,血管成功再通
*Reproduced with permission from Alshamsi A,Bouhzam N,Boudou N. Cutting balloon in
reverse CART technique for recanalization of chronic coronary total occlusion. J Invasive
Cardiol 2014;26;E115-6.*

3. 改良的反向 CART 技术[1,2]

(1) 延长导管辅助的反向 CART 技术

在延长导管辅助的反向 CART 技术(图 6-27)中,沿正向导丝送入延长导管(Guidezilla 或 GuideLiner)至血管近端,作为逆向导丝前行的靶标,操控逆向导丝进入延长导管内[59]。延长导管管径较大,逆向导丝容易进入。该技术常用于 CTO 病变近端血管存在弥漫病变(或出现夹层)或逆向微导管太短无法到达正向指引导管内等情况。该技术对于 LAD 或 LCX 开口 CTO 病变 PCI 尤其适合,可降低逆向导丝通过病变时引起左主干夹层风险。

(2) IVUS 指导的反向 CART 技术

反向 CART 技术中当制造正向-逆向贯穿通道遇到困难时,可沿正向导丝送入 IVUS 导管检测。所有类型 IVUS 导管均可使用,但推荐首选成像探测器位于导管头端的 IVUS 导管(如 Eagle Eye,Volcano)。IVUS 检查可判断正向-逆向通道是否已贯通,确定正向和逆向导丝的位置,精确测量血管直径以指导选择合适直径的球囊(在不引起血管破裂前提下尽可能制造大的腔隙,便于导丝通过)[13,60]。

如 IVUS 显示正向-逆向通道已贯通,逆向导丝无法通过的常见原因是贯通部位近端血管夹层、球囊撤压后血管弹性回缩或走行迂曲。解决方法是实施延长导管辅助的反向 CART 技术,即正向送入延长导管至紧邻正向-逆向通道贯通处,迎接逆向导丝进入。

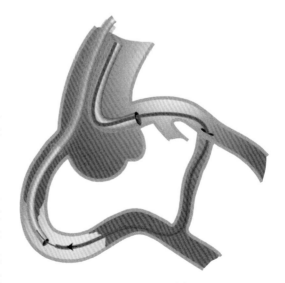

图 6-27　延长导管辅助的反向 CART 技术

如 IVUS 显示正向-逆向通道未实现贯通,且正向导丝和逆向导丝位于同一血管解剖结构内(如均位

于内膜层或内膜下层)或正向导丝位于内膜层而逆向导丝位于内膜下层时,解决方法是基于IVUS测得的血管直径沿正向导丝送入足够直径的球囊扩张,多数情况下能够造成足够程度的撕裂使正向-逆向通道贯通,便于逆向导丝通过。如逆向导丝位于内膜层而正向导丝位于内膜下层,逆向导丝再入近端血管真腔常会比较困难(图6-24),此时即使正向送入较大直径球囊扩张,通常只能将内膜层斑块推向一侧,不能造成足够的撕裂使正向-逆向通道贯通。此时可在IVUS指导下正向送入合适直径的球囊扩张,并逆向送入硬导丝(如Conquest Pro 12导丝)便于穿刺进入正向球囊扩张形成的内膜下空间,或在逆向微导管辅助下送入Pilot 200导丝行弯曲导丝技术,此时逆向导丝常进入内膜下层,易于通过正向球囊在内膜下层扩张产生的假腔进入近端血管真腔。

(3) DRAFT(Deflate,Retract,and Advance into the Fenestration)技术

DRAFT技术(图6-28)中,回撤正向球囊的同时推送逆向弯曲导丝进入正向指引导管内[61]。

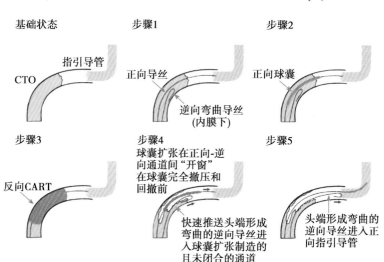

图6-28　DRAFT技术
步骤1:实施反向CART技术时,正向导丝和逆向导丝均位于内膜下;步骤2:沿正向导丝送入球囊;步骤3:正向球囊(球囊直径与血管直径为1:1)扩张在血管内膜下扩大假腔;步骤4:球囊撤压后回撤,同时快速推送头端形成弯曲的逆向导丝,使其进入近端血管真腔。步骤5:逆向导丝进入正向指引导管内
Courtesy of Dr. Mauro Carlino.

(4) 支架反向CART技术

即首先于近端血管真腔至闭塞段内膜下置入支架,以利于逆向导丝进入近端支架内(图6-29)。该技术可解决近端血管病变或夹层问题并为逆向导丝前行提供较大空间,但存在局限性:首先,如在正向-逆向通道未贯通前置入支架,逆向导丝可能无法穿刺进入支架内;其次,如逆向导丝穿过支架侧面网眼而非远端支架中心腔,逆向微导管可能无法跟进,如逆向微导管强行进入支架内,将可能损坏支架,妨碍后续正向器械送入;第三,置入的支架将影响反向CART技术实施,一旦闭塞病变开通失败,支架内血栓形成将会导致支架覆盖的边支闭塞。如果已完成支架置入且已推送逆向导丝通过支架,应沿正向导丝送入超声导管行IVUS检查,确保逆向导丝是经支架中心腔通过。因具有上述潜在风险,支架反向CART技术现已被延长导管辅助的反向CART技术取代。

(5) 汇合球囊技术

正向球囊和逆向球囊在内膜下行对吻扩张,使正向-逆向通道贯通,再推送导丝经该通道通过CTO病变(图6-30)。

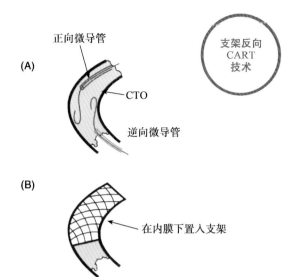

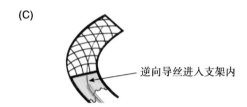

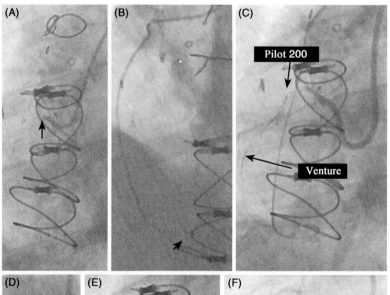

图 6-29 支架反向 CART 技术
A. 正向导丝和逆向导丝均位于内膜下；B 于近端血管真腔至内膜下置入支架；C 逆向导丝进入近端支架内

图 6-30 汇合球囊技术示例
A. RCA 近段 CTO 病变（箭）；B. 搭至 PDA 的大隐静脉桥血管弥漫病变且吻合口存在病变（箭）；C. Venture 微导管辅助下送入 Pilot 200 导丝，以弯曲导丝技术经内膜下通过病变（箭）；D. 正向送入 CrossBoss 导管通过病变（箭）；E. 同时沿正向和逆向导丝送入 2.5mm 球囊行对吻扩张（箭，汇合球囊技术）；F. 逆向导丝成功通过病变进入正向指引导管内，之后置入支架，结果理想

Reproduced with permission from Michael TT, Papayannis AC, Banerjee S, Brilakis ES. Subintimal dissection/reentry strategies in coronary chronic total occlusion interventions. Circ Cardiovasc Interv 2012;5:729-38.

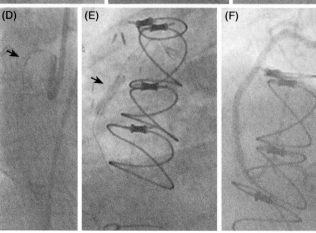

（6）当代反向 CART（Contemporary Reverse CART）技术

为反向 CART 技术的一种。与标准反向 CART 相比，当代反向 CART 技术关键在于，避免反复尝试逆向导丝通过或对吻导丝技术，以免形成较大假腔和血肿。推荐尽早正向送入较小外径（通常为 2.0~2.5mm）球囊扩张，以正向球囊为靶标，操控逆向导丝（通常选用复合核芯设计、具有良好操控性的 Gaia系列导丝）向球囊方向穿刺，进入正向球囊扩张形成的假腔，实现较小直径正向球囊扩张即可完成逆向导丝高效通过的目标。

（7）正向球囊穿刺

Wu 等[55]提出的一种改良反向 CART 技术，该技术中正向球囊扩张充盈后不撤压，操控逆向导丝向正向球囊穿刺并刺破球囊，然后回撤球囊同时推送逆向导丝通过闭塞病变[55]。

一旦采用反向 CART 技术后，切勿经正向指引导管推注对比剂，以免引起夹层扩大及血肿向远端延展。为防止不经意的对比剂注射，建议断开环柄注射器与三联三通连接。

可能出现的问题及对策

1. 与所有夹层策略（正向和逆向）一样，夹层区域内的边支可能会闭塞，其后果取决于该分支支配心肌区域的大小（见第12章）。

2. 如果球囊直径过大（尽管通常情况下所选球囊直径都偏小）可导致血管穿孔，IVUS 可帮助选择最合适直径的球囊。

正向导丝通过

标记导丝（Just marker）**技术**：推送逆向导丝至远端纤维帽处作为远端血管真腔的标记和正向导丝前行的靶标（图 6-31）[53]，指引操控正向导丝通过 CTO病变至远端血管真腔。该方法无须注射对比剂即可持续显示远端血管真腔位置。

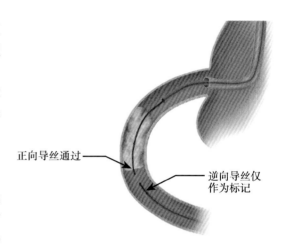

正向导丝通过

逆向导丝仅作为标记

图 6-31 标记导丝技术示意图

对吻导丝（Kissing wire）**技术**：分别以逆向和正向导丝为靶标，操控正向和逆向导丝通过，直至两导丝头端交会，然后操控正向导丝沿逆向导丝制造的通道进入远端血管真腔内（图 6-32）[4,53]。

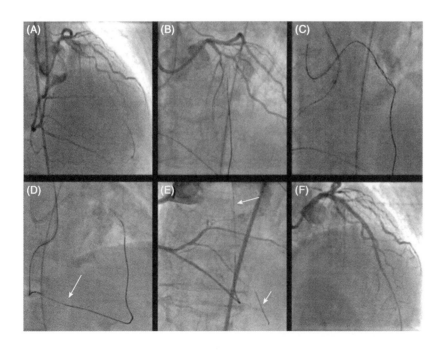

图 6-32 A. LAD 长段 CTO 病变，RCA 向 LAD 提供侧支，Corsair 微导管辅助下逆向送入 Sion black 导丝经 RCA 后降支通过间隔支侧支；B. 正向送入 Sion blue 导丝进入位于 CTO 病变近端纤维帽处的第二间隔支；C. 采用对吻导丝技术，正向送入 Gaia 2 导丝，逆向送入 Ultimate Bros 3 导丝；D. 在正向 Finecross 微导管辅助下正向 Gaia 2 导丝进入逆向 Corsair 微导管内（箭）；E. 正向送入 Crusade 双腔微导管（Kaneka，Tokyo，Japan）至 LAD 中段，在该微导管辅助下送入另一 Sion black 导丝至 LAD 远端（箭）；F. 支架置入后最终结果理想
Courtesy of Dr. Kambis Mashayekhi.

步骤八　导丝体外化

目标：使逆向导丝经正向指引导管穿出体外，建立正向输送球囊和支架的轨道，然后再安全地撤出体外化的导丝。该步骤适用于导丝逆向通过 CTO 病变（逆向导丝通过技术和反向 CART 技术）的病例。如导丝正向通过 CTO 病变则无须进行该操作。

如何操作？

根据逆向导丝是否进入正向指引导管内，可采取两种逆向导丝体外化方法：①逆向导丝送入正向指引导管；②导丝抓捕技术。

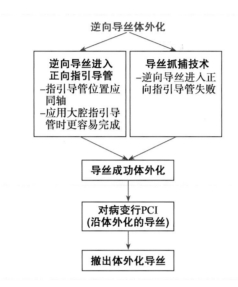

逆向导丝进入正向指引导管操作较为简单。延长导管技术（沿正向指引导管送入 Guidezilla 或 Guideliner）有助于完成该操作，但该方法并非总能取得成功，特别是在下列情况下：①主动脉-冠状动脉开口 CTO 病变；②血管管腔较大；③正向指引导管与冠状动脉开口不同轴。

方法一：逆向导丝进入正向指引导管

逆向导丝进入正向指引导管是最为简单的导丝体外化方法，应尽可能作为首选方法（图 6-33 和图 6-34）。当逆向导丝进入正向指引导管后可按照下述步骤完成导丝体外化（图 6-35 和图 6-36）。

1. 逆向导丝通过闭塞病变进入正向指引导管后，正向送入球囊于指引导管内扩张以捕获该导丝，推送逆向微导管至正向指引导管内（图 6-35A）。

2. 球囊撤压后撤出逆向导丝，保留逆向微导管于正向指引导管内（图 6-35B）。

3. 将体外化导丝（RG3 或 R350）送入逆向微导管内并推送（图 6-35C）。

4. 断开与正向指引导管连接的 Y 阀，用一根手指覆盖正向指引导管尾端直至逆向导丝触碰到手指（图 6-35D）。

5. 采用止血钳夹闭正向指引导管以减少出血，将导丝导引针穿入正向 Y 阀，并将逆向导丝穿入导引针中（图 6-35E）。

6. 将 Y 阀与正向指引导管连接，不要推注对比剂，以免引起血管夹层（图 6-35F）。

7. 继续推送逆向导丝直至经 Y 阀穿出体外的长度达 20~30cm。

8. 如体外化的导丝头端损坏，可将头端剪掉以方便送入球囊、支架或其他器械，需注意该操作可能导致导丝核芯松解。

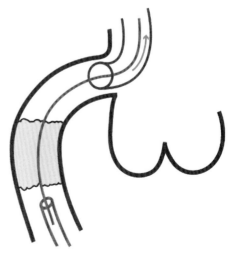

图 6-33　推送逆向导丝进入正向指引导管示意图

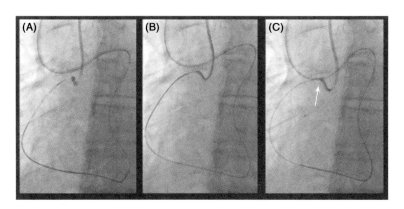

图 6-34 导丝体外化示例

A. 向 RCA CTO 病变近端纤维帽方向推送逆向微导管；B. 逆向导丝进入正向指引导管内；C. 推送逆向微导管进入正向指引导管内（箭）。撤出逆向导丝后，逆向送入体外化导丝经逆向微导管-正向指引导管通路完成导丝体外化

Courtesy of Dr. Kambis Mashayekhi.

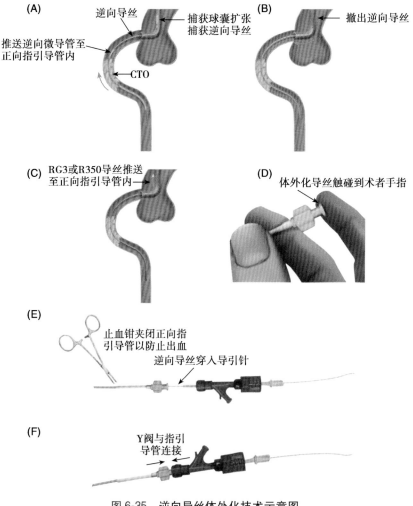

图 6-35 逆向导丝体外化技术示意图

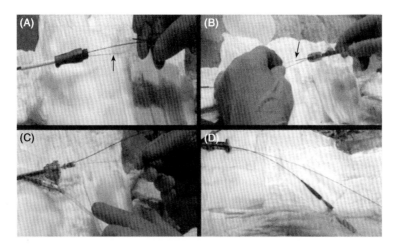

图 6-36　导丝体外化过程示例（体外部分）
A. 经同侧侧支单根指引导管行导丝体外化，RG3 导丝经 6Fr 正向指引导管穿出（箭）；B. 将导引针穿入正向 Y 阀，将体外化导丝穿入导引针（箭）内；C. 将 Y 阀与正向指引导管连接，成功完成导丝体外化；D. 为避免体外化导丝逆向侧的尾端被拉入逆向微导管内，将导丝扭控器固定于尾端
Courtesy of Dr. Kambis Mashayekhi.

9. 为避免 PCI 过程中体外化导丝尾端被误拉入逆向微导管内，推荐将导丝扭控器固定于导丝尾端（图 6-36D）。

方法二：导丝抓捕技术

如果逆向导丝进入正向指引导管失败，可实施导丝抓捕技术（见第 2 章）。如逆向微导管已成功穿过闭塞病变至主动脉内，可经微导管送入体外化专用导丝（R350 或 RG3），并抓捕该导丝。如微导管未能通过 CTO 病变至主动脉内，可抓捕已通过 CTO 病变的逆向导丝，再推送逆向微导管至主动脉内，交换为体外化长导丝。切勿将短导丝（180～190cm）与延长导丝连接后进行体外化操作，因其存在连接处断开风险，可导致侧支和血管损伤或导丝脱落于体内。

1. 导丝抓捕准备工作（见第 2 章）。

在现有的抓捕器中，27～45mm 或 18～30mm En snare 具有三个环，可提高抓捕成功率，优于 Microvena Amplatz Goose Neck、Microsnares 和 Micro Elite 等单环抓捕器。因 JR4.0 指引导管不易引起 RCA 开口损伤，RCA 病变行逆向导丝抓捕时推荐采用 JR4.0 指引导管而不是 Amplatz 指引导管。

2. 将抓捕器从正向指引导管内推出并打开（图 6-37A）。

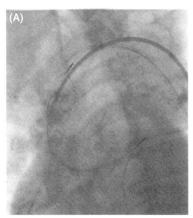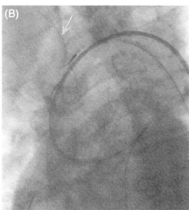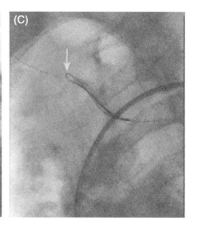

图 6-37　逆向导丝抓捕技术示意图
A. 经指引导管送入一个三环抓捕器至降主动脉；B. 推送逆向导丝（箭）穿过抓捕器；C. 回撤抓捕器捕获逆向导丝

3. 推送逆向导丝穿过抓捕器(图 6-37B)。抓捕器固定住导丝前端不透光部分,然后小心将逆向导丝拉入正向指引导管内。如微导管已成功穿过闭塞病变至主动脉内,推荐经微导管交换为体外化专用导丝(RG3 或 R350)并抓捕该导丝至体外化。如微导管无法通过 CTO 病变至主动脉内,可抓捕长度300cm 的 CTO 病变逆向通过导丝,但抓捕此类导丝应格外小心,避免导丝头端断裂或松散,理想的导丝抓捕位置是紧邻导丝不透光区的部分。

4. 回拉已经捕获逆向导丝的抓捕器(图 6-37C,箭所示)。

可能出现的问题及对策

(1) 抓捕逆向导丝远端柔软头端部分可能导致导丝断裂[63,64],抓捕体外化导丝如 RG3 和 R350 时上述情况少见。

(2) 回撤抓捕器过程中逆向导丝可能会滑脱,因此该操作需要在持续透视下进行。

5. 沿逆向微导管推送逆向导丝(同时轻柔牵拉抓捕器)直至其从正向指引导管 Y阀内穿出(图 6-38)。如导丝头端变形,可剪掉导丝头端以利于沿导丝送入器械。为避免体外化导丝尾端被拉入逆向微导管内,应将导丝扭控器固定于导丝尾端。

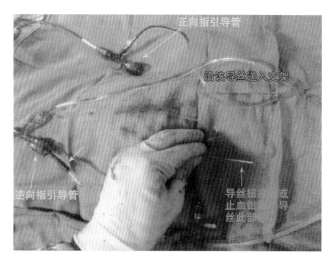

图 6-38　沿体外化导丝送入球囊和支架示例图

无法获得商用抓捕器时该怎么办?

如无法获得商用抓捕器,可自制抓捕器(KAM 抓捕器,图 6-39)[65]。

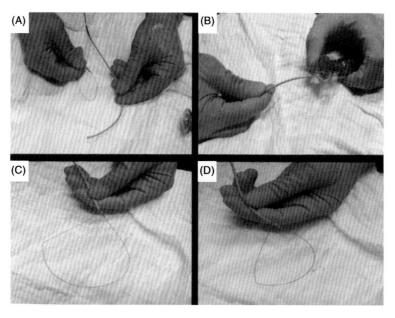

图 6-39　如何制作 KAM 抓捕器

A.KAM 抓捕器由普通快速交换球囊和一根导丝制成,该导丝远端被塑成环形;B.将塑形成环形的导丝及导丝上的球囊经近端穿入口送入延长导管内,球囊扩张锚定反折导丝的头端,将延长导管经 Y 阀送入指引导管;C 和D.通过推送或回撤导丝可使 KAM 抓捕器直径变大或缩小

Courtesy of Dr. Kambis Mashayekhi.

6. 准备球囊扩张和支架置入

（1）将微导管回撤至 CTO 病变远端血管内,但应保持微导管覆盖侧支血管以防止后续操作过程中损伤侧支血管。

（2）用导丝扭矩器或止血钳夹住体外化导丝的近端末端,防止导丝完全进入逆向微导管内(图 6-38)。

7. 导丝体外化的替代方案

在一些病例中,导丝体外化可能无法实现,如:

（1）逆向导丝无法进入正向指引导管内,通常是由于血管迂曲、钙化导致逆向微导管前送困难,无法为逆向导丝提供足够支撑力。

（2）逆向器械引起心肌缺血,需要撤出。

导丝体外化的替代方案包括正向导丝通过和逆向送入支架。

正向导丝通过

既往逆向导丝通过闭塞病变后,常沿逆向导丝送入球囊于 CTO 病变部位扩张,之后操控正向导丝经球囊扩张形成的孔道通过病变并完成 PCI。为保障逆向器械沿逆向导丝顺利通过,需将逆向导丝推送至主动脉内尽可能远的位置,最好将逆向导丝推送至正向指引导管内并正向送入球囊在指引导管内扩张"捕获"该导丝。也可采用双球囊锚定技术,即正向送入球囊于正向指引导管内锚定逆向导丝,并经逆向指引导管送入另一球囊至供血血管小分支内扩张锚定增加逆向指引导管支撑力[66]。

在逆向导丝通过闭塞病变后,可采用以下方法将正向导丝送至闭塞段远端血管真腔:

1. 正向导丝穿入逆向微导管技术:推送逆向微导管至正向指引导管内,退出逆向导丝,正向送入导丝穿入逆向微导管内通过病变,再回撤逆向微导管,将正向导丝调整至闭塞段远端血管真腔[67]。

2. 微导管对吻技术:推送逆向微导管至正向指引导管内,再正向送入另外一根微导管,与逆向微导管在正向指引导管内行头对头对吻[54,68],或正向、逆向微导管在 CTO 病变节段内行头对头对吻[54,68,69],再沿正向微导管送入导丝至逆向微导管内通过病变至远端血管真腔。

3. 正向微导管穿逆向导丝技术(Tip-in technique,图 6-40~图 6-42)[70]:逆向导丝通过病变后,沿逆

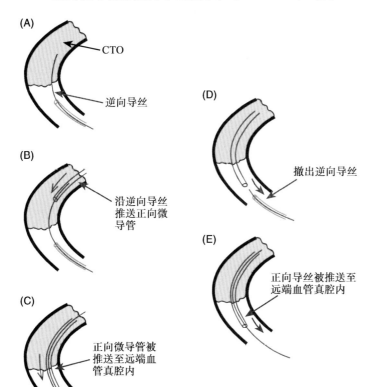

图 6-40　正向微导管穿逆向导丝技术示意图
A. 逆向导丝通过 CTO 病变;B. 推送正向微导管穿过逆向导丝;C. 沿逆向导丝推送正向微导管至远端血管真腔;D. 回撤逆向导丝;E. 经正向微导管送入另一导丝至远端血管真腔

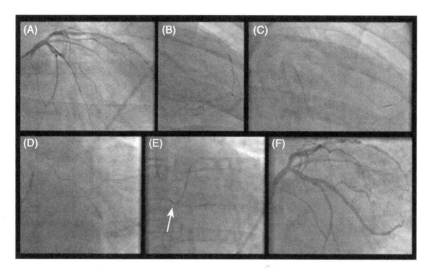

图 6-41　正向微导管穿逆向导丝技术示例

A. LCX 近端 CTO 病变,正向导丝升级及平行导丝技术失败;B. 送入微导管至 LAD 对角支内,经微导管行超选造影显示该对角支与 LCX 远端存在心外膜侧支;C. 逆向送入 Sion 导丝通过心外膜侧支,因侧支血管纤细,逆向微导管无法跟进;D. 逆向导丝换为 Gaia 1 导丝,以正向 Sion 导丝为标记,调控逆向导丝走行方向(对吻导丝技术);E. 逆向 Gaia 1 导丝成功通过闭塞病变并穿入位于正向指引导管内的正向微导管(箭);F. 置入四枚药物洗脱支架(Xience Pro 3.5×8mm,3.0×23mm,2.5×18mm,2.5×12mm)后的最终造影结果
Courtesy of Dr. Kambis Mashayekhi.

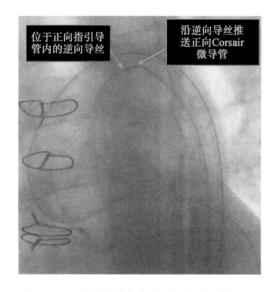

图 6-42　正向微导管穿逆向导丝技术示意图
Courtesy of Dr. Michael Luna.

向导丝送入正向微导管至闭塞段远端血管真腔,然后撤出逆向导丝,经微导管正向送入导丝,再沿该导丝送入球囊和支架,完成球囊扩张和支架置入。

4. 逆向导丝捕获技术:正向送入抓捕器捕获逆向导丝后,回撤逆向导丝牵拉正向抓捕器通过闭塞病变至远端血管真腔[63]。

5. 导丝体外化(详见步骤八)后沿导丝正向送入微导管,然后经微导管送入正向导丝至闭塞段远端血管真腔[71]。

上述技术的优点在于避免了逆向导丝通过闭塞病变后沿该导丝逆向送入球囊的操作,但导丝穿入微导管的操作存在一定难度。体外化导丝可为正向器械通过闭塞病变提供良好支撑。

正向导丝通过闭塞病变后,如正向球囊和支架不能通过坚硬的闭塞病变,可采用逆向锚定技术,即沿逆向导丝送入球囊至闭塞段远端血管内扩张锚定正向导丝,为正向器械通过提供支撑[67,72]。

如逆向球囊多次扩张后,正向导丝仍不能通过 CTO 病变送至远端血管真腔,可采用以下方法:①尝试逆向导丝直接通过 CTO 病变送至正向指引导管[72]或②在某些病例中可逆向送入支架。

逆向送入支架

有个别报道可通过间隔支侧支[73]或心外膜侧支[74]沿逆向导丝成功逆向送入支架。但由于存在较高的侧支血管损伤、支架脱载和支架嵌顿风险,该技术极少应用,也不推荐使用。采用该技术时需要对间隔支侧支血管进行充分预扩张以减少血管损伤、支架嵌顿或脱载风险[75]。完成介入操作后,需要再次造影确认供血血管和侧支血管无并发症发生。

步骤九 CTO 病变处理

成功完成逆向导丝体外化后,进行球囊扩张和支架置入,之后撤出体外化导丝。

球囊扩张和支架置入

1. 体外化导丝可提供良好支撑力,可沿导丝轻松送入器械通过闭塞病变。

2. 正向球囊或微导管头端切勿在同一体外化导丝上与逆向微导管或球囊头端接触,避免出现器械相互咬合导致嵌顿,严重者需外科手术取出。(见第 12 章)。

步骤十 撤出体外化导丝(图 6-43)

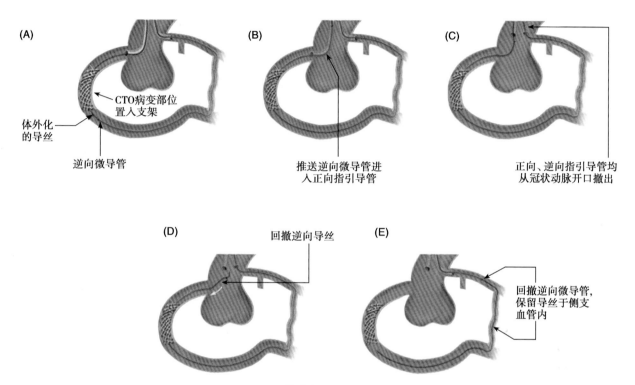

图 6-43 体外化导丝撤出示意图

1. CTO 病变完成支架置入(图 6-43A)后需要以安全的方式撤出体外化导丝。

2. 如无明显阻力,应将逆向微导管再次送入正向指引导管内(图 6-43B)。

3. 双侧指引导管宜退出冠状动脉开口(图 6-43C),以避免指引导管深插引起冠状动脉开口夹层风险。具体方法如下:前推体外化的导丝可使正向指引导管退出冠状动脉开口;固定逆向微导管并沿该微导管回撤逆向指引导管可使其退出供血血管冠状动脉开口。

4. 回撤体外化导丝(图 6-43D),注意观察逆向指引导管头端位置(防止深插损伤血管)。

5. 当体外化导丝柔软头端已经接近逆向微导管头端时,回撤逆向微导管至供血血管内,并保留体外化导丝于侧支血管内(图 6-43E)。

6. 经逆向指引导管注射对比剂确认侧支血管无损伤(穿孔或破裂)。如发现侧支血管损伤,沿体外化导丝再次送入微导管(或另一新的微导管)以覆盖侧支穿孔部位并通过微导管送入弹簧圈封堵穿孔。

7. 如侧支血管无损伤,轻柔撤出导丝以降低导丝对侧支血管损伤风险,特别是在迂曲的心外膜侧支。

可能出现的问题及对策

1. 侧支夹层:一旦导丝通过侧支,应沿导丝送入微导管或 OTW 球囊,使导丝始终位于微导管或 OTW 球囊内以降低导丝操作过程中损伤侧支血管风险。

2. 靶血管开口夹层:导丝体外化过程中应特别注意指引导管的位置。体外化导丝应配合推送而不是单纯被牵拉出来。

3. 供血血管开口夹层：回撤逆向微导管及导丝时，应先将逆向指引导管退出冠状动脉开口。

4. 侧支穿孔或破裂：在导丝尝试通过侧支或器械输送过程中可能会引起侧支穿孔。

5. 器械嵌顿：正向球囊或支架切勿与逆向微导管或球囊"会合"以避免器械咬合和嵌顿。如逆向微导管和正向球囊不小心咬合在一起时，可将逆向微导管头端推送至正向指引导管内后，然后剪掉微导管尾端，再回撤正向球囊将逆向微导管牵拉出体外。如在此操作过程中逆向微导管和正向球囊分离，可沿正向指引导管送入 3.0mm 半顺应性球囊于指引导管内扩张锚定逆向微导管，再撤出正向指引导管将逆向微导管牵拉至体外。

五、逆向技术在 CTO 病变 PCI 中的作用

（一）成功率

尽管在一些中心，采用先进的正向技术也可获得较高的 PCI 成功率，但逆向技术对于提高 CTO 病变 PCI 成功率仍至关重要[14,18,20,35,37]。

新近一些 CTO PCI 注册研究显示（图 6-44），逆向技术对于复杂 CTO 病变尤为重要[76,77]。一些 CTO 病变（如左主干或右冠状动脉开口齐头闭塞病变，见第 9 章）仅能采取逆向技术开通。

（二）并发症

如第 12 章所述，逆向技术确实可显著增加并发症风险[20]，如围术期心肌梗死[79-81]、血管穿孔、心脏压塞和供血血管损伤（严重者可危及患者生命）。逆向技术的使用与围术期并发症发生风险升高独立相关，也是 PROGRESS-CTO 并发症评分系统的组分之一[82]。

因此逆向技术应谨慎实施、小心操作，实施 CTO 逆向 PCI 的术者还需要具备处理相关并发症的能力。

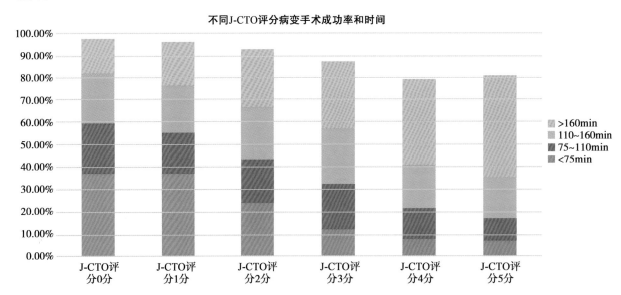

图 6-44　657 例 CTO PCI 成功通过病变的技术、技术成功率和手术操作时间
根据日本 CTO(J-CTO)评分进行分类；AWE＝正向导丝升级；ADR＝正向夹层再入真腔
Reproduced withpermission from Christopoulos G，Wyman RM，Alaswad K，et al. Clinical utility of the Japan-Chronic total occlusion score in coronary chronic total occlusion interventions：results from a multicenter registry. Circ Cardiovasc Interv 2015；8；e002171.

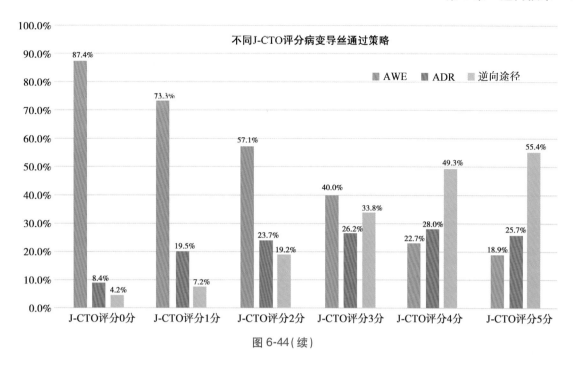

图 6-44（续）

（公永太 译）

参考文献

1. Brilakis ES, Grantham JA, Thompson CA, et al. The retrograde approach to coronary artery chronic total occlusions: a practical approach. *Catheter Cardiovasc Interv* 2012;**79**:3–19.

2. Joyal D, Thompson CA, Grantham JA, Buller CEH, Rinfret S. The retrograde technique for recanalization of chronic total occlusions: a step-by-step approach. *JACC Cardiovasc Interv* 2012;**5**:1–11.

3. Kahn JK, Hartzler GO. Retrograde coronary angioplasty of isolated arterial segments through saphenous vein bypass grafts. *Cathet Cardiovasc Diagn* 1990;**20**:88–93.

4. Silvestri M, Parikh P, Roquebert PO, Barragan P, Bouvier JL, Comet B. Retrograde left main stenting. *Cathet Cardiovasc Diagn* 1996;**39**:396–9.

5. Surmely JF, Tsuchikane E, Katoh O, et al. New concept for CTO recanalization using controlled antegrade and retrograde subintimal tracking: the CART technique. *J Invasive Cardiol* 2006;**18**:334–8.

6. Ozawa N. A new understanding of chronic total occlusion from a novel PCI technique that involves a retrograde approach to the right coronary artery via a septal branch and passing of the guidewire to a guiding catheter on the other side of the lesion. *Catheter Cardiovasc Interv* 2006;**68**:907–13.

7. Kumar SS, Kaplan B. Chronic total occlusion angioplasty through supplying collaterals. *Catheter Cardiovasc Interv* 2006;**68**:914–6.

8. Niccoli G, Ochiai M, Mazzari MA. A complex case of right coronary artery chronic total occlusion treated by a successful multi-step Japanese approach. *J Invasive Cardiol* 2006;**18**:E230–3.

9. Lin TH, Wu DK, Su HM, et al. Septum hematoma: a complication of retrograde wiring in chronic total occlusion. *Int J Cardiol* 2006;**113**:e64–6.

10. Rosenmann D, Meerkin D, Almagor Y. Retrograde dilatation of chronic total occlusions via collateral vessel in three patients. *Catheter Cardiovasc Interv* 2006;**67**:250–3.

11. Lane RE, Ilsley CD, Wallis W, Dalby MC. Percutaneous coronary intervention of a circumflex chronic total occlusion using an epicardial collateral retrograde approach. *Catheter Cardiovasc*

Interv 2006;**69**:842–4.

12. Rathore S, Katoh O, Matsuo H, et al. Retrograde percutaneous recanalization of chronic total occlusion of the coronary arteries: procedural outcomes and predictors of success in contemporary practice. *Circ Cardiovasc Interv* 2009;**2**:124–32.

13. Rathore S, Katoh O, Tuschikane E, Oida A, Suzuki T, Takase S. A novel modification of the retrograde approach for the recanalization of chronic total occlusion of the coronary arteries intravascular ultrasound-guided reverse controlled antegrade and retrograde tracking. *JACC Cardiovasc Interv* 2010;**3**:155–64.

14. Okamura A, Yamane M, Muto M, et al. Complications during retrograde approach for chronic coronary total occlusion: sub-analysis of Japanese multicenter registry. *Catheter Cardiovasc Interv* 2016;**88**:7–14.

15. Sianos G, Barlis P, Di Mario C, et al. European experience with the retrograde approach for the recanalisation of coronary artery chronic total occlusions. A report on behalf of the euroCTO club. *EuroIntervention* 2008;**4**:84–92.

16. Biondi-Zoccai GG, Bollati M, Moretti C, et al. Retrograde percutaneous recanalization of coronary chronic total occlusions: outcomes from 17 patients. *Int J Cardiol* 2008;**130**:118–20.

17. Galassi AR, Tomasello SD, Reifart N, et al. In-hospital outcomes of percutaneous coronary intervention in patients with chronic total occlusion: insights from the ERCTO (European Registry of Chronic Total Occlusion) registry. *EuroIntervention* 2011;**7**:472–9.

18. Galassi AR, Sianos G, Werner GS, et al. Retrograde recanalization of chronic total occlusions in Europe: procedural, in-hospital, and long-term outcomes from the multicenter ERCTO registry. *J Am Coll Cardiol* 2015;**65**:2388–400.

19. Thompson CA, Jayne JE, Robb JF, et al. Retrograde techniques and the impact of operator volume on percutaneous intervention for coronary chronic total occlusions an early U.S. experience. *JACC Cardiovasc Interv* 2009;**2**:834–42.

20. Karmpaliotis D, Karatasakis A, Alaswad K, et al. Outcomes with the use of the retrograde approach for coronary chronic total occlusion interventions in a contemporary multicenter US registry. *Circ Cardiovasc Interv* 2016:9.

21. Sakakura K, Nakano M, Otsuka F, et al. Comparison of pathology of chronic total occlusion with and without coronary artery bypass graft. *Eur Heart J* 2014;**35**:1683–93.

22. Wu EB, Chan WW, Yu CM. Retrograde chronic total occlusion intervention: tips and tricks. *Catheter Cardiovasc Interv* 2008;**72**:806–14.

23. Fang HY, Wu CC, Wu CJ. Successful transradial antegrade coronary intervention of a rare right coronary artery high anterior downward takeoff anomalous chronic total occlusion by double-anchoring technique and retrograde guidance. *Int Heart J* 2009;**50**:531–8.

24. Nombela-Franco L, Werner GS. Retrograde recanalization of a chronic ostial occlusion of the left anterior descending artery: how to manage extreme takeoff angles. *J Invasive Cardiol* 2010;**22**:E7–12.

25. Kaneda H, Takahashi S, Saito S. Successful coronary intervention for chronic total occlusion in an anomalous right coronary artery using the retrograde approach via a collateral vessel. *J Invasive Cardiol* 2007;**19**:E1–4.

26. Dautov R, Manh Nguyen C, Altisent O, Gibrat C, Rinfret S. Recanalization of chronic total occlusions in patients with previous coronary bypass surgery and consideration of retrograde

access via saphenous vein grafts. *Circ Cardiovasc Interv* 2016:9.

27. Aggarwal C, Varghese J, Uretsky BF. Left atrial inflow and outflow obstruction as a complication of retrograde approach for chronic total occlusion: report of a case and literature review of left atrial hematoma after percutaneous coronary intervention. *Catheter Cardiovasc Interv* 2013;**82**:770–5.

28. Karatasakis A, Akhtar YN, Brilakis ES. Distal coronary perforation in patients with prior coronary artery bypass graft surgery: the importance of early treatment. *Cardiovasc Revasc Med* 2016;**17**:412–7.

29. Wilson WM, Spratt JC, Lombardi WL. Cardiovascular collapse post chronic total occlusion percutaneous coronary intervention due to a compressive left atrial hematoma managed with percutaneous drainage. *Catheter Cardiovasc Interv* 2015;**86**:407–11.

30. Adusumalli S, Morris M, Pershad A. Pseudo-pericardial tamponade from right ventricular hematoma after chronic total occlusion percutaneous coronary intervention of the right coronary artery: successfully managed percutaneously with computerized tomographic guided drainage. *Catheter Cardiovasc Interv* 2016;**88**:86–8.

31. Marmagkiolis K, Brilakis ES, Hakeem A, Cilingiroglu M, Bilodeau L. Saphenous vein graft perforation during percutaneous coronary intervention: a case series. *J Invasive Cardiol* 2013;**25**:157–61.

32. Brilakis E, Banerjee S, Lombardi W. Retrograde recanalization of native coronary artery chronic occlusions via acutely occluded vein grafts. *Catheter Cardiovasc Interv* 2010;**75**:109–13.

33. Matsumi J, Adachi K, Saito S. A unique complication of the retrograde approach in angioplasty for chronic total occlusion of the coronary artery. *Catheter Cardiovasc Interv* 2008;**72**:371–8.

34. Werner GS, Ferrari M, Heinke S, et al. Angiographic assessment of collateral connections in comparison with invasively determined collateral function in chronic coronary occlusions. *Circulation* 2003;**107**:1972–7.

35. Dautov R, Urena M, Nguyen CM, Gibrat C, Rinfret S. Safety and effectiveness of the surfing technique to cross septal collateral channels during retrograde chronic total occlusion percutaneous coronary intervention. *EuroIntervention* 2017;**12**:e1859–67.

36. Brilakis ES, Badhey N, Banerjee S. "Bilateral knuckle" technique and Stingray re-entry system for retrograde chronic total occlusion intervention. *J Invasive Cardiol* 2011;**23**:E37–9.

37. Mashayekhi K, Behnes M, Akin I, Kaiser T, Neuser H. Novel retrograde approach for percutaneous treatment of chronic total occlusions of the right coronary artery using ipsilateral collateral connections: a European centre experience. *EuroIntervention* 2016;**11**:e1231–6.

38. Mashayekhi K, Behnes M, Valuckiene Z, et al. Comparison of the ipsi-lateral versus contra-lateral retrograde approach of percutaneous coronary interventions in chronic total occlusions. *Catheter Cardiovasc Interv* 2017;**89**:649–55.

39. Otsuji S, Terasoma K, Takiuchi S. Retrograde recanalization of a left anterior descending chronic total occlusion via an ipsilateral intraseptal collateral. *J Invasive Cardiol* 2008;**20**:312–6.

40. Utsunomiya M, Mukohara N, Hirami R, Nakamura S. Percutaneous coronary intervention for chronic total occlusive lesion of a left anterior descending artery using the retrograde approach via a septal-septal channel. *Cardiovasc Revasc Med* 2010;**11**:34–40.

41. Brilakis ES, Grantham JA, Banerjee S. "Ping-pong" guide catheter technique for retrograde intervention of a chronic total occlusion through an ipsilateral collateral. *Catheter Cardiovasc Interv* 2011;**78**:395–9.

42. Kawamura A, Jinzaki M, Kuribayashi S. Percutaneous revascularization of chronic total occlusion of left anterior descending artery using contralateral injection via isolated conus artery. *J Invasive Cardiol* 2009;**21**:E84–6.

43. Abdel-Karim AR, Vo M, Main ML, Grantham JA. Interventricular septal hematoma and coronary-ventricular Fistula: a complication of retrograde chronic total occlusion intervention. *Case Rep Cardiol* 2016;**2016**:8750603.

44. Araki M, Murai T, Kanaji Y, et al. Interventricular septal hematoma after retrograde intervention for a chronic total occlusion of a right coronary artery: echocardiographic and magnetic resonance imaging-diagnosis and follow-up. *Case Rep Med* 2016;**2016**:8514068.

45. Sianos G, Papafaklis MI. Septal wire entrapment during recanalisation of a chronic total occlusion with the retrograde approach. *Hellenic J Cardiol* 2011;**52**:79–83.

46. Franks RJ, de Souza A, Di Mario C. Left atrial intramural hematoma after percutaneous coronary intervention. *Catheter Cardiovasc Interv* 2015;**86**:E150–2.

47. Lichtenwalter C, Banerjee S, Brilakis ES. Dual guide catheter technique for treating native coronary artery lesions through tortuous internal mammary grafts: separating equipment delivery from target lesion visualization. *J Invasive Cardiol* 2010;**22**:E78–81.

48. Saeed B, Banerjee S, Brilakis ES. Percutaneous coronary intervention in tortuous coronary arteries: associated complications and strategies to improve success. *J Interv Cardiol* 2008;**21**:504–11.

49. Kawasaki T, Koga H, Serikawa T. New bifurcation guidewire technique: a reversed guidewire technique for extremely angulated bifurcation–a case report. *Catheter Cardiovasc Interv* 2008;**71**:73–6.

50. Shirai S, Doijiri T, Iwabuchi M. Treatment for LMCA ostial stenosis using a bifurcation technique with a retrograde approach. *Catheter Cardiovasc Interv* 2010;**75**:748–52.

51. Routledge H, Lefevre T, Ohanessian A, Louvard Y, Dumas P, Morice MC. Use of a deflectable tip catheter to facilitate complex interventions beyond insertion of coronary bypass grafts: three case reports. *Catheter Cardiovasc Interv* 2007;**70**:862–6.

52. Iturbe JM, Abdel-Karim AR, Raja VN, Rangan BV, Banerjee S, Brilakis ES. Use of the venture wire control catheter for the treatment of coronary artery chronic total occlusions. *Catheter Cardiovasc Interv* 2010;**76**:936–41.

53. Saito S. Different strategies of retrograde approach in coronary angioplasty for chronic total occlusion. *Catheter Cardiovasc Interv* 2008;**71**:8–19.

54. Furuichi S, Satoh T. Intravascular ultrasound-guided retrograde wiring for chronic total occlusion. *Catheter Cardiovasc Interv* 2010;**75**:214–21.

55. Wu EB, Chan WW, Yu CM. Antegrade balloon transit of retrograde wire to bail out dissected left main during retrograde chronic total occlusion intervention–a variant of the reverse CART technique. *J Invasive Cardiol* 2009;**21**:e113–8.

56. Wu EB, Chan WW, Yu CM. The confluent balloon technique–two cases illustrating a novel method to achieve rapid wire crossing of chronic total occlusion during retrograde approach percutaneous coronary intervention. *J Invasive Cardiol* 2009;**21**:539–42.

57. Tsuchikane E, Katoh O, Kimura M, Nasu K, Kinoshita Y, Suzuki T. The first clinical experience with a novel catheter for collateral channel tracking in retrograde approach for chronic coronary total occlusions. *JACC Cardiovasc Interv* 2010;**3**:165–71.

58. Alshamsi A, Bouhzam N, Boudou N. Cutting balloon in reverse CART technique for recanalization of chronic coronary total occlusion. *J Invasive Cardiol* 2014;**26**:E115–6.

59. Mozid AM, Davies JR, Spratt JC. The utility of a guideliner catheter in retrograde percutaneous coronary intervention of a chronic total occlusion with reverse cart-the "capture" technique. *Catheter Cardiovasc Interv* 2014;**83**:929–32.

60. Dai J, Katoh O, Kyo E, Tsuji T, Watanabe S, Ohya H. Approach for chronic total occlusion with intravascular ultrasound-guided reverse controlled antegrade and retrograde tracking technique: single center experience. *J Interv Cardiol* 2013;**26**:434–43.

61. Carlino M, Azzalini L, Colombo A. A novel maneuver to facilitate retrograde wire externalization during retrograde chronic total occlusion percutaneous coronary intervention. *Catheter Cardiovasc Interv* 2017;**89**:E7–12.

62. Michael TT, Papayannis AC, Banerjee S, Brilakis ES. Subintimal dissection/reentry strategies in coronary chronic total occlusion interventions. *Circ Cardiovasc Interv* 2012;**5**:729–38.

63. Ge J, Zhang F. Retrograde recanalization of chronic total coronary artery occlusion using a novel "reverse wire trapping" technique. *Catheter Cardiovasc Interv* 2009;**74**:855–60.

64. Ge JB, Zhang F, Ge L, Qian JY, Wang H. Wire trapping technique combined with retrograde approach for recanalization of chronic total occlusion. *Chin Med J (Engl)* 2008;**121**:1753–6.

65. Yokoi K, Sumitsuji S, Kaneda H, et al. A novel homemade snare, safe, economical and size-adjustable. *EuroIntervention* 2015;**10**:1307–10.

66. Lee NH, Suh J, Seo HS. Double anchoring balloon technique for recanalization of coronary chronic total occlusion by retrograde approach. *Catheter Cardiovasc Interv* 2009;**73**:791–4.

67. Christ G, Glogar D. Successful recanalization of a chronic occluded left anterior descending coronary artery with a modification of the retrograde proximal true lumen puncture technique: the antegrade microcatheter probing technique. *Catheter Cardiovasc Interv* 2009;**73**:272–5.

68. Muramatsu T, Tsukahara RI. "Rendezvous in coronary" technique with the retrograde approach for chronic total occlusion. *J Invasive Cardiol* 2010;**22**:E179–82.

69. Kim MH, Yu LH, Mitsudo K. A new retrograde wiring technique for chronic total occlusion. *Catheter Cardiovasc Interv* 2010;**75**:117–9.

70. Vo MN, Ravandi A, Brilakis ES. "Tip-in" technique for retrograde chronic total occlusion revascularization. *J Invasive Cardiol* 2015;**27**:E62–4.

71. Ng R, Hui PY, Beyer A, Ren X, Ochiai M. Successful retrograde recanalization of a left anterior descending artery chronic total occlusion through a previously placed left anterior descending-to-diagonal artery stent. *J Invasive Cardiol* 2010;**22**:E16–8.

72. Matsumi J, Saito S. Progress in the retrograde approach for chronic total coronary artery occlusion: a case with successful angioplasty using CART and reverse-anchoring techniques 3 years after failed PCI via a retrograde approach. *Catheter Cardiovasc Interv* 2008;**71**:810–4.

73. Utunomiya M, Katoh O, Nakamura S. Percutaneous coronary intervention for a right coronary artery stent occlusion using retrograde delivery of a sirolimus-eluting stent via a septal perforator. *Catheter Cardiovasc Interv* 2009;**73**:475–80.

74. Bansal D, Uretsky BF. Treatment of chronic total occlusion by retrograde passage of stents through an epicardial collateral vessel. *Catheter Cardiovasc Interv* 2008;**72**:365–9.

75. Utsunomiya M, Kobayashi T, Nakamura S. Case of dislodged stent lost in septal channel during

stent delivery in complex chronic total occlusion of right coronary artery. *J Invasive Cardiol* 2009;**21**:E229–33.

76. Christopoulos G, Wyman RM, Alaswad K, et al. Clinical utility of the Japan-Chronic total occlusion score in coronary chronic total occlusion interventions: results from a multicenter registry. *Circ Cardiovasc Interv* 2015;**8**:e002171.

77. Wilson WM, Walsh SJ, Yan AT, et al. Hybrid approach improves success of chronic total occlusion angioplasty. *Heart* 2016;**102**:1486–93.

78. Kim SM, Gwon HC, Lee HJ, et al. Periprocedural myocardial infarction after retrograde approach for chronic total occlusion of coronary artery: demonstrated by cardiac magnetic resonance imaging. *Korean Circ J* 2011;**41**:747–9.

79. Lo N, Michael TT, Moin D, et al. Periprocedural myocardial injury in chronic total occlusion percutaneous interventions: a systematic cardiac biomarker evaluation study. *JACC Cardiovasc Interv* 2014;**7**:47–54.

80. Stetler J, Karatasakis A, Christakopoulos GE, et al. Impact of crossing technique on the incidence of periprocedural myocardial infarction during chronic total occlusion percutaneous coronary intervention. *Catheter Cardiovasc Interv* 2016;**88**:1–6.

81. Werner GS, Coenen A, Tischer KH. Periprocedural ischaemia during recanalisation of chronic total coronary occlusions: the influence of the transcollateral retrograde approach. *EuroIntervention* 2014;**10**:799–805.

82. Danek BA, Karatasakis A, Karmpaliotis D, et al. Development and validation of a scoring system for predicting periprocedural complications during percutaneous coronary interventions of chronic total occlusions: the prospective global registry for the study of chronic total occlusion intervention (PROGRESS CTO) complications score. *J Am Heart Assoc* 2016:5.

第7章

杂交策略

CTO病变PCI策略仍在不断优化。尽管目前已有多种CTO病变PCI技术(正向导丝升级技术、正向夹层再入真腔技术和逆向导丝技术,见第4~6章),但不同术者对每种技术的掌握程度及习惯不同。2011年1月,一些CTO病变PCI专家达成共识[1],提出CTO病变PCI的杂交策略(图7-1)。该策略的核心思想是根据病变特征采用所有可用技术(正向、逆向、真腔-真腔通过或再入真腔技术),更加安全、高效地开通CTO病变。

杂交策略实施的基础是术者能够熟练掌握CTO病变PCI的全部技术,并能在同一CTO病变PCI过程中灵活使用这些方法。杂交策略提出的目的在于打破CTO病变PCI各技术间的壁垒,深入理解每一技术的原理,将多种技术融会贯通,最终使该策略可传授并推广应用。目前杂交策略在欧美已被广泛采用,并取得很高的成功率[2-10]。

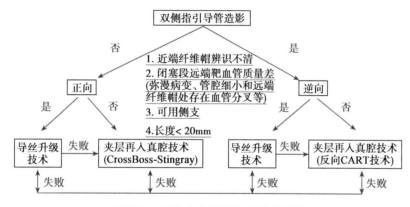

图7-1 CTO病变PCI杂交策略流程

一、"杂交"策略操作步骤[11]

步骤一:双侧造影

在绝大多数病例中,CTO病变PCI第一步也是最重要的步骤是双侧造影,详见第3章。双侧造影可清晰显示CTO病变近端、远端血管和侧支循环情况,有助于选择最合适的初始策略,并能在导丝通过病变过程中明确导丝位置。常规双侧造影是提高CTO病变PCI成功率和安全性最基本和最重要的步骤。

步骤二:评估CTO病变特征

术前仔细分析冠状动脉造影影像十分重要,有助于PCI术前制订周密的手术计划,提高手术成功率,减少术中放射线和对比剂用量。

分析影像时重点评估以下四个病变特征:①近端纤维帽形态(清晰或模糊);②闭塞段长度;③闭塞段远端靶血管病变情况、管腔直径及是否存在血管分叉;④侧支血管形态及是否适合行逆向PCI(图7-2)[1]。

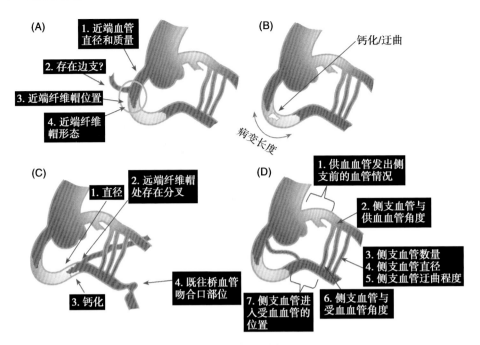

图 7-2 用于确定 CTO 通过策略的主要病变解剖特征
A. CTO 病变近端纤维帽和近端血管；B. 闭塞病变长度；C. 闭塞段远端血管；D. 侧支血管评估

1. 近端纤维帽位置和形态

目的是通过冠状动脉造影或 IVUS 确定 CTO 病变导丝进入点的位置和明确闭塞段血管走行。

闭塞段近端纤维帽模糊会增加手术难度，并降低手术成功率[12]。PCI 容易成功的 CTO 病变近端纤维帽多呈锥形，且该部位无桥侧支或大的分支血管发出（否则采用传统正向导丝升级技术时导丝进入 CTO 闭塞段较困难）。冠状动脉开口无残端 CTO 病变具有很高技术挑战性，常需要采用逆向技术开通病变（见第 9 章）。

2. 闭塞病变长度

根据闭塞段长度，CTO 病变可分为短病变（<20mm）和长病变（≥20mm）两类[13]。短病变通常首选正向导丝通过技术。对于长病变，正向导丝容易进入内膜下，可首选内膜下夹层再入真腔技术。J-CTO 研究（日本多中心 CTO 注册研究，图 7-3）证实病变长度<20mm 是 CTO 病变导丝易于通过的重要预测因子[3]。经双侧造影估测的闭塞段长度常短于单侧造影估测的病变长度。

3. 闭塞段远端血管情况

包括闭塞段远端血管管腔直径、是否存在大的分支、远端纤维帽与远端血管真腔交界处病变情况以及造影时远端血管能否充分显影等。

4. 侧支血管大小及是否适合逆向 PCI

适合逆向 PCI 的理想侧支血管特征包括：

（1）发自无病变（或已行 PCI）的供血血管。

（2）导丝和微导管容易通过。

（3）迂曲程度较小。

（4）该侧支并非唯一的侧支血管（如 CTO 远端血管仅由该侧支血管供血，在器械通过该侧支过程中可引起严重心肌缺血）。

（5）进入闭塞段远端血管处距离远端纤维帽较远。

侧支血管利于逆向 PCI 的特征越多，采用逆向技术作为初始策略或早期通过策略的成功率越高。逆向 PCI 术中导丝能否通过该侧支血管，还取决于术者的经验和技术。仔细分析侧支血管解剖学特征对于正向导丝通过技术也具有重要意义，因为夹层再入真腔技术和内膜下血肿形成可能累及侧支循环，导致再入真腔区域的远端血管可视性变差,还可引起心肌缺血。发生退行性变或近期闭塞的桥血管也可用于逆向开通原位血管 CTO 病变[14,15]。对上述 CTO 病变造影特征的评估和理解也依赖于术者的经验和技术。

步骤三:正向导丝技术(见第 4 章)

正向导丝升级技术是指逐渐增加导丝硬度以通过 CTO 病变的导丝操作技术。既往主要采用逐步升级方法,即先用普通工作导丝,继而升级到 Miracle3、6、9,最终是 Conquest Pro12 导丝。目前更倾向于采用快速的导丝升级方法,即先选择使用锥形头端聚合物护套导丝(如 Fielder XT 或 Fighter),如未能通过闭塞病变,CTO 闭塞段路径不明确时推荐升级为聚合物护套硬导丝(Pilot 200),当 CTO 闭塞段路径较明确时可直接升级为锥形头端硬导丝(Gaia 2 或 Conquest Pro 12)。

步骤四:正向夹层再入真腔技术

对于长段 CTO 病变,正向 PCI 时可首选内膜下夹层再入真腔策略(图 7-3)。借助弯曲导丝技术或

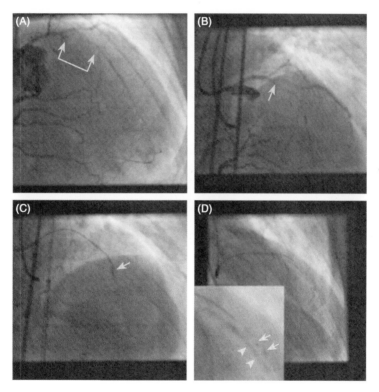

图 7-3　正向夹层再入真腔技术示例

A.冠状动脉造影显示 LAD 中段 CTO 病变(箭),可见清晰的近段纤维帽,远端靶血管质量较好,病变长度>20mm;B. CrossBoss 导管推送至近端纤维帽(箭);C.通过快速旋转,CrossBoss 导管经内膜下通过闭塞段(箭);D. 在接近远端血管真腔位置(箭头),CrossBoss 导管交换为 Stingray 球囊(箭);E. Stingray 导丝(箭)成功进入远端血管真腔;F. 球囊预扩张后,造影示经内膜下通过区域出现血管夹层(箭);G. 置入多枚药物洗脱支架后,造影结果理想

Reproduced with permission from Brilakis ES, Grantham JA, Rinfret S, et al. A percutaneous treatment algorithm for crossing coronary chronic total occlusions. JACC Cardiovasc Interv 2012;5;367-79.

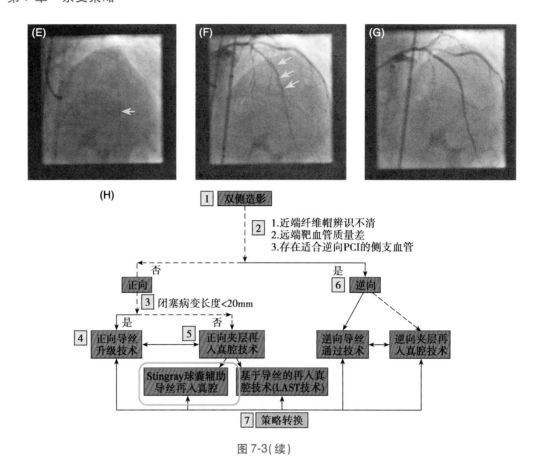

图 7-3(续)

CrossBoss 导管制造的内膜下夹层,导丝能够快速通过闭塞段且血管穿孔风险较低。之后采用再入真腔专用器械如 Stingray 系统或基于导丝的再入真腔技术实现再入真腔,详见第 5 章。

一旦按照杂交策略确定采用 Stingray 系统再入真腔技术后,应避免长时间使用基于导丝的再入真腔技术,这些尝试会扩大内膜下腔隙,降低后续导丝再入真腔成功率。

步骤五:逆向技术

逆向技术是当代 CTO 病变 PCI 技术的一个重要组成部分,尤其对提高复杂 CTO 病变手术成功率至关重要[9,16],但该技术会增加并发症发生风险,如心肌梗死[17-19]、穿孔和供血血管损伤[20,21]等。因此,如正向技术可行,应首先尝试正向。

逆向技术既可用作初始通过策略(图 7-4)也可在正向 PCI 失败后选用[20-27]。推荐首选逆向 PCI 的 CTO 病变特征包括近端纤维帽辨识不清、远端靶血管质量差、存在良好侧支循环、病变严重钙化或合并慢性肾病(逆向 PCI 使用对比剂常较少)等。可采用逆向导丝通过技术、对吻导丝技术或逆向夹层再入真腔技术(如 CART 技术或反向 CART 技术)来开通闭塞病变,详见第 6 章。

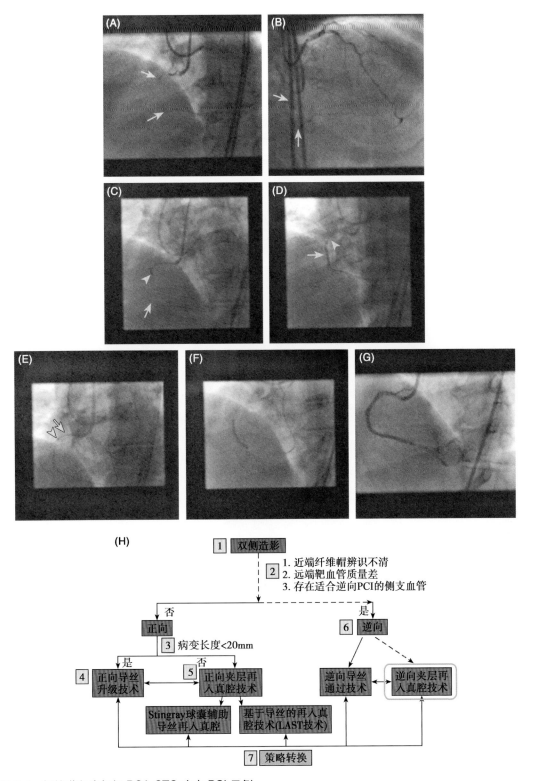

图 7-4　初始逆向途径行 RCA CTO 病变 PCI 示例

A 和 B. 双侧造影显示 RCA 近端 CTO 病变（箭），闭塞段远端血管由来自 LAD 的理想侧支血管供血，近端纤维帽模糊不清，闭塞段较长，闭塞段远端血管存在弥漫病变；C. Corsair 微导管（箭）在非锥形头端、聚合物护套软导丝引导下通过间隔支推送至 RCA 远端血管真腔内，正向送入另一 Corsair 微导管（箭头）至 RCA 中段；D. 正向送入 Guideliner 导管（箭头）后，沿正向导丝送入 2.5mm×20mm 球囊在 RCA 中段扩张（箭），实施反向 CART 技术；E. 随后成功推送逆向 Pilot 200 导丝进入正向 Guideliner 导管内；F. Viper Wire Advance 导丝完成体外化后，预扩张病变；G. 置入多枚药物洗脱支架后，前向血流恢复

Reproduced with permission from Brilakis ES, Grantham JA, Rinfret S, et al. A percutaneous treatment algorithm for crossing coronary chronic total occlusions. JACC Cardiovasc Interv 2012;5:367-79.

步骤六：适时技术转换

CTO 病变 PCI 各种技术之间的适时转换是杂交策略的核心思想（图 7-5）。杂交策略需要术者熟练掌握各种技术。当某一技术失败时，适时转换使用其他技术。例如正向导丝升级策略失败时，改用正向夹层再入真腔技术；如仍不成功，转换为逆向技术。

CTO 病变 PCI 术中如采用某一技术经长时间尝试仍无明显进展时，应考虑进行技术转换。但技术转换不宜过早，应在已"足够努力"尝试后仍失败时转换。所谓"足够努力"并没有固定的标准，因病变情况和术者而异。术者 CTO 病变 PCI 经验越多，对其把握越准确。一般情况下，如无技术调整（如导丝重新塑形或更换不同种类的导丝等）时，操作时间超过 5~10 分钟仍无进展应考虑技术转换。有效的技术转换可显著缩短操作时间，减少放射线暴露和对比剂用量。

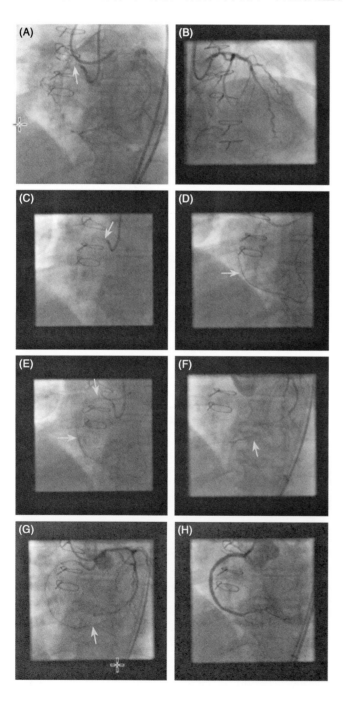

图 7-5 CTO 病变 PCI 技术转换示例

A. 双侧造影显示 RCA 近段支架内 CTO 病变（箭）；B. 后降支由间隔支侧支供血，造影特征包括近段纤维帽清晰、远端靶血管质量良好、闭塞段较长和存在适合逆向 PCI 的侧支血管；C. 应用 CrossBoss 导管（箭）和正向导丝升级技术尝试正向通过闭塞病变未能成功；D. 沿非锥形头端、聚合物护套导丝逆向送入 Corsair 微导管（箭）通过间隔支侧支至 RCA 中段；E. 该逆向导丝尝试通过闭塞病变失败；F. 再次正向途径换用 Pilot 200 导丝，尝试采用 LAST 技术，Pilot 200 导丝成功在内膜下前行（箭）；G. 送入 Guideliner 导管（箭头）至 RCA 近段后，正向换用 Conquest Pro 12 导丝（箭）成功进入闭塞段远端血管真腔；H. 置入多枚药物洗脱支架后，造影结果理想。该病例充分说明 CTO 病变 PCI 术中策略转换（I）的必要性

Reproduced with permission from Brilakis ES, Grantham JA, Rinfret S, et al. A percutaneous treatment algorithm for crossing coronary chronic total occlusions. JACC Cardiovasc Interv 2012; 5: 367-79.

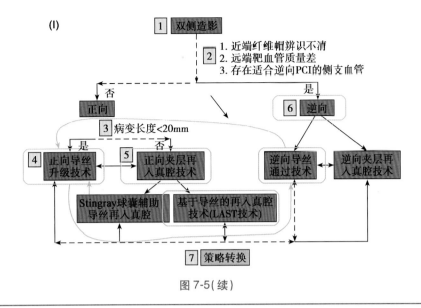

图 7-5（续）

二、杂交策略在 CTO 病变 PCI 中的应用价值

杂交策略流程图的提出对 CTO 病变 PCI 技术的推广和应用产生了重大影响[2-10]，使 CTO 病变 PCI 策略以简明、系统、可重复和可掌握的形式呈现出来。

在经验丰富的中心，CTO 病变 PCI 手术成功率可达 85%～90%，主要并发症发生率约 3%[3]（图 7-6）[3]。

杂交策略并不适用于尚处于学习曲线的 CTO 病变 PCI 术者，只有在熟练掌握 CTO 病变 PCI 各种技术基础上，经过长期的实践努力和培训才有可能做到熟练应用 CTO 病变杂交策略。

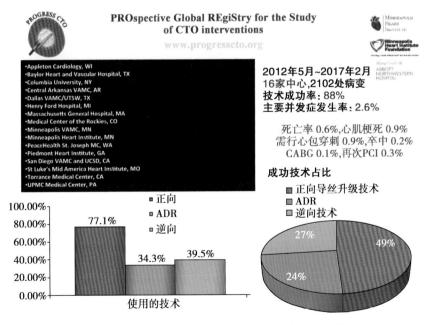

图 7-6　PROGRESS-CTO 注册研究杂交策略预后情况

（孙党辉　邹轶伦　译）

参考文献

1. Brilakis ES, Grantham JA, Rinfret S, et al. A percutaneous treatment algorithm for crossing coronary chronic total occlusions. *JACC Cardiovasc Interv* 2012;**5**:367–79.

2. Vo MN, McCabe JM, Lombardi WL, Ducas J, Ravandi A, Brilakis ES. Adoption of the hybrid CTO approach by a single non-CTO operator: procedural and clinical outcomes. *J Invasive Cardiol* 2015;**27**:139–44.

3. Christopoulos G, Karmpaliotis D, Alaswad K, et al. Application and outcomes of a hybrid approach to chronic total occlusion percutaneous coronary intervention in a contemporary multicenter US registry. *Int J Cardiol* 2015;**198**:222–8.

4. Michael TT, Mogabgab O, Fuh E, et al. Application of the "hybrid approach" to chronic total occlusion interventions: a detailed procedural analysis. *J Interv Cardiol* 2014;**27**:36–43.

5. Christopoulos G, Menon RV, Karmpaliotis D, et al. Application of the "hybrid approach" to chronic total occlusions in patients with previous coronary artery bypass graft surgery (from a Contemporary Multicenter US registry). *Am J Cardiol* 2014;**113**:1990–4.

6. Christopoulos G, Menon RV, Karmpaliotis D, et al. The efficacy and safety of the "hybrid" approach to coronary chronic total occlusions: insights from a contemporary multicenter US registry and comparison with prior studies. *J Invasive Cardiol* 2014;**26**:427–32.

7. Shammas NW, Shammas GA, Robken J, et al. The learning curve in treating coronary chronic total occlusion early in the experience of an operator at a tertiary medical center: the role of the hybrid approach. *Cardiovasc Revasc Med* 2016;**17**:15–8.

8. Pershad A, Eddin M, Girotra S, Cotugno R, Daniels D, Lombardi W. Validation and incremental value of the hybrid algorithm for CTO PCI. *Catheter Cardiovasc Interv* 2014;**84**:654–9.

9. Wilson WM, Walsh SJ, Yan AT, et al. Hybrid approach improves success of chronic total occlusion angioplasty. *Heart* 2016;**102**:1486–93.

10. Maeremans J, Walsh S, Knaapen P, et al. The hybrid algorithm for treating chronic total occlusions in Europe: the RECHARGE registry. *J Am Coll Cardiol* 2016;**68**:1958–70.

11. Brilakis ES. The "hybrid" approach: the key to CTO crosing success. *Cardiol Today's Interv* November/December 2012.

12. Christopoulos G, Kandzari DE, Yeh RW, et al. Development and validation of a novel scoring system for predicting technical success of chronic total occlusion percutaneous coronary interventions: the progress CTO (prospective global registry for the study of chronic total occlusion intervention) score. *JACC Cardiovasc Interv* 2016;**9**:1–9.

13. Morino Y, Abe M, Morimoto T, et al. Predicting successful guidewire crossing through chronic total occlusion of native coronary lesions within 30 minutes: the J-CTO (Multicenter CTO Registry in Japan) score as a difficulty grading and time assessment tool. *JACC Cardiovasc Interv* 2011;**4**:213–21.

14. Kahn JK, Hartzler GO. Retrograde coronary angioplasty of isolated arterial segments through saphenous vein bypass grafts. *Catheter Cardiovasc Diagn* 1990;**20**:88–93.

15. Brilakis ES, Banerjee S, Lombardi WL. Retrograde recanalization of native coronary artery chronic occlusions via acutely occluded vein grafts. *Catheter Cardiovasc Interv* 2010;**75**:109–13.

16. Christopoulos G, Wyman RM, Alaswad K, et al. Clinical utility of the Japan-Chronic total occlusion score in coronary chronic total occlusion interventions: results from a multicenter registry. *Circ Cardiovasc Interv* 2015;**8**:e002171.

17. Werner GS, Coenen A, Tischer KH. Periprocedural ischaemia during recanalisation of chronic total coronary occlusions: the influence of the transcollateral retrograde approach. *EuroIntervention* 2014;**10**:799–805.

18. Lo N, Michael TT, Moin D, et al. Periprocedural myocardial injury in chronic total occlusion percutaneous interventions: a systematic cardiac biomarker evaluation study. *JACC Cardiovasc Interv* 2014;**7**:47–54.

19. Stetler J, Karatasakis A, Christakopoulos GE, et al. Impact of crossing technique on the incidence of periprocedural myocardial infarction during chronic total occlusion percutaneous coronary intervention. *Catheter Cardiovasc Interv* 2016;**88**:1–6.

20. Karmpaliotis D, Karatasakis A, Alaswad K, et al. Outcomes with the use of the retrograde approach for coronary chronic total occlusion interventions in a contemporary multicenter US registry. *Circ Cardiovasc Interv* 2016;**9**.

21. El Sabbagh A, Patel VG, Jeroudi OM, et al. Angiographic success and procedural complications in patients undergoing retrograde percutaneous coronary chronic total occlusion interventions: a weighted meta-analysis of 3,482 patients from 26 studies. *Int J Cardiol* 2014;**174**:243–8.

22. Rathore S, Katoh O, Matsuo H, et al. Retrograde percutaneous recanalization of chronic total occlusion of the coronary arteries: procedural outcomes and predictors of success in contemporary practice. *Circ Cardiovasc Interv* 2009;**2**:124–32.

23. Karmpaliotis D, Michael TT, Brilakis ES, et al. Retrograde coronary chronic total occlusion revascularization: procedural and in-hospital outcomes from a multicenter registry in the United States. *JACC Cardiovasc Interv* 2012;**5**:1273–9.

24. Tsuchikane E, Yamane M, Mutoh M, et al. Japanese multicenter registry evaluating the retrograde approach for chronic coronary total occlusion. *Catheter Cardiovasc Interv* 2013;**82**:E654–61.

25. Mashayekhi K, Behnes M, Akin I, Kaiser T, Neuser H. Novel retrograde approach for percutaneous treatment of chronic total occlusions of the right coronary artery using ipsi-lateral collateral connections – a European Centre experience. *EuroIntervention* 2016;**11**:e1231–6.

26. Galassi AR, Sianos G, Werner GS, et al. Retrograde recanalization of chronic total occlusions in Europe: procedural, in-hospital, and long-term outcomes from the multicenter ERCTO registry. *J Am Coll Cardiol* 2015;**65**:2388–400.

27. Yamane M, Muto M, Matsubara T, et al. Contemporary retrograde approach for the recanalisation of coronary chronic total occlusion: on behalf of the Japanese Retrograde Summit Group. *Euro Intervention* 2013;**9**:102–9.

第 8 章

"球囊不能通过和难以扩张"的 CTO 病变处理策略

一、球囊不能通过病变的处理策略

CTO 病变介入治疗中,导丝通过病变而球囊不能通过是导致 CTO 病变介入治疗失败的重要原因之一,其发生率为 6%~9%[1-3]。解决球囊不能通过 CTO 病变的具体方法见图 8-1。

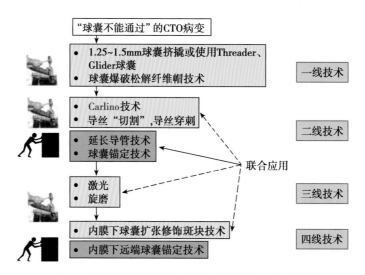

图 8-1 "球囊不能通过"的 CTO 病变解决方法流程图

(一)小球囊挤撬和球囊爆破松解纤维帽技术(Advance and Inflate a Small Balloon,Grenadoplasty)

1. 小球囊挤撬技术

操作方法:

(1)首选小直径长球囊(直径为 1.0~1.5mm,长度 20~30mm)。由于球囊金属标记部位通过外径最大,当球囊金属标记到达 CTO 病变近端纤维帽时,同样直径的球囊越长,其头端进入病变越深,扩张病变能力越强。

(2)尽量推送球囊至不能前进为止,在保持推送力作用下,球囊高压力扩张,挤撬 CTO 病变近端纤维帽,便于球囊通过病变。

(3)经小球囊反复扩张、挤撬病变,如球囊仍不能通过病变,可更换新的小球囊再次尝试。

(4)如经上述操作,小球囊仍不能通过 CTO 病变,也可尝试更换直径较大球囊(2.5~3.0mm),尽可能挤撬 CTO 病变近端纤维帽,使纤维帽构型发生改变,利于后续小球囊或微导管进入 CTO 病变。

2. 应用新式球囊(Threader 球囊或 Glider 球囊)

(1)Threader 球囊有快速交换和 OTW 两种类型,球囊头端外径 0.017 英寸,有亲水涂层,比传统球囊的穿透力更强。

(2)普通小球囊不能通过 CTO 病变时,首选穿透能力较强的 Threader 球囊。OTW 型 Threader 球囊还可用于导丝交换和注射对比剂。

（3）Glider 球囊（Trireme Medical）头端是斜面设计，通过扭转 Glider 球囊导管，使其尖端在不同方向撬动坚硬的 CTO 病变，利于球囊通过。此外，头端呈斜面更利于球囊通过支架网眼。

注意事项：

（1）避免用力推送球囊导致指引导管和导丝脱位。

（2）避免在反复推送或回撤球囊过程中，导丝大幅度移动损伤远端血管，导致血管夹层或穿孔，尤其在使用较硬导丝（如 Conquest Pro 12）或超滑聚合物护套导丝（如 Pilot 200）时更应谨慎操作。

（3）避免发生球囊嵌顿。

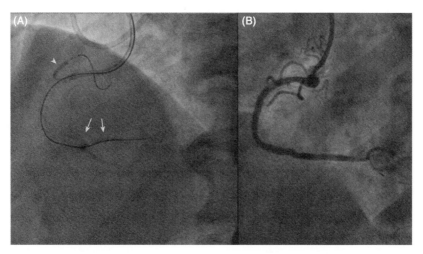

图 8-2　应用球囊爆破松解纤维帽技术通过 RCA 远端 CTO 病变
尽管应用 8Fr Amplatz 指引导管和边支球囊锚定技术（图 A,箭头）球囊仍不能通过病变。送入直径 1.2mm 小球囊在病变阻力最大部位高压爆破（球囊两端见对比剂溢出;图 A,箭），再送入直径 2.0mm 球囊扩张，最终结果见图 B
Courtesy of Dr. Gabriele Gasparini

3. 球囊爆破松解纤维帽技术（Intentional Balloon Rupture/Balloon Assisted Microdissection，Grenadoplasty）

操作方法：

沿已通过 CTO 病变的导丝尽力推送小球囊（直径 1.0~1.5mm）至近端纤维帽，高压力扩张直至球囊爆破（图 8-2）。球囊爆破产生的冲击力可松解坚硬的纤维帽，利于后续球囊通过病变[4]。

注意事项：

（1）球囊爆破松解纤维帽技术推荐应用小直径短球囊，以免造成靶血管近端血管严重夹层或穿孔。

（2）球囊扩张前必须排空球囊内气体，避免造成气栓。

（3）一旦球囊爆破应立即负压，减少对比剂射流对血管的损伤。

（4）有报道应用直径 1.25mm 小球囊爆破后，发生球囊与导丝缠绕，导致小球囊回撤困难[4]。因此，推荐使用直径 1.5mm 球囊。

（二）微导管通过技术、Carlino 技术、双球囊-导丝交错切割技术和其他增加指引导管支持力的技术

1. 微导管通过技术

微导管通过 CTO 病变能够扩张通道，利于后续球囊通过病变。各种微导管的详细介绍见第 2 章。

操作方法：

（1）Tornus导管的独特设计（详见第2章）使其适用于球囊不能通过、伴有钙化的CTO病变。沿已通过CTO病变的导丝，逆时针旋转、推进Tornus导管通过病变[5]。

（2）Turnpike Spiral、Turnpike Gold微导管也可旋转进入CTO病变，但操作与Tornus导管相反，顺时针旋转前进，逆时针旋转回撤。Turnpike和Turnpike LP微导管可以沿任一方向旋转推进。

（3）Corsair和Corsair Pro微导管通过性较好，可以沿任一方向旋转推进。

（4）Finecross或Micro 14微导管也可以沿任一方向旋转，增加其通过性。注意避免过度旋转引起导管扭结。

（5）Caravel微导管通过外径较小，但不宜旋转，应直接推送通过CTO病变。

（6）一般情况下，微导管通过病变后，小球囊即可通过，或经微导管交换支撑力更强的导丝，利于球囊通过病变。对于球囊仍不能通过的严重钙化病变，应在微导管辅助下更换旋磨导丝，行旋磨技术。

注意事项：

（1）避免用力推送微导管引起指引导管或导丝脱位。

（2）旋转推进微导管时，避免导丝与微导管同时旋转造成靶血管远端损伤。

（3）沿同一方向旋转推进微导管不宜超过10周。过度旋转可能导致微导管嵌顿甚至断裂。

（4）极少数情况下，过度旋转微导管可导致微导管头端或导丝损伤，甚至引起微导管与导丝咬合嵌顿，需一并撤出后再重新送入导丝。再次送入导丝时，首选锥形头端聚合物涂层导丝（如Fielder XT、Fielder XT-A等）重新经原孔道通过CTO病变。

2. Carlino技术（详见第5章）

操作方法：

（1）将微导管送至CTO病变近端纤维帽处。

（2）经微导管注射对比剂0.5～1.0ml，并记录影像。

（3）对比剂射流产生的冲击力可形成微小夹层，利于后续微导管或球囊经内膜下通过CTO病变。

注意事项：

如微导管在分支血管内，经微导管注射对比剂可造成分支血管穿孔。

3. 导丝切割技术（Wire-Cutting）（图8-3）[6]

操作方法：

（1）两根导丝通过CTO病变。

（2）沿第一根导丝尽可能推送球囊至CTO病变近端纤维帽并扩张。

（3）球囊扩张压迫伴行导丝，同时回撤伴行导丝，在近端纤维帽局部产生切割作用。

（4）撤出该球囊，再沿第一根导丝推送新的小球囊往往能够成功通过病变。

注意事项：

球囊扩张同时回撤伴行导丝过程中，应避免指引导管深插损伤近端血管。如果在闭塞段近端引起血管夹层，可经内膜下送入导丝，行内膜下球囊扩张挤压斑块技术或内膜下远端球囊锚定技术（详见四"内膜下球囊扩张挤压斑块技术"）。

4. 双球囊-导丝交错切割技术（See-saw balloon-wire cutting technique）[7,8]

微导管辅助下两根导丝通过CTO病变至远端血管真腔，分别沿两根导丝送入两个小球囊，尽量推送其中一

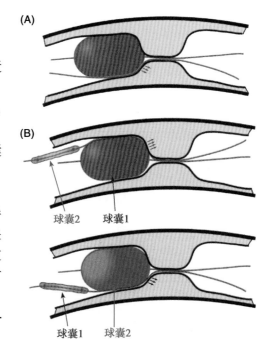

图8-3 A.导丝切割技术；B.双球囊-导丝交错切割技术

个球囊至不能前行时,高压力扩张球囊压迫伴行导丝。在近端纤维帽部位产生聚力切割作用,然后稍回撤该球囊,再尽可能推送另一球囊至不能前进时,高压力扩张压迫伴行导丝,在近端纤维帽的不同部位产生聚力切割作用。两球囊交替前行、扩张,压迫伴行导丝在闭塞病变内发挥聚力切割作用。由于每次球囊扩张时,导丝位于不同方向,有助于松解坚硬的闭塞病变。两套球囊-导丝系统位于同一靶血管内,互为球囊前行提供更强的被动支撑力,同时便于指引导管深插增加主动支撑力。该技术可在 6F 指引导管内操作完成。一项纳入 80 例球囊不能通过 CTO 病变的回顾性研究证实,与 Tornus 导管相比,双球囊-导丝交错切割技术器械通过成功率更高,手术耗时更短[8]。

注意事项:

第二根导丝首选头端较硬的亲水涂层导丝,微导管辅助第二根导丝通过 CTO 病变,尽量使两根导丝走行于同一通道。首选小直径球囊。如第二根导丝进入内膜下,不能送入远端血管真腔,可沿该导丝送入球囊在 CTO 病变节段内扩张,通过挤压、修饰斑块,促使另一球囊沿第一根导丝通过闭塞病变;亦可用该球囊锚定第一根导丝,辅助另一球囊通过病变。

5. 导丝松解硬斑块技术

操作方法:

(1) 送入第二根较硬导丝(如 Gaia 2、Gaia 3 或 Conquest Pro 12)至近端纤维帽。

(2) 硬导丝反复多次穿刺松解近端纤维帽坚硬斑块,利于后续球囊通过病变。

注意事项:

避免发生冠状动脉穿孔。仅导丝穿出血管发生冠状动脉严重穿孔的概率很小,但如果球囊或微导管沿导丝穿出血管将造成严重血管穿孔。

6. 增加指引导管支撑力技术

边支锚定技术[9]和延长导管技术[10]可显著增加指引导管支撑力,利于球囊或微导管通过病变(见第三章)。

操作方法:

(1) 边支球囊锚定技术:沿工作导丝将小球囊(直径 1.5～2.0mm,根据边支血管直径选择球囊直径)送入靶病变近端分支血管内(图 8-4),6～8atm 扩张,固定指引导管并增强其同轴支撑力,利于球囊或微导管通过 CTO 病变。RCA 多选择圆锥支或锐缘支作为锚定血管,LAD 多选择间隔支进行边支锚定。

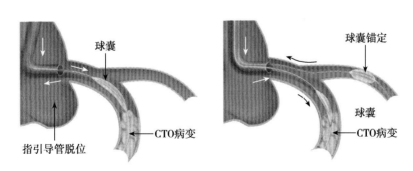

图 8-4　边支锚定技术辅助球囊通过 CTO 病变示意图

(2) 延长导管技术:将 Guideliner 或 Guidezilla 输送导管部分送入靶血管内,能显著增加指引导管支撑力和球囊或微导管推送力。一项随机研究结果证实,与伴行导丝和球囊锚定技术相比,5 进 6 子母导管技术能更有效提高经桡动脉复杂病变 PCI 成功率[11]。

(3) 支架"囚禁"伴行导丝技术(图 8-5):如靶血管近段病变需要置入支架,可先送入伴行导丝,沿原导丝送入支架,在血管近段病变处释放支架"囚禁"伴行导丝,能显著增强指引导管同轴支撑力。

注意事项:

(1) 操作过程中避免导丝和指引导管脱位或远端血管损伤。

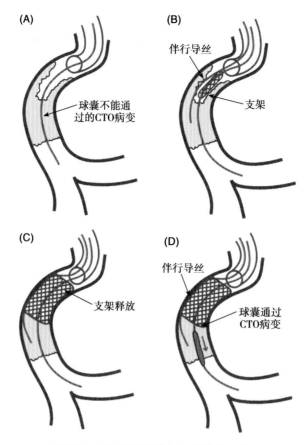

图 8-5 支架"囚禁"伴行导丝技术示意图

（2）边支球囊锚定技术可能导致边支血管损伤或夹层，但通常不会造成严重后果。

（3）锚定球囊直径选择需参照锚定血管内径，避免球囊直径过大造成血管夹层或穿孔。

（4）延长导管技术可导致血管夹层[10]，或在输送支架通过延长导管时发生支架脱载（见第2章图2-13）[12]。

（5）支架"囚禁"伴行导丝技术存在伴行导丝回撤困难或支架不能通过已植入支架的风险。

（三）激光导管斑块消融技术和旋磨

1. 激光导管

与斑块旋磨或旋切技术相比，激光导管技术不需要专用导丝，应用0.014英寸工作导丝即可，目前多用于球囊不能通过的高阻力病变介入治疗。

操作方法：

（1）推荐应用外径0.9mm准分子激光消融导管，以最大脉冲频率（80Hz）和能量密度（80mJ/mm²）发放激光[13]。激光导管技术通过光化学、光热和光机械作用，破坏分子键，产生热能和动能，将消融的斑块裂解为水、气和微小颗粒，修饰斑块结构，利于球囊通过CTO病变[14]。激光导管应用过程中需持续缓慢盐水冲洗以降低局部温度，避免引起冠状动脉缺血[15]。

（2）激光导管在使用前需要加热5分钟并校准。

（3）对比剂激活激光导管方法：①经指引导管注射对比剂；②使用OTW激光导管时，由Y型连接器注入对比剂，经激光导管本身的侧孔喷出，同时扩张充气装置（20atm）阻闭反流，激活激光导管。由于激光是通过光化学作用、光热作用和光机械效应来改变深部斑块构型，存在导致严重血管损伤或血管穿孔风险。

注意事项:

(1) 血管穿孔:在推送激光导管前应确认导丝在远端血管真腔。

(2) 如导丝经内膜下通过 CTO 病变再进入远端血管真腔,应用激光导管技术可能增加血管穿孔风险。

(3) 应用激光导管技术应避免使用聚合物护套导丝,以免聚合物损坏使激光导管与导丝粘黏。

2. 旋磨术

操作方法:

(1) 旋磨术是解决球囊不能通过 CTO 病变最有效措施,但需要交换旋磨导丝,直接操控旋磨导丝通过 CTO 病变难度较大[16]。

(2) 当其他器械均不能通过 CTO 病变时,可沿已通过病变的导丝尽量推送微导管进入 CTO 病变,再经微导管操控旋磨导丝通过病变,进行旋磨。

(3) 旋磨属前向差异性切割,能够选择性去除钙化斑块,避开有弹性的血管组织。相对于环形轨道斑块去除系统的侧向斑块去除,安全性更好。

(4) 对于一些极具挑战的球囊不能通过的 CTO 病变,也可沿导丝在血管内膜下进行旋磨。

注意事项:

(1) 如更换旋磨导丝失败,导丝可能无法重新通过 CTO 病变。

(2) 首选较小旋磨头(直径 1.25~1.50mm)开始旋磨,避免血管穿孔。内膜下旋磨增加血管穿孔风险。

(3) 在病变部位推进旋磨时,应前后移动,避免持续推进造成旋磨头嵌顿。

(四) 内膜下球囊扩张挤压斑块技术(Subintimal crossing techniques)

操作方法:

(1) 第一根导丝通过 CTO 病变进入远端血管真腔后,第二根导丝采用弯曲导丝技术进入 CTO 病变内膜下(或沿第二根导丝推送 CrossBoss 导管至内膜下)(图 8-6A~C),球囊沿第二根导丝送至 CTO 病变体部,在内膜下扩张(8~10atm),挤压 CTO 病变(图 8-6D1),改变斑块形态,利于另一球囊沿第一根导丝通过 CTO 病变[17,18]。

(2) "内膜下远端球囊锚定"(subintimal distal anchor)技术:按上述方法,操控第二根导丝至 CTO 病变远端内膜下,沿该导丝将球囊经内膜下送至 CTO 病变远端扩张,"锚定"第一根导丝,再推送另一球囊沿第一根导丝通过 CTO 病变(图 8-6D2)[19]。

注意事项:

(1) 操控第二根导丝应至少采用两个相互垂直的体位,行对侧造影确认导丝位置,避免导丝进入边支,造成血管穿孔。

(2) "内膜下球囊扩张挤压斑块技术"可能导致内膜下血肿,压迫远端血管真腔。

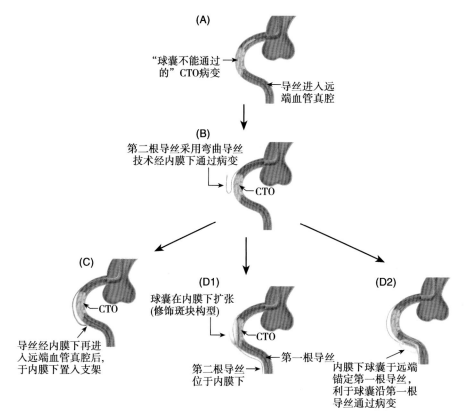

图 8-6 内膜下通过技术示意图
A. 导丝通过 CTO 病变,但球囊不能通过。B. 第二根导丝采用弯曲导丝技术在内膜下前行。C. 内膜下导丝重新进入远端血管真腔。D1. 第二根导丝至病变远端血管内膜下,球囊沿第二根导丝在 CTO 病变内膜下扩张,挤压 CTO 斑块。D2. 将球囊沿第二根导丝送至 CTO 病变远端内膜下扩张锚定第一根导丝,再沿第一根导丝推送球囊通过 CTO 病变

(五) 多种处理策略联合应用

上述多种策略联合应用可进一步提高球囊通过 CTO 病变成功率,例如锚定技术联合 Tornus 导管[20]、近端保护装置联合 Tornus 导管[21]、球囊锚定联合激光导管等(图 8-7;图 8-8)[13,19]。

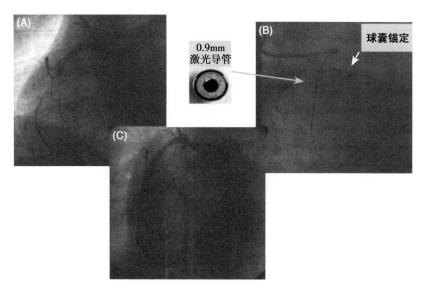

图 8-7 联合应用边支锚定技术和激光导管技术示例
A. RCA 近段 CTO 病变;B. 导丝成功通过 CTO 病变,但球囊不能通过,激光导管未能通过病变,边支球囊锚定后,激光导管通过病变;C. 最终造影结果满意
Reproduced with permission from Ben-Dor 1, Maluenda G, Pichard AD, et al. The use of excimer laser for complex coronary artery lesions. Cardiovasc Revasc Med 2011; 12: 69e1-8.

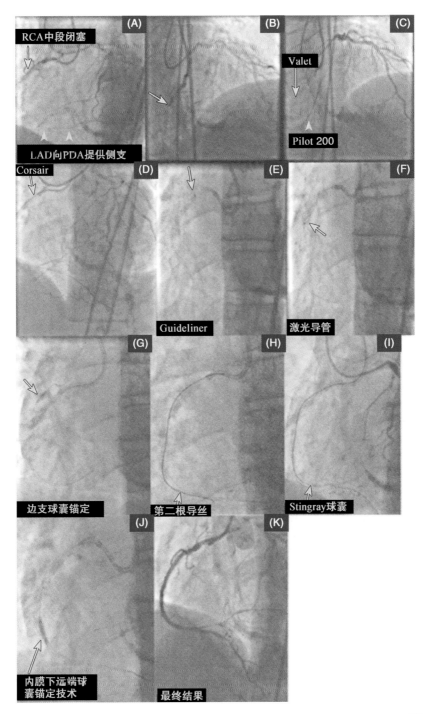

图 8-8 多种技术(图 8-1)联合应用成功完成"球囊不能通过"CTO 病变 PCI 示例[11]

A. 双侧造影显示 RCA 中段 CTO 病变(箭),LAD 向 PDA 侧支循环形成(PDA,箭头); B. 双侧造影证实 RCA 中段闭塞病变较长(箭);C. Pilot 200 导丝在 Valet 微导管(箭)辅助下成功通过 RCA 闭塞病变(箭头);D 和 E. 应用 Guideliner(箭,E)后 Corsair 微导管(箭,D)仍未能通过病变(箭,E);F. 送入 0.9mm 激光导管(箭)行斑块消融术;G. 边支球囊锚定后,球囊仍不能通过病变(箭);H. 第二根导丝采用弯曲导丝技术经内膜下通过病变;I. 应用 Stingray 系统再入真腔失败(箭);J. 沿第二根导丝送入 3.0mm 球囊,于 CTO 病变远端内膜下扩张,锚定第一根导丝(箭),再经第一根导丝推送 1.5mm 小球囊正向通过并扩张病变;K. 置入支架后造影结果满意

Reproduced from Michael TT, Banerjee S, Brilakis ES. Subintimal distal anchor technique for "balloon-uncrossable" chronic total occlusions. J Invasive Cardiol 2013;25:552-4, with permission from HMP Communications.

二、"球囊不能扩张"CTO 病变的处理策略

与非 CTO 病变相比,CTO 病变 PCI 术中球囊难以扩张病变的情况更为常见。对于存在严重钙化的 CTO 病变,应根据血管直径选择大小适当的球囊预扩张病变,必要时需应用旋磨,避免在病变未充分预处理前置入支架。腔内影像技术有助于了解斑块特征、选择适当预扩张球囊[22,23]。处理球囊不能扩张 CTO 病变的具体流程见图 8-9。

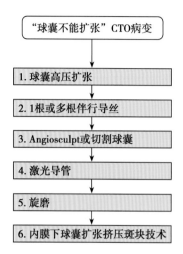

图 8-9 "球囊不能扩张"CTO 病变处理策略

(一) 球囊高压扩张

操作方法:

1. 选择非顺应性球囊高压扩张病变[24]。术者应熟悉球囊爆破压及不同压力下球囊直径。最新型 Schwager OPN 非顺应性球囊(SIS Medical,Switzerland)允许扩张压力达 40atm[24]。

2. 适当延长球囊扩张时间(30~60 秒或更长时间),或者反复多次高压力扩张病变。

3. 球囊直径应比参照血管直径小 0.5mm。

4. 避免球囊扩张损伤非靶病变部位。支架应完全覆盖球囊扩张的部位,以降低再狭窄发生率。

5. 推荐使用短球囊聚力扩张坚硬病变。

6. 也可应用两个小球囊在病变部位同时扩张,产生非对称压力有利于扩张病变。

注意事项:

1. 避免血管穿孔:非顺应性球囊直径与参照血管直径比应≤1∶1。

2. 可应用双腔微导管输送伴行导丝,以免第二根导丝进入内膜下。

3. 避免扩张压力过高使球囊爆破,造成血管夹层或穿孔。

(二) 伴行导丝技术

操作方法:

当高压球囊不能充分扩张 CTO 病变时,送入一根或多根导丝与原导丝伴行通过病变,再行球囊高压扩张[25-28]。球囊压迫伴行导丝,能够产生与切割球囊或 Angiosculpt 球囊相似的聚力切割作用,利于球囊扩张病变。

注意事项:

伴行导丝应选择较柔软的工作导丝,以免通过 CTO 病变时损伤血管或进入内膜下。应用双腔微导管辅助送入伴行导丝,可降低导丝进入内膜下风险。

(三) 应用 Angiosculpt 球囊或切割球囊扩张病变

操作方法：

切割球囊的微刀片[29]和 Angiosculpt 球囊外包绕的金属丝,在球囊扩张时,能够产生聚力切割作用,利于扩张坚硬病变(见第 2 章)。

注意事项：

1. 如 Angiosculpt 球囊和切割球囊不能通过病变,可采用边支锚定或延长导管技术增加指引导管支撑力,切忌暴力推送球囊,以免造成指引导管或导丝脱位。

2. 避免血管破裂或穿孔。

3. 切割球囊扩张时宜缓慢加压,压力不宜超过 14atm,待球囊完全去充盈后再回撤,以免球囊嵌顿。扩张压力过大可能造成球囊破裂,导致球囊回撤困难[30]。

(四) 激光导管

操作方法：

1. 推荐应用外径 0.9mm 准分子激光消融导管,以最大脉冲频率(80Hz)和能量密度($80mJ/mm^2$)发放激光[13,31-34]。

2. 如使用灌注盐水方法激活激光导管,可在数秒钟内多次激活。

3. 如使用推注对比剂方法激活激光导管,能维持 3~4 秒短暂激活[13,31,34]。

4. 激光消融改变斑块结构后,再应用非顺应性球囊高压扩张病变,进一步判断坚硬斑块是否已被充分松解。

注意事项：

1. 防止血管夹层:在支架膨胀不良情况下,可使用对比剂激活激光导管。

2. 避免血管穿孔。

(五) 旋磨术

旋磨术可充分预处理球囊不能扩张的病变,也可以联合应用激光技术预处理坚硬的病变[35]。

(六) 内膜下球囊扩张挤压斑块技术

未来会有更多的方法用于处理"球囊不能扩张"的病变,如球囊声波碎石术(lithoplasty,Hockwave Medical,Fremont,California)即利用脉冲声波使钙化斑块松解。

三、支架膨胀不全的处理

支架膨胀不良是 PCI 术中严重并发症之一,可导致支架内血栓形成和支架内再狭窄,影响患者预后。置入支架前未充分预扩张病变是导致支架膨胀不良的主要原因。支架膨胀不良处理方法包括旋磨术、激光导管、应用高压球囊或切割球囊后扩张等技术。但上述方法应用过程中可引起相关并发症。如应用旋磨术处理支架膨胀不全[36,37],可能发生支架或斑块碎屑栓塞、旋磨头嵌顿或支架破损需要再次置入支架等并发症[37]。与激光导管技术相比,支架内旋磨增加支架内再狭窄发生率[38,39]。应用 Angiosculpt 球囊或切割球囊处理支架膨胀不良,可能发生切割球囊微刀片断裂[40]、支架小梁断裂[41,42]和球囊嵌顿[43,45]等并发症。推荐优先选择激光导管技术处理支架膨胀不良,而旋磨仅在激光导管技术失败或不可用的情况下采用(图 8-10)。

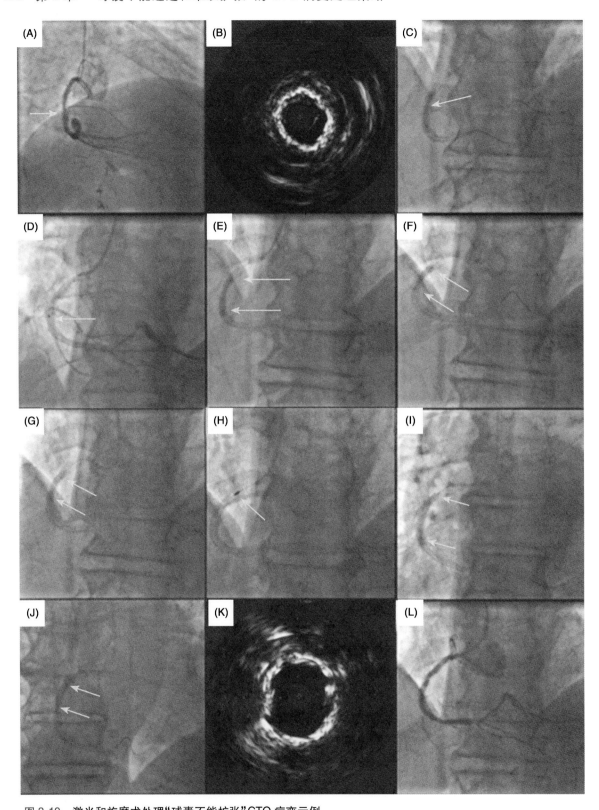

图 8-10 激光和旋磨术处理"球囊不能扩张"CTO 病变示例

A. 患者 RCA 病变处置入支架后,反复出现心绞痛。冠状动脉造影显示 RCA 中段支架内再狭窄;B. 血管内超声显示支架膨胀不全处最小管腔面积为 3.3mm² 伴严重钙化;C. 应用 3.5×20mm 非顺应性球囊高压扩张病变,未能充分扩张;D. 送入 Rx 0.9mm 激光导管,以最大脉冲频率(80Hz)和能量密度(80mJ/mm²)发放激光处理支架膨胀不全;E、F、G. 先后应用 3.5×15、3.5×20mm 非顺应性球囊及 3.5×15mm Angiosculpt 球囊切割扩张病变,IVUS 影像显示支架仍膨胀不良;H. 应用 1.5mm 磨头进行旋磨;I、J. 再用 3.5×15mm Angiosculpt 球囊和 4.0×15mm 的非顺应性球囊高压扩张病变;K、L. IVUS 及冠状动脉造影证实支架膨胀良好

(薛竟宜 译)

参考文献

1. Kovacic JC, Sharma AB, Roy S, et al. GuideLiner mother-and-child guide catheter extension: a simple adjunctive tool in PCI for balloon uncrossable chronic total occlusions. *J Interv Cardiol* 2013;**26**:343–50.

2. Patel SM, Pokala NR, Menon RV, et al. Prevalence and treatment of "balloon-uncrossable" coronary chronic total occlusions. *J Invasive Cardiol* 2015;**27**:78–84.

3. Karacsonyi J, Karmpaliotis D, Alaswad K, et al. Prevalence, indications and management of balloon uncrossable chronic total occlusions: Insights from a contemporary multicenter US registry. *Catheter Cardiovasc Interv* 2017;**90**:12–20.

4. Vo MN, Christopoulos G, Karmpaliotis D, Lombardi WL, Grantham JA, Brilakis ES. Balloon-assisted microdissection "BAM" technique for balloon-uncrossable chronic total occlusions. *J Invasive Cardiol* 2016;**28**:E37–41.

5. Fang HY, Lee CH, Fang CY, et al. Application of penetration device (Tornus) for percutaneous coronary intervention in balloon uncrossable chronic total occlusion-procedure outcomes, complications, and predictors of device success. *Catheter Cardiovasc Interv* 2011;**78**:356–62.

6. Hu XQ, Tang L, Zhou SH, Fang ZF, Shen XQ. A novel approach to facilitating balloon crossing chronic total occlusions: the "wire-cutting" technique. *J Interv Cardiol* 2012;**25**:297–303.

7. Xue J, Li J, Wang H, et al. "Seesaw balloon-wire cutting" technique is superior to Tornus catheter in balloon uncrossable chronic total occlusions. *Int J Cardiol* 2017;**228**:523–7.

8. Li Y, Li J, Sheng L, et al. "Seesaw balloon-wire cutting" technique as a novel approach to "balloon-uncrossable" chronic total occlusions. *J Invasive Cardiol* 2014;**26**:167–70.

9. Di Mario C, Ramasami N. Techniques to enhance guide catheter support. *Catheter Cardiovasc Interv* 2008;**72**:505–12.

10. Luna M, Papayannis A, Holper EM, Banerjee S, Brilakis ES. Transfemoral use of the GuideLiner catheter in complex coronary and bypass graft interventions. *Catheter Cardiovasc Interv* 2012;**80**:437–46.

11. Zhang Q, Zhang RY, Kirtane AJ, et al. The utility of a 5-in-6 double catheter technique in treating complex coronary lesions via transradial approach: the DOCA-TRI study. *EuroIntervention* 2012;**8**:848–54.

12. Papayannis AC, Michael TT, Brilakis ES. Challenges associated with use of the GuideLiner catheter in percutaneous coronary interventions. *J Invasive Cardiol* 2012;**24**:370–1.

13. Ben-Dor I, Maluenda G, Pichard AD, et al. The use of excimer laser for complex coronary artery lesions. *Cardiovasc Revasc Med* 2011;**12**(69):e1–8.

14. Niccoli G, Giubilato S, Conte M, et al. Laser for complex coronary lesions: impact of excimer lasers and technical advancements. *Int J Cardiol* 2011;**146**:296–9.

15. Shen ZJ, Garcia-Garcia HM, Schultz C, van der Ent M, Serruys PW. Crossing of a calcified "balloon uncrossable" coronary chronic total occlusion facilitated by a laser catheter: a case report and review recent four years' experience at the Thoraxcenter. *Int J Cardiol* 2010;**145**:251–4.

16. Pagnotta P, Briguori C, Mango R, et al. Rotational atherectomy in resistant chronic total occlusions. *Catheter Cardiovasc Interv* 2010;**76**:366–71.

17. Vo MN, Ravandi A, Grantham JA. Subintimal space plaque modification for "balloon-uncrossable" chronic total occlusions. *J Invasive Cardiol* 2014;**26**:E133–6.

18. Christopoulos G, Kotsia AP, Rangan BV, et al. "Subintimal external crush" technique for a "balloon uncrossable" chronic total occlusion. *Cardiovasc Revasc Med* 2017;**18**:63–5.

19. Michael TT, Banerjee S, Brilakis ES. Subintimal distal anchor technique for "balloon-uncrossable" chronic total occlusions. *J Invasive Cardiol* 2013;**25**:552–4.

20. Kirtane AJ, Stone GW. The Anchor-Tornus technique: a novel approach to "uncrossable" chronic total occlusions. *Catheter Cardiovasc Interv* 2007;**70**:554–7.

21. Brilakis ES, Banerjee S. The "Proxis-Tornus" technique for a difficult-to-cross calcified saphenous vein graft lesion. *J Invasive Cardiol* 2008;**20**:E258–61.

22. Kim BK, Shin DH, Hong MK, et al. Clinical impact of intravascular ultrasound-guided chronic total occlusion intervention with Zotarolimus-eluting versus Biolimus-eluting stent implantation: randomized study. *Circ Cardiovasc Interv* 2015;**8**:e002592.

23. Tian NL, Gami SK, Ye F, et al. Angiographic and clinical comparisons of intravascular ultrasound- versus angiography-guided drug-eluting stent implantation for patients with chronic total occlusion lesions: two-year results from a randomised AIR-CTO study. *EuroIntervention* 2015;**10**:1409–17.

24. Raja Y, Routledge HC, Doshi SN. A noncompliant, high pressure balloon to manage undilatable coronary lesions. *Catheter Cardiovasc Interv* 2010;**75**:1067–73.

25. Yazdanfar S, Ledley GS, Alfieri A, Strauss C, Kotler MN. Parallel angioplasty dilatation catheter and guide wire: a new technique for the dilatation of calcified coronary arteries. *Catheter Cardiovasc Diagn* 1993;**28**:72–5.

26. Stillabower ME. Longitudinal force focused coronary angioplasty: a technique for resistant lesions. *Catheter Cardiovasc Diagn* 1994;**32**:196–8.

27. Meerkin D. My buddy, my friend: focused force angioplasty using the buddy wire technique in an inadequately expanded stent. *Catheter Cardiovasc Interv* 2005;**65**:513–5.

28. Lindsey JB, Banerjee S, Brilakis ES. Two "buddies" may be better than one: use of two buddy wires to expand an underexpanded left main coronary stent. *J Invasive Cardiol* 2007;**19**:E355–8.

29. Wilson A, Ardehali R, Brinton TJ, Yeung AC, Lee DP. Cutting balloon inflation for drug-eluting stent underexpansion due to unrecognized coronary arterial calcification. *Cardiovasc Revasc Med* 2006;**7**:185–8.

30. Pappy R, Gautam A, Abu-Fadel MS. AngioSculpt PTCA Balloon Catheter entrapment and detachment managed with stent jailing. *J Invasive Cardiol* 2010;**22**:E208–10.

31. Karacsonyi J, Danek BA, Karatasakis A, Ungi I, Banerjee S, Brilakis ES. Laser coronary atherectomy during contrast injection for treating an underexpanded stent. *JACC Cardiovasc Interv* 2016;**9**:e147–8.

32. Fernandez JP, Hobson AR, McKenzie D, et al. Beyond the balloon: excimer coronary laser atherectomy used alone or in combination with rotational atherectomy in the treatment of chronic total occlusions, non-crossable and non-expansible coronary lesions. *EuroIntervention* 2013;**9**:243–50.

33. Badr S, Ben-Dor I, Dvir D, et al. The state of the excimer laser for coronary intervention in the drug-eluting stent era. *Cardiovasc Revasc Med* 2013;**14**:93–8.

34. Sunew J, Chandwaney RH, Stein DW, Meyers S, Davidson CJ. Excimer laser facilitated percutaneous coronary intervention of a nondilatable coronary stent. *Catheter Cardiovasc Interv*

2001;**53**:513–7.

35. Egred M. RASER angioplasty. *Catheter Cardiovasc Interv* 2012;**79**:1009–12.

36. Kobayashi Y, Teirstein P, Linnemeier T, Stone G, Leon M, Moses J. Rotational atherectomy (stentablation) in a lesion with stent underexpansion due to heavily calcified plaque. *Catheter Cardiovasc Interv* 2001;**52**:208–11.

37. Medina A, de Lezo JS, Melian F, Hernandez E, Pan M, Romero M. Successful stent ablation with rotational atherectomy. *Catheter Cardiovasc Interv* 2003;**60**:501–4.

38. Ferri LA, Jabbour RJ, Giannini F, et al. Safety and efficacy of rotational atherectomy for the treatment of undilatable underexpanded stents implanted in calcific lesions. *Catheter Cardiovasc Interv* 2017;**90**:E19–E24.

39. Latib A, Takagi K, Chizzola G, et al. Excimer Laser LEsion modification to expand non-dilatable stents: the ELLEMENT registry. *Cardiovasc Revasc Med* 2014;**15**:8–12.

40. Haridas KK, Vijayakumar M, Viveka K, Rajesh T, Mahesh NK. Fracture of cutting balloon microsurgical blade inside coronary artery during angioplasty of tough restenotic lesion: a case report. *Catheter Cardiovasc Interv* 2003;**58**:199–201.

41. Harb TS, Ling FS. Inadvertent stent extraction six months after implantation by an entrapped cutting balloon. *Catheter Cardiovasc Interv* 2001;**53**:415–9.

42. Wang HJ, Kao HL, Liau CS, Lee YT. Coronary stent strut avulsion in aorto-ostial in-stent restenosis: potential complication after cutting balloon angioplasty. *Catheter Cardiovasc Interv* 2002;**56**:215–9.

43. Kawamura A, Asakura Y, Ishikawa S, et al. Extraction of previously deployed stent by an entrapped cutting balloon due to the blade fracture. *Catheter Cardiovasc Interv* 2002;**57**:239–43.

44. Sanchez-Recalde A, Galeote G, Martin-Reyes R, Moreno R. AngioSculpt PTCA balloon entrapment during dilatation of a heavily calcified lesion. *Rev Esp Cardiol* 2008;**61**:1361–3.

45. Giugliano GR, Cox N, Popma J. Cutting balloon entrapment during treatment of in-stent restenosis: an unusual complication and its management. *J Invasive Cardiol* 2005;**17**:168–70.

第9章

复杂 CTO 病变的处理

一、近端纤维帽辨识不清的 CTO 病变

近端纤维帽辨识不清的 CTO 病变是指闭塞处发出分支,虽经多体位投照,仍无法确认近端纤维帽位置的 CTO 病变,约占行介入治疗 CTO 病例的 31%[1]。近端纤维帽辨识不清是预示 PCI 失败的独立危险因素之一。基于 CTO 病变 PCI 杂交技术流程图,近端纤维帽辨识不清的 CTO 病变可首选逆向 PCI (图 9-1[2]),也可采用正向 PCI(图 9-2)。

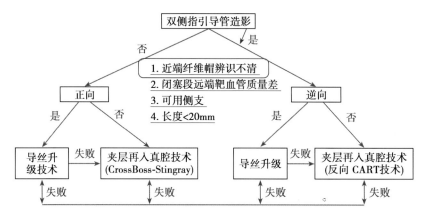

图 9-1　近端纤维帽辨识不清的 CTO 病变介入策略流程图

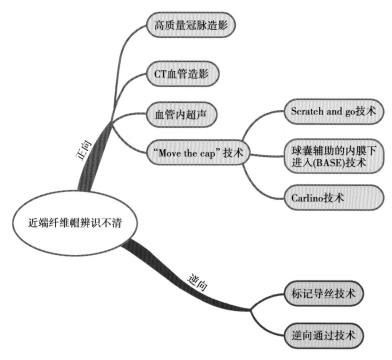

图 9-2　近端纤维帽辨识不清 CTO 病变的正向与逆向 PCI 技术

（一）高质量的血管造影

对于近端纤维帽辨识不清的 CTO 病变,为清晰显示近端纤维帽位置,需要更高质量的血管造影,包括双侧造影和多体位血管造影。例如:

1. Vieussens 侧支是从 RCA 圆锥支至 LAD 的侧支。右冠状动脉造影时,如果导管插入过深或 Vieussens 侧支为独立开口,可能使 Vieussens 侧支显影不清或不显影。因此,控制好 RCA 造影导管位置,使 Vieussens 侧支充分显影,有助于判断 CTO 病变近端纤维帽位置(图 9-3)。

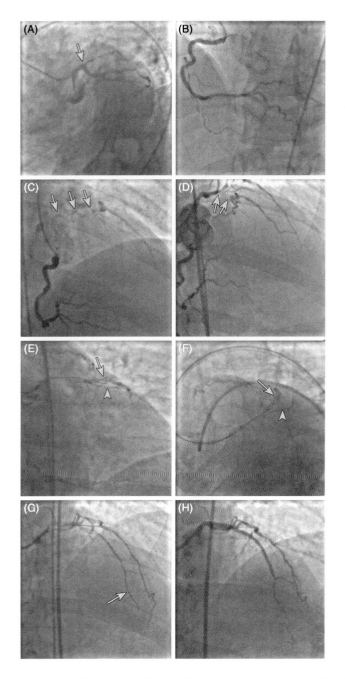

图 9-3　采用多角度投照和显示近端纤维帽辨识不清的 CTO 病变并采用 Scratch-and-go 技术开通

A. LAD 近端 CTO 病变纤维帽辨识不清(箭),未见来自左冠状动脉的同侧侧支;B. RCA 造影未见向 LAD 远端供血侧支;C. 稍回撤 RCA 造影导管,重新造影显示 Vieussens 侧支(从 RCA 圆锥支至 LAD 远端的侧支,箭);D. 双侧造影显示 LAD 闭塞段相对较短(箭);E、F. 正向导丝升级技术(箭头)未成功,采用弯曲导丝技术(箭)经内膜下通过病变;G. 应用 Stingray 系统以"穿刺-交换"技术成功实现导丝再入远端血管真腔(箭);H. 成功开通 LAD 闭塞病变

2. CTO 病变近端纤维帽与分支血管开口重叠时,需采用不同角度的多体位造影。

（二）计算机断层扫描血管造影（computed tomography angiography,CTA）

CTA 不仅能显示闭塞血管的走行(图 9-4),还能提供 CTO 病变是否存在钙化或血管迂曲等重要信息[3,4],尤其对于近端纤维帽辨识不清的 CTO 病变介入治疗术前评估更重要[5,6]。

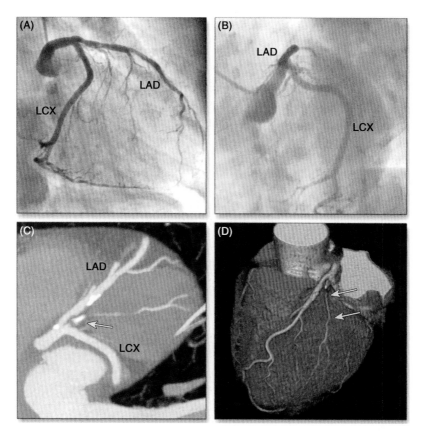

图 9-4 冠状动脉 CTA 显示造影未能发现的开口闭塞病变

A 和 B. 53 岁,女患,冠状动脉造影未发现开口闭塞的大中间支;C 和 D. 冠状动脉 CTA 显示中间支开口闭塞(箭)

Reproduced with permission from Opolski MP, Achenbach S. CT angiography for revascularization of CTO: crossing the borders of diagnosis and treatment. JACC. Cardiovasc Imaging 2015; 8: 846-58

(三) 血管内超声

IVUS 可以帮助判断 CTO 病变近端纤维帽的位置,特别适用于闭塞处有分支血管发出的情况(图 9-5)[7,8]。外径较小的机械旋转型 IVUS 导管探头距头端较长,适用于闭塞处发出较长分支的 CTO 病变,否则首选探头距头端较短的电子相控阵型 IVUS 导管。

操作步骤

1. 对于分支开口闭塞病变(如钝缘支开口 CTO 病变),将 IVUS 导管送入主支血管,有助于寻找 CTO 病变近端纤维帽(图 9-5)。

2. 当主支血管 CTO 病变处发出分支血管时(如 LAD CTO 病变位于大对角支分叉处),将 IVUS 导管送入分支血管内,再回撤寻找 CTO 病变纤维帽。

3. 可应用 IVUS 实时指导导丝进入纤维帽,也可间断应用 IVUS 确认导丝进入位置是否正确[7]。

4. 应用 IVUS 实时指导导丝进入病变时,7Fr 指引导管能够同时容纳 IVUS 导管和较小外径的微导管(如 Finecross 或 Micro14),如使用较大外径的微导管,推荐使用 8Fr 指引导管,或使用"乒乓指引导管"技术。

5. 应用 IVUS 实时指导导丝进入病变时,可能会干扰导丝操作,且影响造影质量。操控导丝时可能引起 IVUS 导管位置移动,需要反复重新定位。因此,实践中较少应用实时 IVUS 指导导丝穿刺近端纤维帽,更多是间断应用 IVUS 确认导丝穿刺位置。

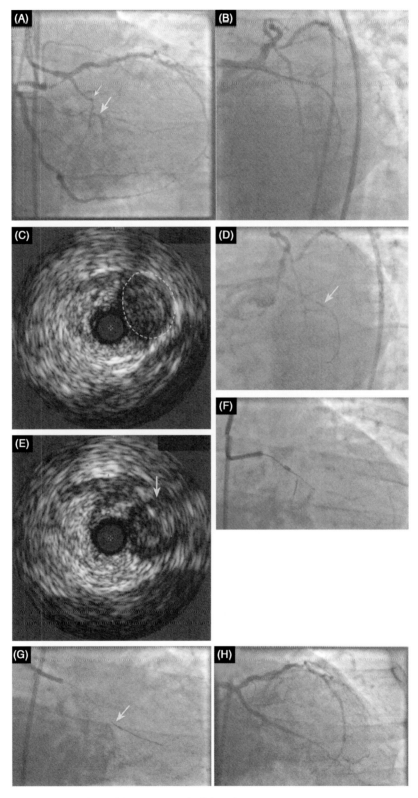

图 9-5　IVUS 帮助判断 CTO 近端纤维帽示例

A. 第一钝缘支开口处 CTO 病变（箭）；B. 正向导丝反复尝试均未能进入闭塞病变，导丝反复滑入回旋支远端；C. IVUS 显示 CTO 近端纤维帽位置（黄色圆圈）；D. IVUS 显示的近端纤维帽位置实际位于造影提示的近端纤维帽位置的近端（箭）；E. 换用 Conquest Pro 12 导丝，IVUS 确认（箭）其进入闭塞病变内；F. 操控导丝经内膜下通过病变；G. 采用 Stingray 系统再入远端血管真腔（箭）；H. 最终成功开通闭塞病变

6. 在 IVUS 指引导丝操作过程中,如 IVUS 确认导丝已进入 CTO 近端斑块内或内膜下,可跟进微导管,增加导丝支撑,利于导丝通过病变;否则应回撤导丝,重新调整方向前行。

7. 如果冠状动脉直径足够大,推荐首选探头距头端较短的相控阵型 IVUS 导管(Eagle Eye short tip, Volcano)。

8. 增加 IVUS 景深有助于更好指导导丝穿过纤维帽。当分支血管与主支血管夹角较小时,还可通过远场效应指导导丝通过 CTO 病变近端体部部分节段。

注意事项

1. 分支血管直径较小或迂曲时,推送 IVUS 导管可造成血管损伤,甚至穿孔。

2. 冠状动脉内器械较多时,需警惕血栓形成。

(四) Move the cap 技术

Move the cap 技术是采用正向夹层再入真腔技术使导丝通过 CTO 病变的方法[9]。该技术有三种操作方法:球囊辅助的内膜下进入(balloon-assisted subintimal entry, BASE)技术、Scratch and go 技术和 Carlino 技术[10,11]。

1. 球囊辅助的内膜下进入技术(图 9-6)

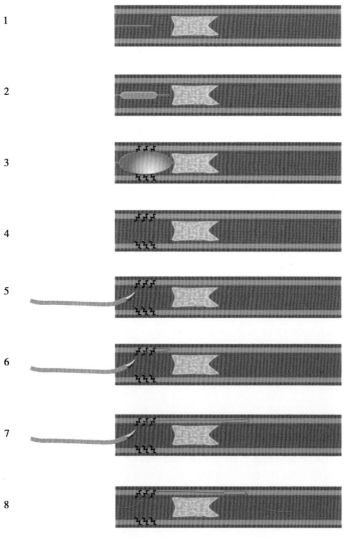

图 9-6　球囊辅助内膜下进入技术示意图

步骤 1　导丝送至 CTO 病变近端

- 使用普通工作导丝。
- 通过相互垂直的投照角度确认导丝位置正确。

注意事项：

- 如导丝误入分支血管,需通过两个相互垂直投影角度重新调整导丝位置。

步骤 2　将球囊推送至 CTO 病变纤维帽近端

- 使用直径稍大的半顺应性球囊(球囊:血管直径比为 1.1:1 或 1.2:1)。
- 采用与血管垂直的投照角度,确认导丝和球囊位置。

注意事项：

- 如闭塞病变近端血管严重狭窄或存在严重钙化,球囊通过困难时,可先应用较小直径球囊或其他措施(如旋磨或激光技术)预处理病变;也可更换更大管径、支撑力更强的指引导管(如 Amplatz L1 指引导管等)或其他增强指引导管支撑力技术,如边支锚定技术或子导管技术等。

步骤 3　球囊以 10~15atm 扩张

注意事项：

- 球囊直径过大可能导致近端血管穿孔,避免高压力(20atm)球囊扩张。

步骤 4　经指引导管注射对比剂,确认 CTO 病变纤维帽近端血管已出现夹层

注意事项：

- 为避免夹层延展、压迫远端血管真腔或夹层逆行延展,推荐使用带侧孔指引导管或将指引导管部分脱离冠状动脉开口,并轻柔注射对比剂造影。

步骤 5　沿输送球囊的工作导丝推送微导管至 CTO 病变近端纤维帽处

注意事项：

- 如 CTO 病变近端血管严重迂曲或存在钙化病变,微导管通过困难时,需先行球囊扩张或应用增加指引导管支撑力技术。

步骤 6　应用聚合物护套导丝在夹层内行弯曲导丝技术

- 经微导管推送聚合物护套导丝(如 Fielder XT、Fighter 或 Pilot 200)进入血管夹层,行弯曲导丝技术。不宜旋转导丝,避免发生导丝断裂。

注意事项：

- 通过相互垂直角度投照判断导丝走行,避免血管穿孔。
- 如导丝无法形成弯曲,可将导丝头端重新塑型成伞柄状或其他构型。
- 导丝嵌顿在血管壁(图 9-7)[12] 是罕见的并发症,解决方法包括将第二根导丝靠近嵌顿导丝前进,沿第二根导丝送入球囊,在导丝嵌顿部位扩张球囊以释放嵌顿导丝。如果发生导丝断裂,IVUS 可帮助确定断裂导丝是否脱入血管近端或主动脉内。

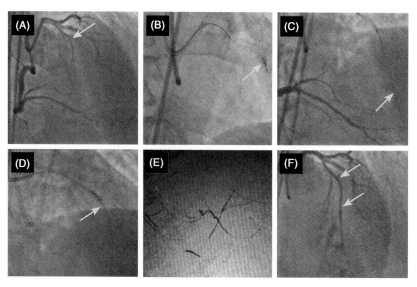

图 9-7　正向夹层再入血管真腔过程中导丝嵌顿

A. 双侧冠状动脉造影显示 LAD 中段 CTO 病变(箭);B. 弯曲的 Fielder XT 导丝嵌顿(箭);C. Pilot 200 导丝(箭)沿 Fielder XT 导丝平行方向成功通过 CTO 病变;D. 在导丝嵌顿部位行球囊扩张后(箭);E. 嵌顿导丝被成功撤出;F. 最终血管造影结果满意(箭)

Reproduced with permission from Danek BA, Karatasakis A, Brilakis ES. Consequences and treatment of guidewire entrapment and fracture during percutaneous coronaryintervention. Cardiovasc Revasc Med 2016;17:129-33.

步骤 7　导丝通过慢性完全闭塞病变

- 由于内膜下腔隙具有一定可扩张性,该技术引发血管穿孔的风险较低。因此,一旦弯曲导丝进入内膜下,可直接推送通过闭塞段至 CTO 病变远端纤维帽以远,并在较大分支发出前实施导丝再入血管真腔操作。

步骤 8　导丝再入真腔

- 导丝再进入真腔位置应尽可能靠近远端纤维帽,推荐使用 Stingray 系统(如第 5 章所述)。如远端纤维帽位于两较大分支血管的分叉处(如后降支和左室后侧支分叉处),可采用"double Stingray"技术或逆向 PCI 策略。

2. Scratch and go 技术(图 9-8)

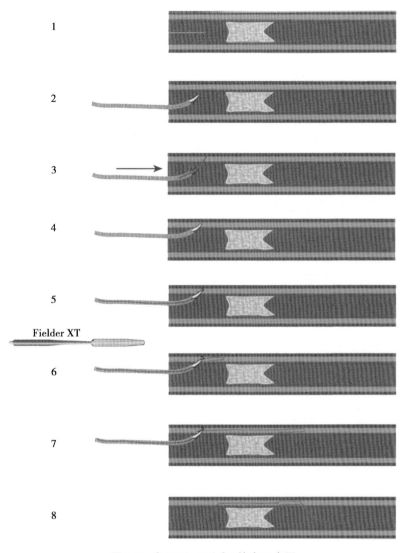

图 9-8 Scratch-and-Go 技术示意图

步骤 1 将导丝送至 CTO 病变近端

步骤 2 推送微导管至 CTO 病变近端纤维帽

- 推荐使用微导管(如 Corsair 或 Turnpike 等)。
- 采用相互垂直的投影角度确认导丝和微导管位置。

注意事项:

如 CTO 病变近端血管存在严重迂曲或钙化病变,微导管通过困难时,可先用小球囊预扩张病变,或更换更大管径、支撑力更强的指引导管(如 Amplatz L1 指引导管等)或应用其他提高指引导管支撑力技术,如边支锚定或子导管技术等。

步骤 3   微导管辅助送入硬导丝

- 使用硬导丝,如 Conquest Pro 12、Gaia 3 或 Hornet 14 等。
- 将硬导丝头端塑型成 90°弯曲,长度 2~3mm。
- 在近端纤维帽附近的血管壁内推进导丝约 1~2mm,避免发生血管穿孔。

注意事项:

- 单纯导丝推进导致血管穿孔极为罕见,但如果盲目跟进微导管,可能导致严重血管穿孔。

步骤 4   沿硬导丝推进微导管进入血管壁≤1mm

注意事项

- 为避免造成血管穿孔。推进微导管之前,需确认导丝在血管结构内。

步骤 5   经微导管送入聚合物护套导丝

- 经微导管送入聚合物护套导丝(如 Fielder XT、Fighter 或 Pilot 200)。
- 将导丝推出微导管形成"屈指"状,不宜转动导丝。

注意事项:

- 如导丝无法形成"屈指"形状,并且嵌顿在血管壁,可能导致血管穿孔。

步骤 6   内膜下行弯曲导丝技术(见第 5 章)

步骤 7   导丝通过 CTO 病变闭塞段(见第 5 章)

步骤 8   导丝经内膜下再入血管真腔(见第 5 章)

3. Carlino 技术(图 9-9 和 9-10)

第 5 章中已详细描述 Carlino 技术。

微导管头端进入内膜下后,即可行 Carlino 技术,用对比剂造成内膜下撕裂,便于后续导丝前行;还可在导丝前行过程中确认导丝位置(如在内膜下)。

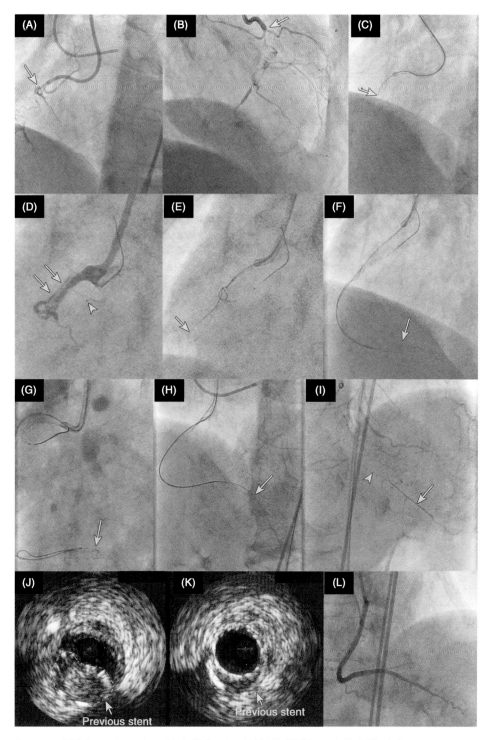

图 9-9 应用 Scratch and go 技术成功开通近端纤维帽辨识不清的 CTO 病变

A. RCA 近段 CTO 病变,近端纤维帽辨识不清(箭);B. 左前斜位显示 CTO 病变近端纤维帽辨识不清(箭);C. Scratch and go 技术;Corsair 微导管辅助下 Conquest Pro 12 导丝(箭)在纤维帽近端造成血管夹层;D. 造影示纤维帽近端血管夹层(箭),箭头示锐缘支内的锚定球囊;E. 采用弯曲导丝技术(箭)经该夹层进入内膜下前行;F. 弯曲导丝(箭)到达 RCA 远端支架部位;G. 送入 CrossBoss 导管(箭)至闭塞支架处;H. 导丝经内膜下进入后降支;I. 应用 Stingray 球囊(箭头)辅助 Pilot 导丝(箭)成功进入远端血管真腔;J. IVUS 显示导丝经内膜下通过已闭塞的支架段;K. 置入支架后,IVUS 显示被挤压的原支架;L. 成功开通病变后造影结果

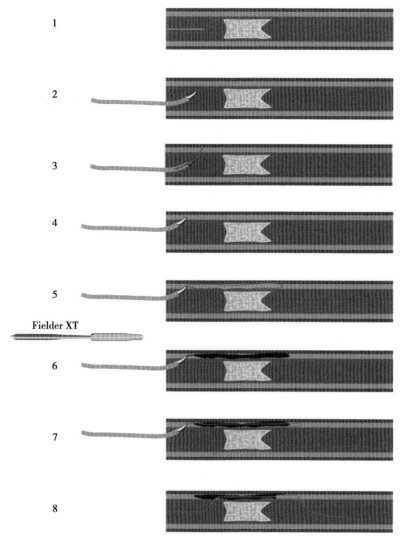

图 9-10 Carlino 技术示意图

步骤 1　将导丝送至 CTO 病变近端

步骤 2　将微导管推送至纤维帽近端

步骤 3　经微导管向管壁方向推送硬导丝，并确认导丝尖端位于内膜下

步骤 4　沿导丝推送微导管进入血管壁

步骤 5　通过微导管注入少量对比剂

- 通常使用有螺旋接口的小注射器(3ml)注射对比剂。
- X 线直视下,轻柔注射少量(0.5~1.0ml)对比剂[10]。

注意事项:

- 透视下轻柔推注少量对比剂,降低血管穿孔发生风险。
- 对比剂造成夹层逆向延展使近端分支闭塞。

步骤 6　将导丝送入血管夹层内

步骤 7　导丝经内膜下通过 CTO 病变(见第 5 章)

步骤 8　导丝经内膜下再入远端血管真腔(见第 5 章)
(导丝经内膜下通过 CTO 病变时使用)

(五)逆向导丝通过 CTO 病变

当逆向导丝接近近端纤维帽时,可清晰显示闭塞血管走行路径,便于操控正向导丝。也可通过逆向微导管行"Carlino 技术",或逆向送入球囊行 CART 技术。

二、导丝不能穿透近端或远端纤维帽的 CTO 病变

纤维帽有严重钙化或纤维化斑块时,可能导致导丝通过困难。导丝不能通过远端纤维帽常见于既往行冠状动脉旁路移植术患者,其机制可能是由于移植的桥血管开放,使远端纤维帽长期承受较高的动脉压力,引起严重纤维化和钙化。解决方法包括:①穿透纤维帽技术。②绕过纤维帽技术(图 9-11)。

(一)导丝穿透 CTO 病变坚硬纤维帽技术

选择穿透力更强的硬导丝或使用导丝强支撑装置,有助于导丝通过坚硬的纤维帽。目前正在开发一些新技术,包括 Soundbite 系统[13]和给予胶原蛋白酶等技术[14]。

1. 为导丝前行提供更强支撑　如第 3 章所述,应用支撑力较强的微导管(Corsair 或 Turnpike Spiral)、子导管和锚定技术增加导丝前行支撑力。在 CTO 病变近端血管内,用球囊扩张锚定并行的微导管,能够显著增加微导管对导丝的支撑力(图 9-12)。也可用球囊扩张锚定延长导管,以获得更强的支撑力,但需使用"乒乓指引导管"技术。

2. 增加导丝穿透力　使用穿透力强的硬导丝(如 Conquest Pro 12、Hornet14、Stingray 或 Astato 20 等)。对于近端纤维帽结构清楚的 CTO 病变,有术者推荐应用激光技术,但增加血管穿孔风险。Carlino 技术通过推注对比剂在内膜下形成微夹层,便于后续导丝通过 CTO 病变。

(二)绕行坚硬纤维帽技术

当导丝不能穿透坚硬的纤维帽时,使导丝经内膜下绕过坚硬纤维帽,也是一种非常有效且安全的技术。具体操作详见上述"move the cap"技术。

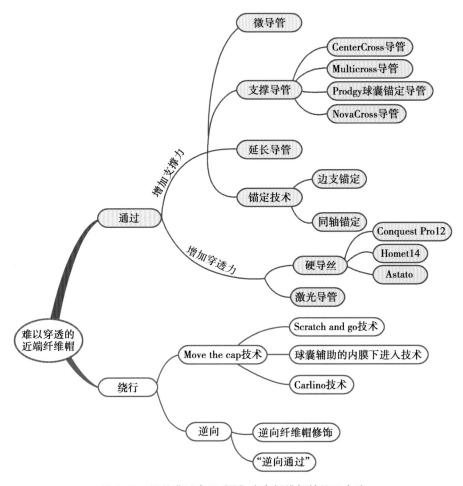

图 9-11　导丝难以穿透 CTO 病变纤维帽的处理方法

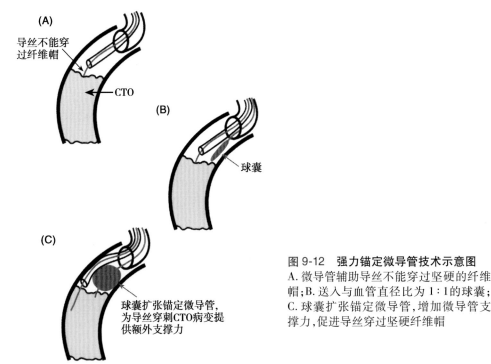

图 9-12　强力锚定微导管技术示意图
A. 微导管辅助导丝不能穿过坚硬的纤维帽;B. 送入与血管直径比为 1∶1 的球囊;C. 球囊扩张锚定微导管,增加微导管支撑力,促进导丝穿过坚硬纤维帽

三、与主动脉壁平齐的开口 CTO 病变

与主动脉壁平齐的开口 CTO 病变是指在主动脉根部没有残端的开口闭塞病变（如 RCA 开口、左主干开口或移植桥血管开口）。对于这种开口病变，由于正向指引导管很难固定，无法获得良好的同轴支撑力，正向 PCI 成功率低，因此常首选逆向 PCI 策略。此类 CTO 病变需关注：

（一）确认是否为平齐无残端的开口 CTO 病变

1. 多体位靶血管造影及主动脉造影

有时会发现血管并非真正完全闭塞，只是由于血管开口起源异常或导管无法到位，血管未能清晰显影。行多体位造影、主动脉窦部造影和升主动脉造影（通常在左前斜投照角度，注射对比剂 20ml/秒×3 秒），有助于发现起源异常的冠状动脉开口。

2. 计算机断层扫描血管造影

CTA 能够帮助判断是否存在与主动脉壁平齐无残端的开口 CTO 病变，并提供更多有关 CTO 病变形态学信息（如长度、钙化和血管迂曲程度等），有助于制订 PCI 策略。

（二）导丝逆向通过 CTO 病变进入主动脉

对于与主动脉壁平齐无残端的开口 CTO 病变，很难正向获得指引导管有效支撑，常需逆向导丝通过 CTO 病变进入主动脉。如开口闭塞处有明显钙化斑块，逆向导丝进入主动脉会遇到阻力，有时可能进入主动脉管壁内膜下。

以下方法有助于逆向导丝通过 CTO 病变：

1. 选择硬导丝

推荐使用硬导丝，如 Gaia 系列（Gaia2 或 Gaia3）、Conquest Pro 12、Aasto 20、Hornet 14 和 Pilot 200 等。应用逆向微导管辅助硬导丝逆向穿过 CTO 病变进入升主动脉。

2. Carlino 技术

通过逆向微导管注射少量对比剂制造微夹层，有助于逆向导丝通过 CTO 病变[10,11]（图 9-13）。

3. e-CART（Electro Cautery-Assisted Re-enTry）技术

上述技术失败后，可行 e-CART 技术，即逆向导丝尾端连接单极电刀，利用电灼能量穿透坚硬纤维帽技术[15]。具体操作步骤如下（图 9-14）：

（1）负极板紧贴病人身体背侧。

（2）逆向导丝对准 CTO 纤维帽。

（3）除导丝头端，用微导管全程覆盖导丝。

（4）推荐使用 Conquest Pro 12 导丝。

（5）用止血钳将导丝尾端夹在电刀头端。

（6）功率设定为 50 瓦。

（7）能量释放时间为 1 秒钟，X 光直视下，观察导丝是否穿过病变。

（8）采用经食道超声心动图指导操作，有助于降低血管穿孔风险。

使用 e-CART 技术时，导丝可能进入肺动脉或其他主动脉邻近结构，有造成血管穿孔风险，需慎用。

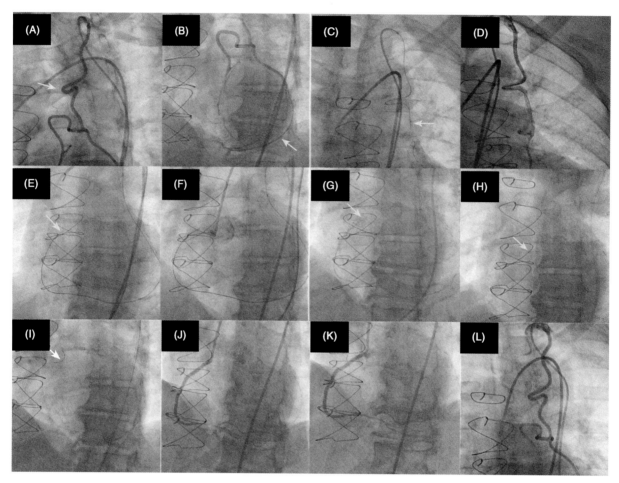

图 9-13　A. 左内乳动脉（LIMA）中段非常纡曲（箭）；B. 并通过发自 LCX 的心外膜侧支（箭）向 RCA 远端提供侧支循环；C. 沿 Sion 导丝（Asahi Intecc）送入 Corsair 微导管（箭）；D. 通过 LIMA 后，LIMA 仍存在前向血流；E. Sion 导丝和 Corsair 微导管逆向推进至 RCA 闭塞病变远端纤维帽（箭）；F. 由于 LIMA 严重纡曲，只有 Gaia 导丝（Asahi Intecc）可以逆向送至 Corsair 微导管头端，但不能穿透闭塞病变；G. 将 Corsair 导管交换为 Finecross 微导管，经 Finecross 微导管逆向注入 0.5cc 对比剂，能够使逆向微导管推进少许（箭）；H. 换用 Gaia2（Asahi Intecc）仍不能逆向通过病变，再次经微导管逆向注射对比剂，最终见对比剂进入主动脉（箭）；I. 经微导管送入 RG3 导丝（Asahi Intecc）至主动脉（箭）；J. 捕获 RG3 导丝进入正向指引导管并体外化；K. 成功开通 RCA 开口 CTO 病变。支架植入后，最终造影结果良好；L. 手术过程中并没有影响 LIMA 桥血管的前向血流，在器械移除后，血管造影示无血管损伤

Reproduced with permission from Amsavelu S, Carlino M, Brilakis ES. Carlino to the rescue: use of intralesioncontrast injection for bailout antegrade and retrograde crossing of complex chronic total occlusions. Catheter Cardiovasc Interv 2016; 87: 1118-23.

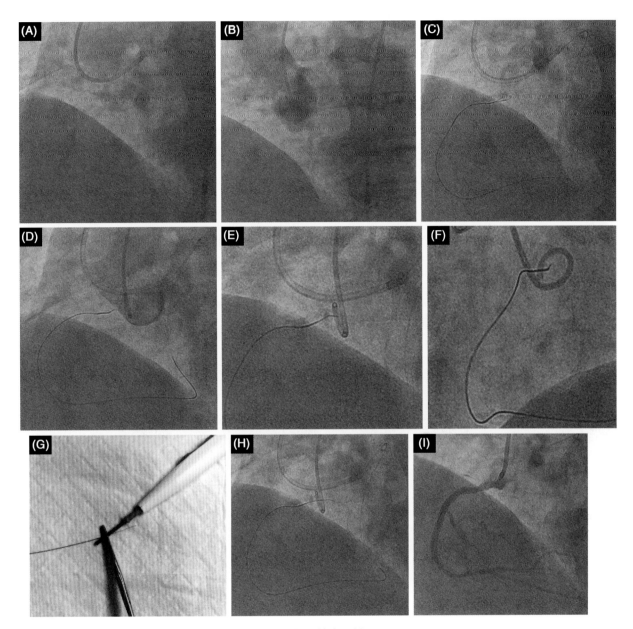

图 9-14　e-CART（ElectroCautery-Assisted Re-enTry）技术示例
A. 冠状动脉造影显示左冠状动脉向 RCA 远端提供侧支循环；B. RCA 开口闭塞；C. 逆向采用弯曲导丝技术引导逆向微导管至 RCA 开口闭塞处；D. 将猪尾导管送至主动脉根部；E 和 F. 采用左前斜 40° 和右前斜 30° 投照角度，明确逆向 Conquest Pro 12 导丝朝向主动脉；G. 用止血钳将导丝尾端与外科单极电刀连接；H. 在 50w、1 秒钟脉冲切割模式下，见导丝头端顺利进入主动脉内腔。捕获逆向导丝并体外化，成功开通闭塞血管；I. 最终造影结果满意
Reproduced with permission from Nicholson W, Harvey J, Dhawan R. E-CART ElectroCautery-Assisted Re-entry）of an aorto-ostial right coronary artery chronic total occlusion：first-in-man. JACC Cardiovasc Interv 2016；9：2356-8，Elsevier.

四、LCX 和 LAD 开口 CTO 病变

开通近端纤维帽辨识不清的 LCX 和 LAD 开口 CTO 病变常需要使用本章第一部分中描述的相关技术。

推荐以下方法：

1. 使用延长导管行反向 CART 技术，以降低左主干夹层发生风险。

2. 在非闭塞血管中放入保护导丝（开通 LAD CTO 病变，在 LCX 送入保护导丝；对于 LCX CTO 病

变,在 LAD 送入保护导丝),以便出现近端血管夹层或斑块移位情况下,能够保护邻近血管。

　　LCX 开口或 LAD 开口 CTO 病变常因成角大而导丝难以通过,可使用 Venture 微导管或成角度的 SuperCross 微导管辅助导丝进入并穿过 CTO 病变(图 9-15)。由于 LCX 开口 CTO 病变常严重成角,并常缺乏可行逆向操作的侧支血管,其开通成功率通常低于 RCA 和 LAD CTO 病变[16]。

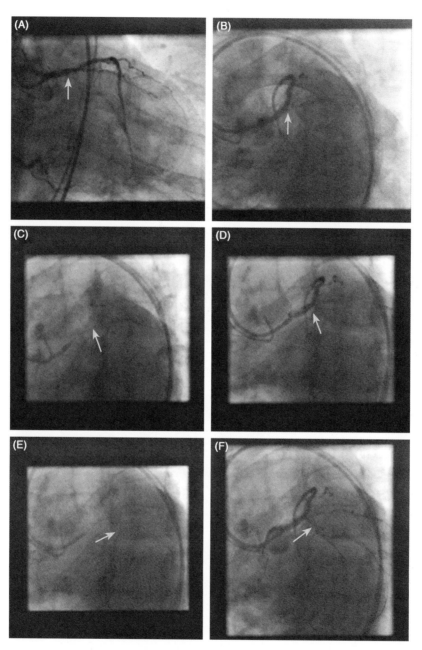

图 9-15　应用 Venture 微导管处理 LCX 开口 CTO 病变示例(注:该病例出现支架脱载并发症)

A 和 B. 双侧冠状动脉造影显示 LCX 开口 CTO 病变(箭);C. 应用 IVUS 确定 LCX 开口(箭);D. 随后送入 Venture 微导管(箭);E. Venture 微导管辅助下 Pilot 200 导丝顺利通过闭塞病变(箭);F. 球囊预扩张后,LCX 前向血流恢复(箭)。尽管行多次球囊预扩张,并使用 GuideLiner 延长导管辅助,但 2.5×23mm 支架仍不能通过病变,在试图将支架回撤到指引导管过程中,支架脱载于左主干。尝试应用 4mm Gooseneck 抓捕器捕获支架未能成功。送入另一枚支架覆盖并挤压脱载的支架,经支架网眼送入导丝至 LCX 并行球囊扩张;该病例显示了 Venture 微导管在高度成角病变尤其是 LCX 开口 CTO 病变 PCI 中的应用价值。在纤曲钙化血管 CTO 病变中,Venture 微导管可辅助导丝快速通过病变。如本例所示,在此类病变中输送支架较为困难,一旦出现支架脱载,整个手术过程将变得非常复杂,对病变进行充分预处理可降低支架脱载风险

五、CTO 病变近端纤维帽处发出分支血管

纤维帽处有分支血管发出时, CTO 病变介入治疗存在以下困难(图 9-16):

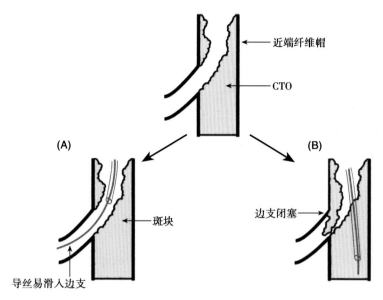

图 9-16　近端纤维帽处存在分支的 CTO 病变 PCI 难点

1. 导丝易滑入分支, 无法进入 CTO 病变(图 9-16A)。

2. 易引起分支闭塞(图 9-16B), 可能导致围手术期心肌梗死[17-19]或心律失常。如前所述, 在开通 CTO 病变介入治疗过程中, 需要在非闭塞分支内放入保护导丝, 以便在出现血管夹层或斑块移位情况下, 及时保护分支血管。

近端纤维帽处发出分支血管 CTO 病变的介入治疗技术(图 9-17):

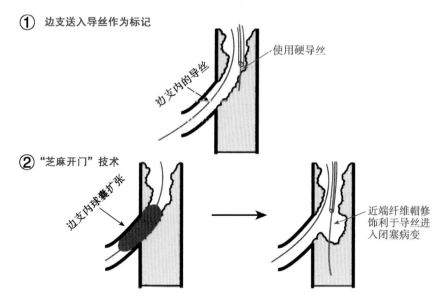

图 9-17　近端纤维帽处存在分支的 CTO 病变导丝通过技术

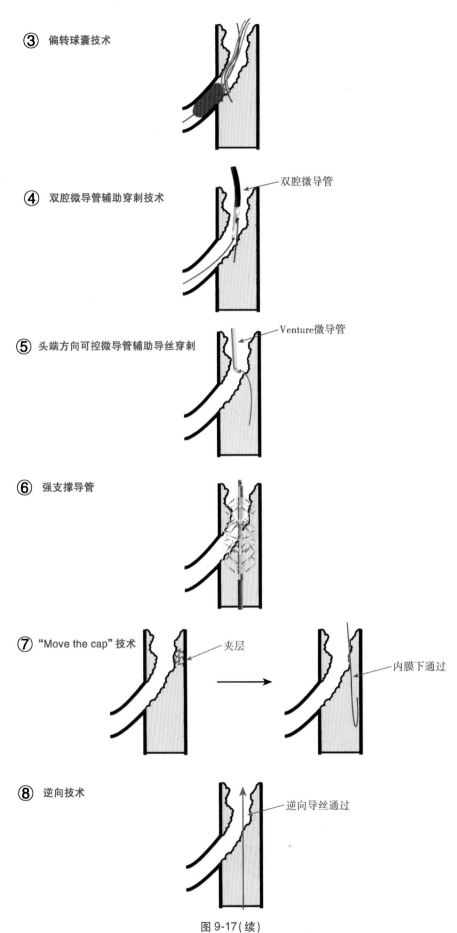

③ 偏转球囊技术

④ 双腔微导管辅助穿刺技术　——双腔微导管

⑤ 头端方向可控微导管辅助导丝穿刺　——Venture微导管

⑥ 强支撑导管

⑦ "Move the cap" 技术　——夹层　　——内膜下通过

⑧ 逆向技术　——逆向导丝通过

图 9-17 (续)

1. 分支内送入保护导丝,既可标记分支开口位置,又利于第二根导丝正向通过闭塞病变(图9-17)。此外,在正向导丝穿刺 CTO 病变近端纤维帽过程中,一旦分支受损或出现夹层,能够及时保护分支。

2. 沿分支内导丝送入球囊扩张闭塞病变近端纤维帽,能够改变硬斑块构型,有助于导丝进入 CTO 病变,即"芝麻开门"技术(图9-17)[20]。

3. "偏转球囊"或"阻闭球囊"技术:沿分支导丝送入球囊并在分支开口扩张,阻止正向导丝穿刺近端纤维帽时滑入分支血管(图9-17)。

4. 使用双腔微导管辅助第二根导丝进入 CTO 病变近端纤维帽(图9-17)[21]。

双腔微导管作用:①增强导丝穿透力。②拉直近端迂曲血管段。③通过调整微导管位置,辅助导丝穿刺纤维帽。当导丝进入 CTO 病变后,应使用球囊捕获技术将其更换为普通微导管,便于后续导丝操作。分支血管直径足够大时,双腔微导管结合以下方法可显著提高导丝穿透力:①将两根软导丝送入同一分支;②沿其中一导丝送入快速交换球囊至分支行球囊锚定技术;③沿另一导丝(被球囊锚定的导丝)送入双腔微导管,再经双腔微导管 OTW 腔送入导丝穿刺 CTO 病变近端纤维帽。

5. 头端方向可调的微导管有助于辅助导丝定向穿刺纤维帽,如 Venture 或 SuperCross 微导管(图9-17;图9-18)[22]。

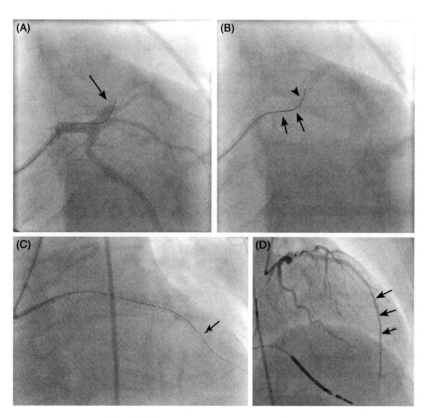

图 9-18　Venture 微导管辅助导丝进入近端纤维帽处存在分支血管的 CTO 病变示例

Modified with permission from Iturbe JM, Abdel-Karim AR, Raja VN, Rangan BV, Banerjee S, Brilakis ES. Use of the venture wire control catheter for the treatment of coronary artery chronic total occlusions. Catheter Cardiovasc Interv 2010;76;936-41.

6. 使用特殊强支撑导管,如 CenterCross 导管(图9-17)、Prodigy 导管和 Novacross 导管等。

7. 如果分支较小,即便分支丢失也不会导致严重不良后果,可考虑采用 Move-the-cap 技术(图9-17)。

8. 逆向 PCI 策略(图 9-17)。

六、CTO 病变远端纤维帽位于血管分叉处

与近端纤维帽处发出分支的 CTO 病变一样,如远端纤维帽位于血管分叉处,成功 PCI 的关键是开通闭塞病变后保证所有分支开放(图 9-19)。

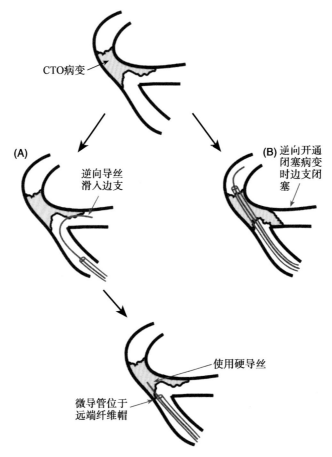

图 9-19　处理远端纤维帽位于血管分叉处的 CTO 病变面临的困难

对于远端纤维帽邻近分支的 CTO 病变,如采用正向夹层/再入真腔技术,理想的导丝再入真腔位置是在分叉近端或分叉处,保证开通 CTO 病变后所有分支血管通畅。否则,需将两根导丝分别送入两分支血管,在分叉处行球囊对吻扩张,必要时需采用双支架植入术。

开通远端纤维帽位于血管分叉处的 CTO 病变,可选择正向技术,但推荐首选逆向技术。

(一) 逆向技术(图 9-20)

对于远端纤维帽位于血管分叉处的 CTO 病变,逆向 PCI 可以使导丝从更有利的角度通过 CTO 病变,降低分支血管闭塞发生率。但通常需将逆向微导管推送至闭塞远端纤维帽处,辅助较硬的导丝(Gaia、Conquest Pro 12 或 Pilot 200 等)逆向通过病变。

1. 如果逆向导丝通过 CTO 病变,且病变未累及分支血管开口,在 CTO 病变部位置入支架后,可保持分支血管畅通(图 9-20A)。

2. 如果逆向导丝成功开通 CTO 病变,但病变累及重要的分支开口,可引起分支闭塞(图 9-20B),解决方法如下:

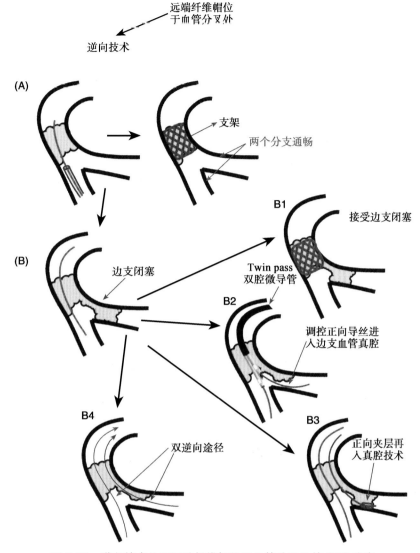

图 9-20 逆向技术处理远端纤维帽位于血管分叉处的 CTO 病变

（1）如果分支相对较小或需要长时间操作去处理分支血管，使对比剂用量和射线辐射剂量明显增加时，可不再进一步处理该分支血管。

（2）尝试正向导丝进入分支血管，推荐使用双腔微导管辅助操控导丝。

（3）采用正向夹层再入真腔技术处理分支血管时，推荐使用 Stingray 球囊系统。

（4）尝试将另一根导丝逆向送入闭塞的分支血管，行逆向 PCI。

（二）正向技术

正向导丝通过远端纤维帽位于血管分叉处的 CTO 病变时，存在分支血管闭塞风险，尤其是应用正向夹层再入真腔技术时，更要注意避免分支血管闭塞。

1. 正向导丝通过 CTO 病变后进入主支血管

（1）最理想的情况是正向导丝通过 CTO 病变远端纤维帽进入主支血管，支架植入后不影响分支通畅。

（2）如果正向导丝通过 CTO 病变进入主支血管远端真腔后，但引起分支闭塞，可经正向（图 9-21）或逆向（图 9-21）途径重新调整导丝进入分支血管。如分支很小或导丝进入分支血管难度较大，且操作复杂，可放弃分支血管或择期开通。

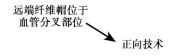

远端纤维帽位于
血管分叉部位

正向技术

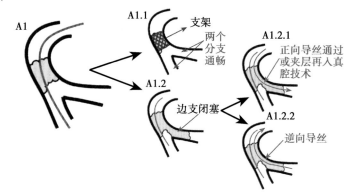

(A) 导丝在主支血管远端真腔

A1

A1.1

支架

两个
分支
通畅

A1.2.1

正向导丝通过
或夹层再入真
腔技术

A1.2

边支闭塞

A1.2.2

逆向导丝

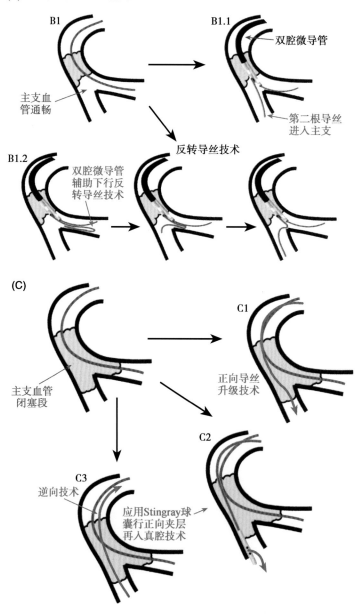

(B) 导丝在边支远端血管真腔

B1

主支血
管通畅

B1.1

双腔微导管

第二根导丝
进入主支

反转导丝技术

B1.2

双腔微导管
辅助下行反
转导丝技术

(C)

主支血管
闭塞段

C1

正向导丝
升级技术

C2

C3

逆向技术

应用Stingray球
囊行正向夹层
再入真腔技术

图 9-21　正向技术处理远端纤维帽位于血管分叉处的 CTO 病变

2. 正向导丝通过 CTO 病变进入分支血管,需注意保持主支血管通畅

(1) 推荐沿分支内导丝送入双管腔微导管,调整第二根导丝进入主支血管真腔。

(2) 如正向长时间尝试第二根导丝进入主支血管未成功,或存在导致分支血管开口受损、甚至分支闭塞风险时,推荐使用反转导丝技术[24,25],首选聚合物护套导丝,将其头端约 3cm 部分处反折后送入分支血管(图 9-22;图 9-23C),再回拉导丝进入主支血管(图 9-23;图 9-23E)。推荐使用双腔微导管辅助反转导丝操作(图 9-24)。

如何制作反转导丝

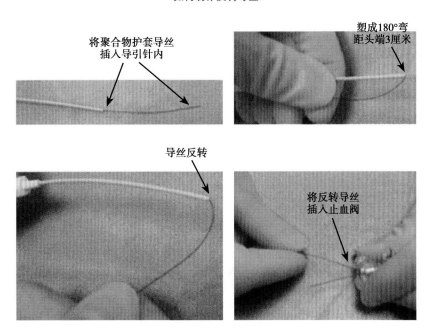

图 9-22 反转导丝制作示意图

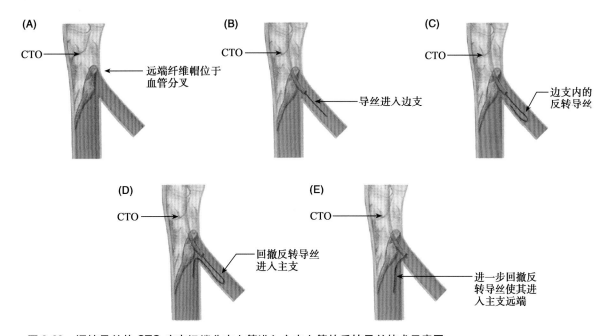

图 9-23 调控导丝从 CTO 病变远端分支血管进入主支血管的反转导丝技术示意图

A. CTO 病变远端纤维帽位于血管分叉;B. 导丝通过闭塞段进入远端分支血管;C. 送入反转导丝至分支血管;D 和 E. 回撤反转导丝使其进入主支血管

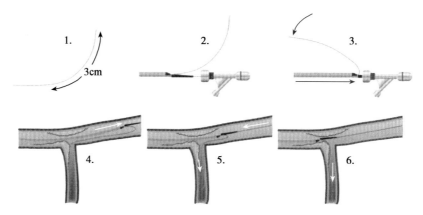

图 9-24　双腔微导管辅助的反转导丝技术

注意:反转导丝技术可能会引起血管夹层。即便反转导丝进入主支,但由于导丝存在较大弯曲,易造成导丝进入困难。

3. 正向导丝通过 CTO 病变进入分支血管,如造成主支血管闭塞可采用以下方法解决:

(1) 应用正向导丝升级技术,必要时使用双腔微导管辅助导丝进入主支血管。

(2) 使用 Stingray 球囊辅助导丝进入主支血管远端真腔。

(3) 采用逆向技术开通主支血管。多数情况下需要采用双支架术式才能保证两分支血管均通畅。

七、支架内 CTO 病变

支架内慢性闭塞病变约占 CTO 介入病例总数的 11% ~ 12%[26,27],开通难度大[28-32],尤其是有较大分支的 LAD 支架内 CTO 病变和严重迂曲的 RCA 支架内 CTO 病变[33,34]。尽管这类病变开通成功率与原位血管 CTO 病变相当[26,27,35],但其再狭窄率较高[36]。

(一) 开通支架内 CTO 病变的技术流程(图 9-25)

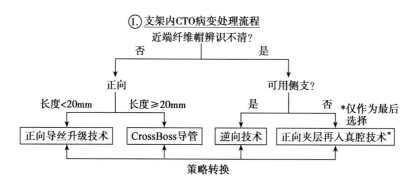

图 9-25　支架内 CTO 病变 PCI 技术流程

开通支架内 CTO 病变与原位 CTO 病变方法存在以下区别:

1. 开通支架内 CTO 病变应尽量避免导丝经支架外走行。如导丝经支架外通过 CTO 病变,需再次植入支架挤压原有支架。该方法仅在其他技术失败情况下使用[31,37-41]。

2. 支架小梁可防止 CrossBoss 导管走行至支架外,因此 CrossBoss 导管技术更适用于支架内 CTO 病变[42,43](图 9-26)。极少数情况下,CrossBoss 导管会进入支架外,挤压原有支架(图 9-27)[44]。因此,当 CrossBoss 导管前进受阻时,需重新调整导丝方向。推荐使用聚合物护套导丝,如 Pilot 200 等[42,45]。

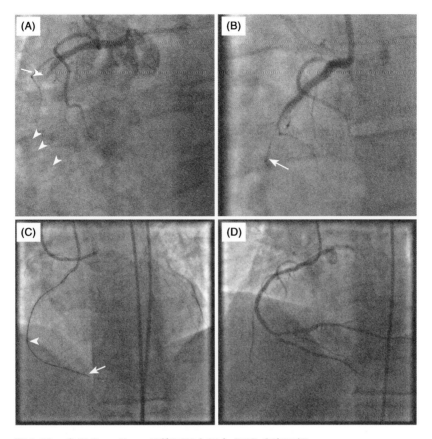

图 9-26　应用 CrossBoss 导管开通支架内 CTO 病变示例
A. 冠状动脉造影示 RCA 支架内再狭窄（箭头）所致 CTO 病变（箭）；B. 送入 Cross-Boss 导管至闭塞病变，快速旋转推进（箭）；C. CrossBoss 导管不能通过支架内闭塞病变（箭头），但对侧血管造影显示 Conquest Pro12 导丝（箭）已进入远端血管真腔；D. 置入支架后结果满意

Reproduced with permission from Papayannis A, Banerjee S, Brilakis ES. Use of the Cross-boss catheter in coronary chronic total occlusion due to in-stent restenosis. Catheter Cardiovasc Interv 2012;80;E30-6.

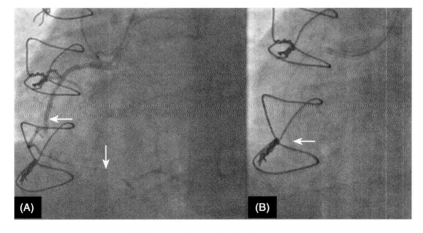

图 9-27　CrossBoss 导管走行至支架小梁外示例
A. 冠脉造影显示 RCA 支架内闭塞，有同侧及对侧侧支循环（箭：原支架近端与远端边缘）；B. CrossBoss 导管在 CTO 病变内前进 5~10mm 后遇阻力；C. 更加快速旋转 CrossBoss 导管，导管向远端前行；D. 逆向导丝进入位于 RCA 远段的 Cross-Boss 导管（箭：CrossBoss 导管头端）；E. 支架内球囊高压扩张；F. 最终造影结果；G. 置入 3 枚 XIENCE 支架后 IVUS 长轴影像；H. IVUS 影像示 RCA 中段双层支架小梁；I. IVUS 影像示 RCA 远段膨胀良好的支架和被挤压的原支架

Reproduced with permission from Ntatsios A, Smith WHT. Exit of CrossBoss between stent struts within chronic total occlusion to subintimal space;completion of case via retrograde approach with rendezvous in coronary. J Cardiol Cases 2014;9:183-6,Elsevier.

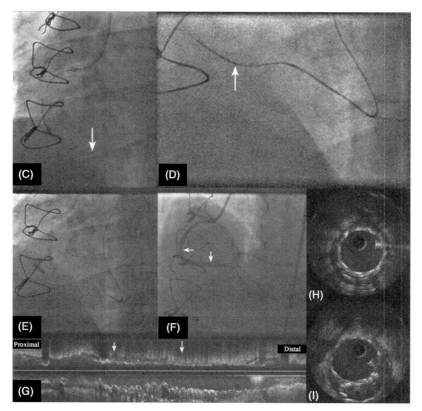

图 9-27（续）

（二）支架内 CTO 病变 PCI 面临的挑战（图 9-28）

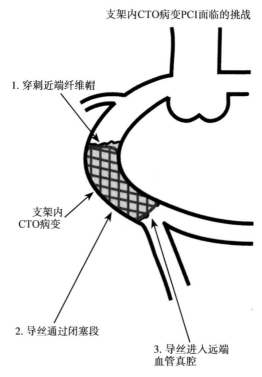

图 9-28　支架内 CTO 病变 PCI 面临的挑战

1. 导丝穿透近端纤维帽 (图 9-29)

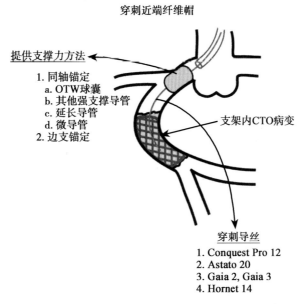

穿刺近端纤维帽

提供支撑力方法
1. 同轴锚定
　a. OTW球囊
　b. 其他强支撑导管
　c. 延长导管
　d. 微导管
2. 边支锚定

支架内CTO病变

穿刺导丝
1. Conquest Pro 12
2. Astato 20
3. Gaia 2, Gaia 3
4. Hornet 14

图 9-29　导丝穿刺支架内 CTO 病变近端纤维帽示意图

由于支架内 CTO 病变近端纤维帽多存在钙化斑块,导丝难以成功穿刺。穿透坚硬的近端纤维帽,常需要应用增强指引导管支撑力的技术和穿透力较强的硬导丝,甚至需要多种技术组合应用。

2. 导丝通过闭塞病变 (图 9-30)

2.2. 导丝通过支架内CTO病变

A. 导丝

1. 锥形头端聚合物护套软导丝-Fielder XT,
　　Fielder XT-A, Fighter

2. 聚合物护套硬导丝-Pilot200

3. 复合核芯硬导丝
　　非锥形头端导丝: Ultimate 3
　　锥形头端导丝: Gaia 1,2,3

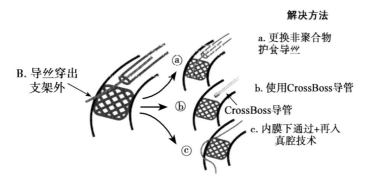

解决方法

a. 更换非聚合物
　护套导丝

b. 使用CrossBoss导管

CrossBoss导管

c. 内膜下通过+再入
　真腔技术

B. 导丝穿出
支架外

图 9-30　导丝通过支架内 CTO 病变技术示意图

（1）与原位血管 CTO 病变 PCI 类似,导丝升级技术推荐首选锥形头端的聚合物护套软导丝,再逐步升级到较硬聚合物护套导丝或硬的复合核芯导丝。有时需使用激光导管[46]。

（2）需要不断在两个相互垂直的角度进行投照,确认导丝在支架内通过病变。

（3）如果导丝走行至支架外,有三种解决方法:

①更换非聚合物护套导丝(聚合物护套导丝易进入内膜下)。

②应用 CrossBoss 导管。

③完全经支架小梁外通过 CTO 病变再进入远端血管真腔时,植入新支架将挤压原有支架(图 9-9)[37-39]。推荐应用 IVUS 指导选择支架大小,避免造成血管穿孔。

3. 导丝进入远端血管真腔(图 9-31)

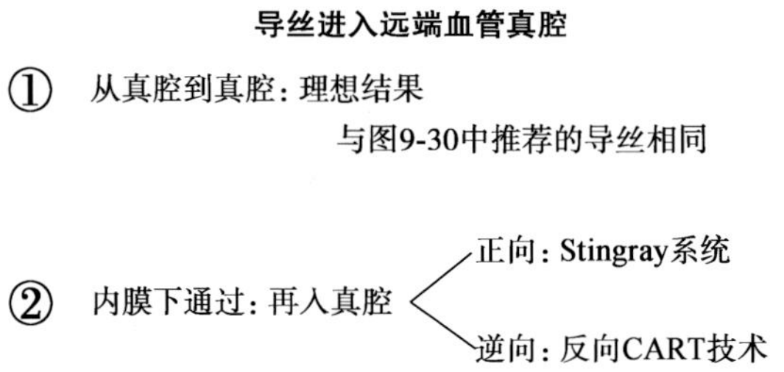

导丝进入远端血管真腔

① 从真腔到真腔:理想结果
与图9-30中推荐的导丝相同

② 内膜下通过:再入真腔
正向:Stingray系统
逆向:反向CART技术

图 9-31 支架内 CTO 病变导丝进入远端血管真腔技术示意图

八、大隐静脉桥血管 CTO 病变

由于大隐静脉桥血管(SVG)CTO 病变介入治疗后再狭窄和血运重建率较高[47],2011 年 ACC/AHA PCI 指南中对于 SVG 血管 CTO 病变介入治疗为Ⅲ类推荐(C 级证据)。推荐优先对闭塞桥血管供血区域的原位血管进行介入治疗[48,49]。对于合并 SVG 动脉瘤的患者,可先行原位冠状动脉介入治疗,然后再用弹簧圈封堵 SVG[49]。SVG 血管可用作开通原位冠状动脉 CTO 病变的逆行通道[48,50-57]。

处理 SVG 闭塞病变时,推荐使用 Corsair 微导管辅助聚合物护套硬导丝(如 Pilot 200)。由于 SVG 与原位血管吻合部位常呈锐角,使导丝通过 SVG 逆行进入原位冠状动脉困难,此时可应用 Venture 或 SuperCross 微导管或反转导丝技术。冠状动脉 CTA 有助于判断 SVG 与靶血管吻合口处成角情况。

九、伴有严重钙化的 CTO 病变

钙化会增加 CTO 病变 PCI 难度,如合并严重迂曲会进一步增加介入治疗困难。推荐应用 J-CTO 评分评估 CTO 病变复杂程度[58]。

处理伴有严重钙化的 CTO 病变时需注意以下几点:

1. 基于钙化判断血管走行可能具有欺骗性

虽然钙化可以提供血管走行的轮廓信息,但钙化不一定位于血管腔内,也可能存在于血管壁。

2. 导丝的应用

可使用坚硬的、锥形尖端导丝(如 Conquest Pro 12)穿透钙化 CTO 病变近端纤维帽。推荐使用扭控性更好的导丝(如 Gaia 系列导丝等),也可应用夹层再入真腔技术(正向或逆向)。

3. 内膜下导丝再入真腔技术

严重钙化病变会阻碍内膜下导丝再入远端血管真腔,此时需调整导丝再入真腔区域,使导丝移动至无钙化的近端或远端区域——雪橇技术,见第 3 章图 3-25;逆向策略可作为备选方案。推荐使用较硬的锥形头端导丝(例如 Conquest Pro 12 或 Astato 20)自内膜下穿刺钙化的 CTO 病变再入远端血管真腔,而不首选 Stingray 导丝或 Pilot 200 导丝。

4. 器械输送困难的解决方法

严重钙化的 CTO 病变常导致器械通过困难,必要时需应用延长导管技术增加指引导管同轴支持力。此外,使用高压球囊或旋磨术充分预处理病变非常重要,但在内膜下行旋磨术需警惕血管穿孔发生风险,仅在特殊情况下应用。

5. 支架膨胀不良

严重钙化病变常导致支架膨胀不良。而过度的高压力后扩张有造成血管穿孔的风险(图 9-32)。

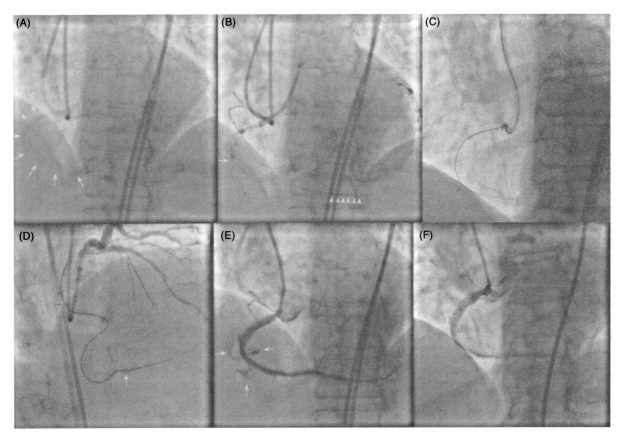

图 9-32　RCA 严重钙化病变 PCI 并发血管穿孔示例

A. RCA 严重钙化(箭,未注射对比剂时透视下见血管钙化影);B. RCA 中段 CTO 病变(箭),后降支经侧支供血显影(箭头);C. 应用 CrossBoss 导管经内膜下通过 CTO 病变;D. 应用 Stingray 球囊辅助导丝成功再入远端血管真腔(箭);E. 支架置入后 RCA 中段穿孔(箭);F. 球囊长时间扩张后成功封堵穿孔

预防措施:

1. 在植入支架之前,用非顺应性球囊预扩张病变,球囊直径与血管直径比应为 1 : 1。

2. 如果预扩张球囊不能完全膨胀,应使用具聚力切割作用的球囊(Angiosculpt 球囊、切割球囊等)或应用伴行导丝技术、旋磨技术等进一步预处理病变。避免在病变没有充分预处理之前植入支架。

如果支架植入后发现支架膨胀不良,可以通过其他方法解决,见第 8 章。

十、合并心力衰竭

对于合并心力衰竭的 CTO 病变 PCI,需要对患者进行术前优化药物治疗、术中严密监测,必要时应用心脏辅助装置。

（一）PCI 术前优化药物治疗并制订手术计划

优化药物治疗（如利尿剂等），改善心力衰竭患者 CTO 病变介入治疗前的血流动力学状态，有助于降低 PCI 术中血流动力学恶化的风险。如手术过程中血流动力学不稳定，应与有经验的心力衰竭治疗团队合作，选择维持血液动力学最佳治疗方案。

（二）PCI 术中严密监测

推荐采用右心导管监测患者的血液动力学状态，便于判断患者容量负荷情况，尽早发现异常血液动力学变化，指导药物治疗。

（三）循环支持

应用血流动力学支持装置可降低血流动力学崩溃风险，增加高危患者 PCI 安全性。关于何时应用血流动力学支持装置，应综合考虑冠状动脉病变解剖特征和患者的血流动力学状况。

1. 冠状动脉病变解剖特征

靶血管为大面积心肌供血时，如为单支开放冠状动脉 PCI、左优势的左主干病变 PCI，或者需要经左乳内动脉逆向开通 RCA 闭塞病变时，推荐应用循环辅助装置。

2. 血流动力学状态

射血分数降低、肺毛细血管楔压增高、严重二尖瓣反流和严重肺动脉高压等血流动力学不稳定的情况下，通常需要应用循环辅助装置。

（四）CTO 病变 PCI 术中应用血流动力学辅助装置需注意：

1. 动脉入路选择

除主动脉球囊反搏泵可经 8Fr 动脉鞘管置入，其他循环辅助装置都需置入更大直径（13~18Fr）股动脉鞘管。对于有严重外周动脉疾病患者，可先行外周血管介入治疗，再置入循环辅助装置，也可通过经皮介入或外科手术方法行锁骨下动脉入路，或使用经下腔静脉通路。CTO 病变 PCI 可以经一股一桡、双侧桡动脉或双侧股动脉完成。

2. 主动脉内同时置入多种器械

在主动脉根部置入 Impella 辅助装置可能会影响冠状动脉指引导管的操作。通常首先置入 Impella 辅助装置，然后送入右冠状动脉指引导管，最后送入左冠状动脉指引导管。

十一、既往 PCI 失败的 CTO 病变

J-CTO 评分中，既往 PCI 失败是预测 30 分钟内导丝通过 CTO 病变的不利因素之一[58]。然而，既往 PCI 失败对于 CTO 病变再次 PCI 的重要意义取决于失败术者的操作经验，以及是否发生需要停止手术的并发症。PROGRESS-CTO 注册管理数据显示，既往 PCI 失败的 CTO 病变再次 PCI 成功率与初次介入治疗的 CTO 病变成功率相似[59]。

既往 PCI 失败的 CTO 病变再次介入治疗需要重点考虑以下因素：

1. 辐射剂量。如已使用较大（>5~7Gy）辐射剂量，应检查患者是否有辐射相关皮肤损伤，再次 PCI 应至少推迟 2~3 个月后进行，避免辐射造成皮肤损伤风险。

2. 了解 CTO 病变既往 PCI 失败原因（如内膜下血肿形成等）可帮助选择最佳开通 CTO 病变的策略（如对 CTO 病变正向通过未成功的病例可优先选择逆向 PCI 策略）。

（薛竟宜　译）

参考文献

1. Karatasakis A, Danek BA, Karmpaliotis D, et al. Impact of proximal cap ambiguity on outcomes of chronic total occlusion percutaneous coronary intervention: insights from a multicenter US registry. *J Invasive Cardiol* 2016;**28**:391–6.

2. Brilakis ES, Grantham JA, Rinfret S, et al. A percutaneous treatment algorithm for crossing coronary chronic total occlusions. *JACC Cardiovasc Interv* 2012;**5**:367–79.

3. Opolski MP, Achenbach S. CT angiography for revascularization of CTO: crossing the borders of diagnosis and treatment. *JACC Cardiovasc Imaging* 2015;**8**:846–58.

4. Dautov R, Abdul Jawad Altisent O, Rinfret S. Stumpless chronic total occlusion with no retrograde option: multidetector computed tomography-guided intervention via bi-radial approach utilizing bioresorbable vascular scaffold. *Catheter Cardiovasc Interv* 2015;**86**:E258–62.

5. Opolski MP, Debski A, Borucki BA, et al. First-in-Man computed tomography-guided percutaneous revascularization of coronary chronic total occlusion using a wearable computer: proof of concept. *Can J Cardiol* 2016;**32**:e11–3.

6. Ghoshhajra BB, Takx RA, Stone LL, et al. Real-time fusion of coronary CT angiography with x-ray fluoroscopy during chronic total occlusion PCI. *Eur Radiol* 2017;**27**:2464–73.

7. Galassi AR, Sumitsuji S, Boukhris M, et al. Utility of intravascular ultrasound in percutaneous revascularization of chronic total occlusions: an overview. *JACC Cardiovasc Interv* 2016;**9**:1979–91.

8. Karacsonyi J, Alaswad K, Jaffer FA, et al. Use of intravascular imaging during chronic total occlusion percutaneous coronary intervention: insights from a contemporary multicenter registry. *J Am Heart Assoc* 2016;5, pii:e003890.

9. Vo MN, Karmpaliotis D, Brilakis ES. "Move the cap" technique for ambiguous or impenetrable proximal cap of coronary total occlusion. *Catheter Cardiovasc Interv* 2016;**87**:742–8.

10. Carlino M, Ruparelia N, Thomas G, et al. Modified contrast microinjection technique to facilitate chronic total occlusion recanalization. *Catheter Cardiovasc Interv* 2016;**87**:1036–41.

11. Amsavelu S, Carlino M, Brilakis ES. Carlino to the rescue: use of intralesion contrast injection for bailout antegrade and retrograde crossing of complex chronic total occlusions. *Catheter Cardiovasc Interv* 2016;**87**:1118–23.

12. Danek BA, Karatasakis A, Brilakis ES. Consequences and treatment of guidewire entrapment and fracture during percutaneous coronary intervention. *Cardiovasc Revasc Med* 2016;**17**:129–33.

13. Benko A, Berube S, Buller CE, et al. Novel crossing system for chronic total occlusion recanalization: first-in-man experience with the SoundBite crossing system. *J Invasive Cardiol* 2017;**29**:E17–20.

14. Strauss BH, Osherov AB, Radhakrishnan S, et al. Collagenase Total Occlusion-1 (CTO-1) trial: a phase I, dose-escalation, safety study. *Circulation* 2012;**125**:522–8.

15. Nicholson W, Harvey J, Dhawan R. E-CART (ElectroCautery-Assisted Re-entry) of an aorto-ostial right coronary artery chronic total occlusion: first-in-man. *JACC Cardiovasc Interv* 2016;**9**:2356–8.

16. Christopoulos G, Karmpaliotis D, Wyman MR, et al. Percutaneous intervention of circumflex chronic total occlusions is associated with worse procedural outcomes: insights from a multicentre US registry. *Can J Cardiol* 2014;**30**:1588–94.

17. Nguyen-Trong PK, Rangan BV, Karatasakis A, et al. Predictors and outcomes of side-branch occlusion in coronary chronic total occlusion interventions. *J Invasive Cardiol* 2016;**28**:168–73.

18. Jang WJ, Yang JH, Choi SH, et al. Association of periprocedural myocardial infarction with long-term survival in patients treated with coronary revascularization therapy of chronic total occlusion. *Catheter Cardiovasc Interv* 2016;**87**:1042–9.

19. Lo N, Michael TT, Moin D, et al. Periprocedural myocardial injury in chronic total occlusion percutaneous interventions: a systematic cardiac biomarker evaluation study. *JACC Cardiovasc Interv* 2014;**7**:47–54.

20. Saito S. Open Sesame Technique for chronic total occlusion. *Catheter Cardiovasc Interv* 2010;**75**:690–4.

21. Chiu CA. Recanalization of difficult bifurcation lesions using adjunctive double-lumen micro-catheter support: two case reports. *J Invasive Cardiol* 2010;**22**:E99–103.

22. Iturbe JM, Abdel-Karim AR, Raja VN, Rangan BV, Banerjee S, Brilakis ES. Use of the venture wire control catheter for the treatment of coronary artery chronic total occlusions. *Catheter Cardiovasc Interv* 2010;**76**:936–41.

23. Kawasaki T, Koga H, Serikawa T. New bifurcation guidewire technique: a reversed guide-wire technique for extremely angulated bifurcation–a case report. *Catheter Cardiovasc Interv* 2008;**71**:73–6.

24. Suzuki G, Nozaki Y, Sakurai M. A novel guidewire approach for handling acute-angle bifurca-tions: reversed guidewire technique with adjunctive use of a double-lumen microcatheter. *J Invasive Cardiol* 2013;**25**:48–54.

25. Michael T, Banerjee S, Brilakis ES. Distal open sesame and hairpin wire techniques to facilitate a chronic total occlusion intervention. *J Invasive Cardiol* 2012;**24**:E57–9.

26. Christopoulos G, Karmpaliotis D, Alaswad K, et al. The efficacy of "hybrid" percutaneous coronary intervention in chronic total occlusions caused by in-stent restenosis: insights from a US multicenter registry. *Catheter Cardiovasc Interv* 2014;**84**:646–51.

27. Azzalini L, Dautov R, Ojeda S, et al. Procedural and long-term outcomes of percutaneous coronary intervention for in-stent chronic total occlusion. *JACC Cardiovascular Interventions* 2017;**10**:892–902.

28. Abbas AE, Brewington SD, Dixon SR, Boura J, Grines CL, O'Neill WW. Success, safety, and mechanisms of failure of percutaneous coronary intervention for occlusive non-drug-eluting in-stent restenosis versus native artery total occlusion. *Am J Cardiol* 2005;**95**:1462–6.

29. Yang YM, Mehran R, Dangas G, et al. Successful use of the frontrunner catheter in the treat-ment of in-stent coronary chronic total occlusions. *Catheter Cardiovasc Interv* 2004;**63**:462–8.

30. Ho PC. Treatment of in-stent chronic total occlusions with blunt microdissection. *J Invasive Cardiol* 2005;**17**:E37–9.

31. Lee NH, Cho YH, Seo HS. Successful recanalization of in-stent coronary chronic total occlu-sion by subintimal tracking. *J Invasive Cardiol* 2008;**20**:E129–32.

32. Werner GS, Moehlis H, Tischer K. Management of total restenotic occlusions. *EuroIntervention* 2009;**5**(Suppl. D):D79–83.

33. Brilakis ES, Lombardi WB, Banerjee S. Use of the Stingray guidewire and the Venture cath-

eter for crossing flush coronary chronic total occlusions due to in-stent restenosis. *Catheter Cardiovasc Interv* 2010;**76**:391–4.

34. Abdel-karim AR, Lombardi WB, Banerjee S, Brilakis ES. Contemporary outcomes of percutaneous intervention in chronic total coronary occlusions due to in-stent restenosis. *Cardiovasc Revasc Med* 2011;**12**:170–6.

35. de la Torre Hernandez JM, Rumoroso JR, Subinas A, et al. Percutaneous intervention in chronic total coronary occlusions caused by in-stent restenosis. Procedural results and long term clinical outcomes in the TORO (Spanish registry of chronic Total occlusion secondary to an occlusive in stent Restenosis) multicenter registry. *EuroIntervention* 2017;**13**:e219–26.

36. Rinfret S, Ribeiro HB, Nguyen CM, Nombela-Franco L, Urena M, Rodes-Cabau J. Dissection and re-entry techniques and longer-term outcomes following successful percutaneous coronary intervention of chronic total occlusion. *Am J Cardiol* 2014;**114**:1354–60.

37. Ohya H, Kyo E, Katoh O. Successful bypass restenting across the struts of an occluded subintimal stent in chronic total occlusion using a retrograde approach. *Catheter Cardiovasc Interv* 2013;**82**:E678–83.

38. Quevedo HC, Irimpen A, Abi Rafeh N. Succesful antegrade subintimal bypass restenting of in-stent chronic total occlusion. *Catheter Cardiovasc Interv* 2015;**86**:E268–71.

39. Roy J, Lucking A, Strange J, Spratt JC. The difference between success and failure: subintimal stenting around an occluded stent for treatment of a chronic total occlusion due to in-stent restenosis. *J Invasive Cardiol* 2016;**28**:E136–8.

40. Tasic M, Sreckovic MJ, Jagic N, Miloradovic V, Nikolic D. Knuckle technique guided by intravascular ultrasound for in-stent restenosis occlusion treatment. *Postepy Kardiol Interwencyjnej* 2015;**11**:58–61.

41. Capretti G, Mitomo S, Giglio M, Carlino M, Colombo A, Azzalini L. Subintimal crush of an occluded stent to recanalize a chronic total occlusion due to in-stent restenosis: insights from a multimodality imaging approach. *JACC Cardiovasc Interv* 2017;**10**:e81–3.

42. Papayannis A, Banerjee S, Brilakis ES. Use of the Crossboss catheter in coronary chronic total occlusion due to in-stent restenosis. *Catheter Cardiovasc Interv* 2012;**80**:E30–6.

43. Wilson WM, Walsh S, Hanratty C, et al. A novel approach to the management of occlusive in-stent restenosis (ISR). *EuroIntervention* 2014;**9**:1285–93.

44. Ntatsios A, Smith WHT. Exit of CrossBoss between stent struts within chronic total occlusion to subintimal space: completion of case via retrograde approach with rendezvous in coronary. *J Cardiol Cases* 2014;**9**:183–6.

45. Maeremans J, Dens J, Spratt JC, et al. Antegrade dissection and reentry as part of the hybrid chronic total occlusion revascularization strategy: a subanalysis of the RECHARGE registry (Registry of CrossBoss and Hybrid Procedures in France, the Netherlands, Belgium and United Kingdom). *Circ Cardiovasc Interv* 2017;**10**.

46. Sapontis J, Grantham JA, Marso SP. Excimer laser atherectomy to overcome intraprocedural obstacles in chronic total occlusion percutaneous intervention: case examples. *Catheter Cardiovasc Interv* 2015;**85**:E83–9.

47. Levine GN, Bates ER, Blankenship JC, et al. 2011 ACCF/AHA/SCAI guideline for percutaneous coronary intervention. A report of the American College of Cardiology Foundation/American heart association Task force on Practice guidelines and the Society for Cardiovascular

angiography and interventions. *J Am Coll Cardiol* 2011;**58**:e44–122.

48. Brilakis E, Banerjee S, Lombardi W. Retrograde recanalization of native coronary artery chronic occlusions via acutely occluded vein grafts. *Catheter Cardiovasc Interv* 2010;**75**:109–13.

49. Katoh H, Nozue T, Michishita I. A case of giant saphenous vein graft aneurysm successfully treated with catheter intervention. *Catheter Cardiovasc Interv* 2016;**87**:83–9.

50. Nguyen-Trong PK, Alaswad K, Karmpaliotis D, et al. Use of saphenous vein bypass grafts for retrograde recanalization of coronary chronic total occlusions: insights from a multicenter registry. *J Invasive Cardiol* 2016;**28**:218–24.

51. Dautov R, Manh Nguyen C, Altisent O, Gibrat C, Rinfret S. Recanalization of chronic total occlusions in patients with previous coronary bypass surgery and consideration of retrograde access via saphenous vein grafts. *Circ Cardiovasc Interv* 2016:9.

52. Sachdeva R, Uretsky BF. Retrograde recanalization of a chronic total occlusion of a saphenous vein graft. *Catheter Cardiovasc Interv* 2009;**74**:575–8.

53. Takano M, Yamamoto M, Mizuno K. A retrograde approach for the treatment of chronic total occlusion in a patient with acute coronary syndrome. *Int J Cardiol* 2007;**119**:e22–4.

54. Ho PC, Tsuchikane E. Improvement of regional ischemia after successful percutaneous intervention of bypassed native coronary chronic total occlusion: an application of the CART technique. *J Invasive Cardiol* 2008;**20**:305–8.

55. Brilakis ES, Grantham JA, Thompson CA, et al. The retrograde approach to coronary artery chronic total occlusions: a practical approach. *Catheter Cardiovasc Interv* 2012;**79**:3–19.

56. Garg N, Hakeem A, Gobal F, Uretsky BF. Outcomes of percutaneous coronary intervention of chronic total saphenous vein graft occlusions in the contemporary era. *Catheter Cardiovasc Interv* 2014;**83**:1025–32.

57. Debski A, Tyczynski P, Demkow M, Witkowski A, Werner GS, Agostoni P. How should I treat a chronic total occlusion of a saphenous vein graft? Successful retrograde revascularisation. *EuroIntervention* 2016;**11**:e1325–8.

58. Morino Y, Abe M, Morimoto T, et al. Predicting successful guidewire crossing through chronic total occlusion of native coronary lesions within 30 minutes: the J-CTO (Multicenter CTO Registry in Japan) score as a difficulty grading and time assessment tool. *JACC Cardiovasc Interv* 2011;**4**:213–21.

59. Karacsonyi J, Karatasakis A, Karmpaliotis D, et al. Effect of previous failure on subsequent procedural outcomes of chronic total occlusion percutaneous coronary intervention (from a contemporary multicenter registry). *Am J Cardiol* 2016;**117**:1267–71.

第 10 章

CTO 病变 PCI 围术期放射线管理

放射性皮肤损伤(图 10-1)是 PCI 术后罕见并发症。与非 CTO 病变 PCI 相比,CTO 病变 PCI 手术时间较长,放射线剂量较大,放射性皮肤损伤发生风险明显增加。放射性皮肤损伤可导致严重不良后果,如痛性、难治性皮肤溃疡,往往需要数月甚至数年才能痊愈,有时甚至需要外科清创和整形修复等措施。

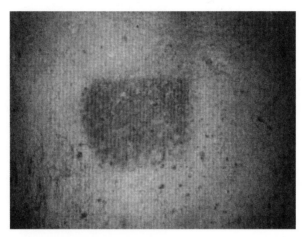

图 10-1　CTO 病变 PCI 术后放射性皮肤损伤示例
CTO 病变患者 PCI 术中辐射剂量为 11.8Gy,一个月后背部皮肤出现红斑和毛发脱落
Reproduced with permission from Chambers CE. Radiation dose in percutaneous coronary intervention OUCH did that hurt? JACC Cardiovasc Interv 2011;4:344-6.

放射线照射同样威胁介入治疗医护人员的健康。介入治疗工作者常年暴露于电离辐射,增加恶性肿瘤(如左侧脑部肿瘤[1])、白内障等疾病的发生风险,还可引起防护服相关疾病[2]。因此,减少辐射暴露对保护医患健康十分重要。尽管已有文献报道了多种可以减少辐射暴露的方法[4-6],但许多冠心病介入诊疗中心和诊疗人员对此仍缺乏防护意识[3]。本章重点阐述减少医患放射线辐射暴露的要点和技巧[2,7-9]。

一、辐射管理的重要意义

1. 预防患者出现放射性损伤。
2. 预防术者和心导管室工作人员出现放射性损伤。
3. 预防医疗相关法律后果:美国医院评审联合委员会将严重放射线辐射暴露(空气比释动能 > 15Gy)视为预警事件(即预示可能危害患者安全的恶性事件)。
4. 越来越多的公众和医学团体关注医疗操作中的辐射暴露,包括单次和终生累积的辐射剂量。

二、辐射剂量管理要点

拟开展 CTO 病变或其他复杂 PCI 手术的医疗机构应制定严格的放射线防护工作准则和管理措施。

> 在 CTO 病变 PCI 术中可通过以下两种途径减少辐射剂量：
> 1. 熟练掌握 CTO 病变 PCI 技能。
> 2. 执行安全有效的放射线管理措施。

放射线管理的具体措施包括：

1. 辐射剂量的监测

由于透视时间（fluoroscopy time，FT，以分钟计算）并不包含影像采集过程，因此单独应用 FT 不能精确评估患者所受放射线剂量。实际工作中总的放射线剂量取决于多种因素，包括患者体重，是否应用准直器，导管床和影像增强器的位置以及投照角度等。自 2006 年开始，在美国出售的所有透视设备都有相应参数可以记录并显示术中患者所受的放射线剂量。

目前介入放射设备常通过以下两个参数来监测和记录术中放射线剂量：介入参考点的总空气比释动能（air kerma，AK）（单位为戈瑞，Gy）和剂量面积乘积（dose area product，DAP）[3]（单位为 Gy·cm²）（图 10-2）。DAP 被用于评估发生遗传缺陷和肿瘤风险的潜在可能性（称为随机效应），并不用于术中放射线剂量监测。

术者应该在术中持续监测空气比释动能剂量，以预测患者发生放射性皮肤损伤的风险，指导手术计划调整。总的空气比释动能是指在手术过程中释放到空气中的累积 X 射线能量[7]。

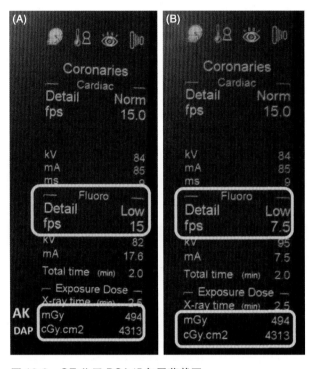

图 10-2　GE 公司 DSA 设备屏幕截图
黄框内高亮显示每秒透射帧数（A 为 15fps，B 为 7.5fps），空气比释动能（494mGy 或 0.494Gy）和 DAP 剂量

比释动能代表物质释放的动能。尽管空气比释动能只是患者在手术过程中所受的实际辐射近似值，但其预测价值明显优于 FT。空气比释动能剂量与放射性皮肤损伤风险直接相关，称之为确定效应（图 10-1）。

> 应牢记以下空气比释动能剂量阈值[3]：
> **>5Gy**：低于此阈值时发生皮肤损伤可能性较小。
> **>10Gy**：可能出现皮肤损伤，需要评估。
> **>15Gy**：将被医院评审联合委员会认定为预警事件，需要上报监管机构。

2. 导管室环境

心脏导管室应由术者、助手和技师共同参与制订放射安全管理方案。所有介入心脏病学医生均应遵循放射线防护的两个基本原则：放射防护最优化（as low as reasonably achievable，ALARA，将辐射暴露保持在合理范围内的尽可能低的水平）和放射操作正当化，避免患者受到不必要的辐射。

参与放射工作的人员都应接受辐射剂量管理和安全培训。美国全国放射防护委员会建议不应仅仅进行理论教学，还应进行实际操作培训。教学计划应包括涉及到的放射物理学知识和安全专题培训，并定期更新内容。医疗机构应为新聘用的术者和使用新购设备的人员提供实际操作培训。

佩戴剂量计是每个医务人员的责任和义务。虽然可在防护服衣领外侧单独佩戴一个剂量计，但如能正确佩戴两个剂量计可更准确地反映工作人员接受的有效辐射剂量。两个剂量计可以分别放置在防护服内侧腰部位置和防护服衣领外侧。至少应在衣领部正确佩戴一个剂量计。防护服可以阻止大约

95%的散射剂量。防辐射眼镜可以有效减少辐射,须具备至少 0.25mm 铅当量防护能力,且能提供侧面防护。常规在天花板及操作台下安装屏蔽也可以有效减少辐射。

目前的数字减影血管造影系统可以为辐射剂量管理提供包括帧频调整、虚拟准直、最末图像保留、透视存储和实时剂量显示等功能[10,11]。图像质量与患者、手术过程和设备等多个参数相关。图像质量和辐射剂量通常是紧密相关的。自动剂量率控制可在特定投照时为特殊体形患者增加剂量,以获得清晰的图像质量。了解设备并与具有专业资质的技师协作是剂量优化的必要措施。

3. 术中辐射剂量管理

表 10-1 提供了 PCI 术中辐射剂量管理方案概要。术前正确规划是辐射剂量管理的重要组成部分。肥胖或最近 30~60 天内接受过 X 线透视是放射线辐射引起皮肤损伤的高危因素,术前应确定患者是否存在上述危险因素。CTO 病变 PCI 治疗知情同意书应包括辐射安全信息。

表 10-1　辐射剂量管理方案

术前
1. 导管室辐射防护方案
使用剂量计,屏蔽防护,教育培训。
2. 成像设备和操作人员需掌握的知识
(1) 屏幕实时显示剂量(空气比释动能,DAP)。
(2) 减少辐射剂量:透视存储,调节脉冲率和帧频,末帧图像保留。
3. 术前剂量规划
评估患者(如体型);根据病变特征评估手术的复杂程度;检查患者是否存在既往高剂量暴露所致的潜在皮肤损伤。
4. 知情同意
术中
1. 减少透视:仅在注视屏幕时踩踏板。
2. 减少影像采集:不需要高质量图像时只存储透视影像。
3. 减少放大、帧频和大角度投照的使用。
4. 尽可能充分使用准直器和过滤器。
5. 如情况允许,可通过调整 X 线管球角度以改变皮肤暴露区域。
6. 导管床和图像接收器的位置:X 射线管球过于接近患者会增加辐射剂量;图像接收器位置过高会增加散射剂量。
7. 病人的非检查部位和操作人员的身体应尽量保持在透视视野外。
8. 所有人员使用最大程度的防护并尽量保持与 X 射线源的距离。
9. 从手术开始即实时监测和管理辐射剂量。
术后
1. 记录辐射剂量(FT,$K_{a,r}$,P_{KA})。
2. 使用高辐射剂量时应通知患者和相关医师。
(1) $K_{a,r}$>5Gy,记录在病历中,告知患者并安排随访。
(2) $K_{a,r}$>10Gy,由有资质的专业人员计算皮肤所受的辐射剂量。
(3) PSD>15Gy,联合委员会认定为预警事件。
3. 评估皮肤不良反应并将患者转诊给相应科室的专家处理。

$K_{a,r}$:参考点总空气比释动能;P_{KA}:空气比释动能面积乘积;PSD:皮肤峰值剂量
Modified from Chambers CE. Radiation dose in percutaneous coronary intervention OUCH did thathurt? JACC Cardiovasc Interv 2011;4;344-6.

辐射剂量管理注意事项:

(1) 认真监测整个手术过程中辐射暴露

如果已接受辐射剂量达 12Gy 而手术仍未近于完成,或辐射剂量达 7~10Gy 而器械仍未通过 CTO 病变,应考虑终止手术。建议每个导管室采用适当的方案提醒术者已使用的辐射剂量,如每 1 000mGy

或每操作 30 分钟提醒一次。

（2）不要将手直接放在 X 射线束下

术者和助手必须尽量远离 X 射线管球,这一点在经桡动脉入路 PCI 术中尤为重要。术者和患者四肢应在成像区域以外。

如果建立入路遇到困难,需在 X 射线下完成操作,术者手部最好在直接成像区域外(图 10-3)。一种新型持针装置(Quick-Access Needle Holder,Spectranetics,图 10-4)可帮助术者在手部避开辐射峰值区域进行血管穿刺。将患者手臂从辐射区域移开也同样重要,以免增加放射线输出剂量和患者上肢出现放射损伤风险。

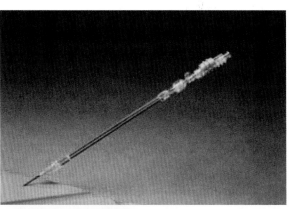

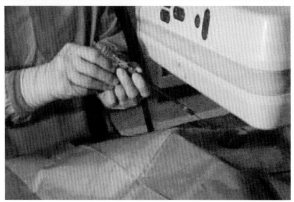

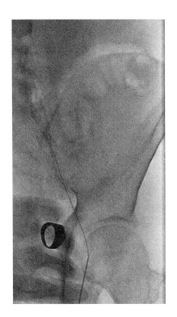

图 10-3　建立入路时的错误做法（将手直接置于 X 射线束下）
Reproduced from Brilakis ES, Patel VG. What you can't see can hurt you！J Invasive Cardiol 2012；24:421 with permission from HMP Communications.

图 10-4　快速入路持针器（Quick-Access Needle Holder）
Reproduced with permission from Spectranetics.

（3）最小化透视帧频

多数数字减影设备(GE、Toshiba、Siemens、Shimadzu 和 Phillips)允许改变每秒透视帧数(fps)。多数机器的心脏手术程序预设每秒透视帧数为 15 帧。如果将透视帧数降低到 7.5fps 或 6fps(图 10-2)可以使透视相关辐射剂量减少至少 50%。7.5fps 所获得的图像质量已能满足大多数 CTO 病变 PCI 操作。目前许多术者已使用 7.5fps 或 6fps 完成 CTO 病变 PCI。术者应先在普通病变 PCI 手术过程中熟悉7.5fps 或 6fps 模式,然后再使用 7.5fps 或 6fps 进行更为复杂的 CTO 病变 PCI。

（4）仅在注视屏幕时踩透视踏板

虽然道理显而易见,但这一原则却总被忽视。"重脚(heavy foot)"综合征在导管室非常普遍。

（5）使用技术手段减少透视

例如,无论使用短或长(300cm)导丝,均可通过球囊捕获技术进行器械交换(见第 3 章)。推荐将导丝扭控器固定在导丝合适位置上,既可避免导丝无意中伸出微导管造成血管损伤,又无须透视。

(6) 使用技术手段限制摄像

影像采集时患者所受辐射剂量是透视的 10 倍,而在 FT 数值中并无体现。多数数字减影系统具有"图像存储"或"透视保存"功能,可用于代替影像采集来记录球囊和支架扩张过程。此外,在双侧造影(见第 3 章)时,可先注射对比剂至 CTO 供血血管再进行影像采集,因为对比剂需要一定时间才能充盈 CTO 远端血管真腔。

(7) 使用较低放大倍率

放大倍率越低辐射剂量越小。与使用 7.5fps 类似,采用较低的放大倍率进行 PCI 需要一个"学习曲线"去适应图像质量的变化。有的数字减影设备(如 Toshiba)具有"虚拟放大"功能,可以将低倍率获得的图像虚拟放大,满足大多数情况下手术需要。

(8) 应用准直器

使用准直器可以减少辐射暴露的皮肤面积,降低患者所受 DAP 辐射总剂量,但并不降低所受总 AK。准直器通过减少单个投射角度的皮肤暴露量,重叠曝光造成的皮肤损害。应用准直器需要注意部分器械(如导丝或指引导管尖端)可能不在视野中,需注意观察,避免器械移位造成血管损伤(例如,导丝远端移动过大可导致远端血管穿孔或指引导管插入过深可导致主动脉-冠状动脉夹层等)。

(9) 经常旋转影像增强器,尽量减少对同一皮肤区域的辐射

多角度透视和影像采集是长时间 PCI 术中减少同一部位辐射剂量的有效措施,可减少同一皮肤区域的照射剂量,避免高剂量辐射对患者造成的伤害。

(10) 尽量抬高导管床并使影像增强器尽可能地靠近患者(图 10-5)

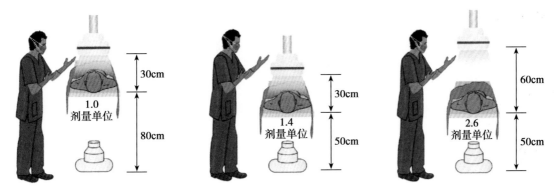

图 10-5　优化导管床位置减少患者和术者放射线照射剂量
左图:升高导管床,使影像增强器贴近患者(从 X 射线管到探测器的总距离为 110cm)。中图:降低导管床,但保持影像增强器贴近患者的胸部(从 X 射线管到探测器的总距离为 80cm)。由于更靠近 X 射线管球,患者接受的 X 射线剂量率会增加约 40%。右图:降低导管床,但升高影像增强器(从 X 射线管到探测器的总距离为 110cm)。该患者皮肤辐射剂量比左图患者高 160%。(由于升高影像增强器的几何放大倍率,右图产生的图像放大 40% ～ 50%)。如果在左图位置完成手术产生 3Gy 的皮肤辐射剂量,在中图位置将产生 4.2Gy 皮肤辐射剂量,而在右图位置皮肤辐射剂量高达 7.8Gy
Reproduced with permission from Hirshfeld Jr JW, Balter S, Brinker JA, et al. ACCF/AHA/HRS/SCAI clinical competence statement on physician knowledge to optimize patient safety and image quality in fluoroscopically guided invasive cardiovascular procedures. A report of the American College of Cardiology Foundation/American Heart Association/American College of Physicians Task Force on Clinical Competence and Training. J Am Coll Cardiol 2004;44: 2259-82.

(11) 避免大角度投照

大角度投照会使射线穿透更多的组织,增加辐射暴露,应尽量避免。

(12) 使用位置记忆功能

数字减影设备可存储多个位置,并能根据指令自动移动到选定的位置,以免术者反复透视下调整投照体位。但需注意,完全相同投照角度可能会使同一皮肤区域所受射线剂量增加数倍[7]。

(13) 使用辐射监测装置为术者提供辐射暴露的实时反馈

图 10-6 中显示一种辐射监测装置。Radicure 研究结果证实使用类似的系统可以减少术者所受辐射暴露剂量约 30%[13]。

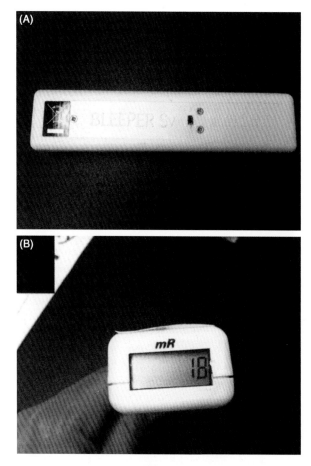

图 10-6　为术者提供辐射暴露剂量实时反馈的辐射监测装置

（14）增加屏蔽

除了标准的悬吊式铅玻璃和个人防护服,在悬挂式铅玻璃下增加 1.0mm 当量铅帘并在床旁增加具有防护功能的挡板(图 10-7)可进一步减少术者辐射暴露。

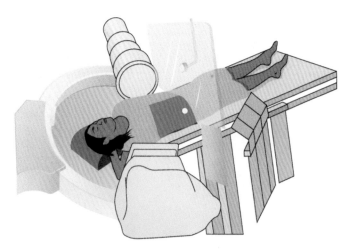

图 10-7　床旁防护挡板、铅玻璃下帘和患者腹部的屏蔽布

Reproduced with permission from Kuon E, Schmitt M, Dahm JB. Significant reduction of radiation exposure to operator and staff during cardiac interventions by analysis of radiation leakage and improved lead shielding. Am J Cardiol 2002;89:44-9(Fig. 2 of the paper).

此外,可在无菌区域添加屏蔽以减少散射,如 RadPad 屏蔽布(Worldwide Innovations & Technologies)可放置在患者腹部(见第 2 章)。

新型辐射防护系统,如 Zero Gravity(CFI Medical Solutions,Fenton,MI)和 Trinity 辐射防护系统可进一步减少对操作人员的放射线辐射,同时避免铅衣负重对骨骼系统的不良影响[9]。

(15) CTO 病变 PCI 术前应检查患者背部

CTO 病变患者往往有弥漫性动脉粥样硬化性疾病,或者已进行过数次诊断性或治疗性介入操作。在大型 CTO 介入治疗中心,再次处理既往 PCI 失败的 CTO 病变很常见,这可能导致患者遭受大量的辐射暴露,甚至引起灾难性后果。

(16) 对于既往出现放射性皮肤损伤而又需要再次手术的患者

既往出现过放射性皮炎的患者应尽量避免再次辐射暴露。在此情况下,避免或减少对受损皮肤部位集中照射是非常必要的。将"屏蔽布"根据皮肤损伤区的大小剪裁成适合的形状,覆盖受损皮肤区域(图 10-8A 和 B)。"屏蔽布"可减少约 90% 的射线直射,"屏蔽布"在透视下会形成阴影,术者可以根据需要改变投照角度。

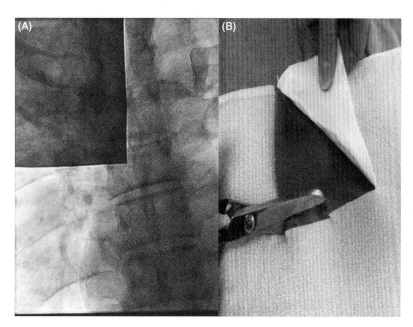

图 10-8　曾出现皮肤辐射损伤的患者再次进行心导管检查时的防护方法
将一片屏蔽布裁减为皮肤损伤区域的形状(B),放置在损伤皮肤上方(如图 A 所示透视暗区),尽量减少同一区域的辐射暴露
Courtesy of Dr. Karmpaliotis.

4. 术后随访和治疗

心导管检查报告应包括所有的辐射参数,如 FT、空气比释动能和 DAP。告知患者所受辐射剂量,填写相关文件,并与家庭医生沟通,对受到高剂量辐射的患者应定期完成以下随访内容。

向接受>5Gy 辐射剂量的患者告知背部发生放射性皮肤损伤的可能性。

所有辐射剂量 >5Gy 的患者均应在一个月内接受随访,并将其皮肤检查情况进行病程记录。体格检查时应对患者的背部进行检视,如果确诊发生放射性皮肤损伤,患者应接受专科医生(皮肤科和整形外科)进一步评估和治疗。

对于辐射剂量 >10Gy 的患者,医生应在 2~4 周时对患者进行皮肤检查。

美国医院评审联合委员会认定皮肤接受辐射剂量>15Gy 为预警事件。一旦发生需要在 24 小时内联系医院风险管理与监管部门。

开展 CTO 病变 PCI 是培养良好放射线辐射管理习惯的好机会。辐射安全对 CTO 病变成功 PCI 是不可或缺的。习惯一旦养成,在术中就会自然而然遵循放射线辐射管理要求[3]。

花费时间和精力培养减少放射线辐射的良好操作习惯,能够使患者、医生和 X 射线技术人员从中获益[3],还有助于使术者专注于开通 CTO 病变,改善患者预后。

介入心脏病医生作为患者在导管室内的负责人,必须积极参与辐射剂量管理,最大限度保证患者和工作人员安全。伟大的德国物理学家、X 射线的发现者威廉·伦琴最终死于放射线诱发的癌症,其原因就在于他没有认识到 X 射线照射可能带来的毁灭性后果。在科学昌明的今天,无知者无畏不再是放纵的理由,我们要始终牢记——没有看到损害并不意味着没有发生。

（王定宇 译）

参考文献

1. Roguin A, Goldstein J, Bar O, Goldstein JA. Brain and neck tumors among physicians performing interventional procedures. *Am J Cardiol* 2013;**111**:1368–72.

2. Chambers CE, Fetterly KA, Holzer R, et al. Radiation safety program for the cardiac catheterization laboratory. *Catheter Cardiovasc Interv* 2011;**77**:546–56.

3. Brilakis ES, Patel VG. What you can't see can hurt you!. *J Invasive Cardiol* 2012;**24**:421.

4. Simard T, Hibbert B, Natarajan MK, et al. Impact of Center Experience on Patient Radiation Exposure During Transradial Coronary Angiography and Percutaneous Intervention: A Patient-Level, International, Collaborative, Multi-Center Analysis. *J Am Heart Assoc* 2016:5.

5. Werner GS, Glaser P, Coenen A, et al. Reduction of radiation exposure during complex interventions for chronic total coronary occlusions: implementing low dose radiation protocols without affecting procedural success rates. *Catheter Cardiovasc Interv* 89, 2017, 1005–12.

6. Olcay A, Guler E, Karaca IO, et al. Comparison of fluoro and cine coronary angiography: balancing acceptable outcomes with a reduction in radiation dose. *J Invasive Cardiol* 2015;**27**:199–202.

7. Chambers CE. Radiation dose in percutaneous coronary intervention OUCH did that hurt? *JACC Cardiovasc Interv* 2011;**4**:344–6.

8. Fetterly KA, Lennon RJ, Bell MR, Holmes Jr DR, Rihal CS. Clinical determinants of radiation dose in percutaneous coronary interventional procedures: influence of patient size, procedure complexity, and performing physician. *JACC Cardiovasc Interv* 2011;**4**:336–43.

9. Christopoulos G, Makke L, Christakopoulos G, et al. Optimizing radiation safety in the cardiac catheterization laboratory: a practical approach. *Catheter Cardiovasc Interv* 2016;**87**:291–301.

10. Ten Cate T, van Wely M, Gehlmann H, et al. Novel X-ray image noise reduction technology reduces patient radiation dose while maintaining image quality in coronary angiography. *Neth Heart J* 2015;**23**:525–30.

11. Christopoulos G, Christakopoulos GE, Rangan BV, et al. Comparison of radiation dose between different fluoroscopy systems in the modern catheterization laboratory: results from bench testing using an anthropomorphic phantom. *Catheter Cardiovasc Interv* 2015;**86**:927–32.

12. Hirshfeld Jr JW, Balter S, Brinker JA, et al. ACCF/AHA/HRS/SCAI clinical competence statement on physician knowledge to optimize patient safety and image quality in fluoroscopically guided invasive cardiovascular procedures. A report of the American College of Cardiology Foundation/American Heart Association/American College of Physicians Task Force on Clinical Competence and Training. *J Am Coll Cardiol* 2004;**44**:2259–82.

13. Christopoulos G, Papayannis AC, Alomar M, et al. Effect of a real-time radiation monitoring device on operator radiation exposure during cardiac catheterization: the radiation reduction during cardiac catheterization using real-time monitoring study. *Circ Cardiovasc Interv* 2014;**7**:744–50.

14. Reeves RR, Ang L, Bahadorani J, et al. Invasive cardiologists are exposed to greater left sided cranial radiation: the brain study (brain radiation exposure and attenuation during invasive Cardiology procedures). *JACC Cardiovasc Interv* 2015;**8**:1197–206.

15. Shorrock D, Christopoulos G, Wosik J, et al. Impact of a disposable sterile radiation shield on operator radiation exposure during percutaneous coronary intervention of chronic total occlusions. *J Invasive Cardiol* 2015;**27**:313–6.

16. Madder RD, VanOosterhout S, Mulder A, et al. Impact of robotics and a suspended lead suit on physician radiation exposure during percutaneous coronary intervention. *Cardiovasc Revasc Med* 18, 2017, 190–6.

17. Kuon E, Schmitt M, Dahm JB. Significant reduction of radiation exposure to operator and staff during cardiac interventions by analysis of radiation leakage and improved lead shielding. *Am J Cardiol* 2002;**89**:44–9.

第 11 章

CTO 病变支架置入

一、支架的选择

与非 CTO 病变相比,CTO 病变支架置入术后再狭窄发生率相对较高。尽管裸金属支架(bare metal stents,BMS)置入较单纯球囊扩张术显著降低再狭窄发生率,但 BMS 置入术后再狭窄和再闭塞率仍然居高不下[1]。TOSCA-1 研究发现,CTO 病变 BMS 置入术后 6 个月再狭窄和再闭塞发生率分别超过 50% 和 10%[2]。

与 BMS 相比,第一代药物洗脱支架(drug-eluting stents,DES)可显著降低 CTO 病变 PCI 术后再狭窄率(表 11-1)。PRISON Ⅱ 研究是最早比较 BMS 和 DES 治疗 CTO 病变的随机对照研究,6 个月造影随访结果表明,与 BMS 相比,雷帕霉素洗脱支架(sirolimus-eluting stent,SES,Cypher,Cordis)能够显著降低节段内再狭窄率(11% 比 41%,$P<0.001$)、再闭塞率(4% 比 13%,$P<0.04$)和再次血运重建率(8% 比 22%,$P<0.001$)[3],5 年造影随访虽然观察到 SES 治疗组有晚期管腔丢失现象,但上述获益仍然存在[4]。GISSOC Ⅱ-GISE 研究[5] 和 CORACTO 研究[6] 也得出类似结论。2010 年至 2011 年发表了 4 项评价第一代 DES 与 BMS 对于 CTO 病变治疗效果的荟萃分析,结果显示 DES 能显著降低再狭窄率、靶血管再闭塞率和再次血运重建率[7-10]。尽管 DES 会增加支架内血栓发生风险,但应用在 CTO 病变介入治疗中仍是安全的[7]。

表 11-1　冠状动脉慢性闭塞病变 DES 临床和造影结果的前瞻性研究比较

研究	发表年份	支架	例数	随访时间(月)	CABG史(%)	支架总长度(mm)	支架内再狭窄率(%)	支架节段内再狭窄率(%)	TLR(%)	TVR(%)
PRISON Ⅱ[3,12]	2006	SES	100	6	3	32±15	7	11	4	8
ACROSS-TOSCA 4[11]	2009	SES	200	6	8.5	45.9 (30.2,62.1)	9.5	12.4	9.8	11.4
GISSOC Ⅱ-GISE[5]	2010	SES	78	8	6.7	41±18	8.2	9.8	8.1	14.9
CORACTO[6]	2010	SES	48	6	NR	45.5±24.8	NR	17.4	NR	10.8
CIBELES[13]	2012	SES	101	9	4	47±24	NR	10.5	7.5	11.6
		EES	106	9	4.7	50±23	NR	9.1	6.0	7.9
CATOS[14]	2012	SES	80	9	NR	44.6±20.2	NR	13.7	NR	13.8
		Endeavor ZES	80	9	NR	43.4±21.5	NR	14.1	NR	7.5
PRISON Ⅲ[15]	2012	SES	60	8	5.0	38.4±18.4	2.0	12.0	6.7	8.3
		Endeavor or Resolute ZES	62	8	8.1	41.0±19.2	5.5	10.9	4.8	4.8

表 11-1　冠状动脉慢性闭塞病变 DES 临床和造影结果的前瞻性研究比较（续）

研究	发表年份	支架	例数	随访时间（月）	CABG史（%）	支架总长度（mm）	支架内再狭窄率（%）	支架节段内再狭窄率（%）	TLR（%）	TVR（%）
ACE-CTO[18]	2015	EES	100	8	27	85±34	46	46	37	39
EXPERT-CTO[17]	2015	EES	222	12	9.9	52±27	NR	NR	6.3	NR
PRISON IV[18]	2017	Orsiro SES	165	12	3.6	52±28	NR	NR	10.5	10.5
		EES	165	12	6.7	52±27	NR	NR	4.0	6

ACE-CTO，依维莫司洗脱支架用于冠状动脉慢性闭塞病变的血管造影评价；CATOS，佐他莫司药物洗脱支架与西罗莫司药物洗脱支架治疗冠状动脉慢性闭塞病变有效性与安全性研究；CIBELES，依维莫司洗脱支架治疗冠状动脉慢性闭塞病变研究；EXPERT-CTO，XIENCE 支架在 CTO 病变中的性能及技术评价；GISSOC Ⅱ-GISE，意大利心脏病学会关于冠状动脉支架的研究；PRISON，冠状动脉完全闭塞病变直接支架植入的研究；TOSCA，加拿大关于冠状动脉闭塞病变的研究；CABG，冠状动脉旁路移植术；CTO，慢性闭塞病变；EES，依维莫司洗脱支架；FU，随访；SES，西罗莫司洗脱支架；TLR，靶病变血运重建；TVR，靶血管血运重建；ZES，佐他莫司洗脱支架

与第一代紫杉醇 DES 相比，第二代紫杉醇 DES 可使接受 PCI 治疗的非 CTO 病变患者获益更大[19,20]。CIBELES、CATOS 和 PRISON Ⅲ三项随机对照研究比较了第一代 SES 和第二代依维莫司洗脱支架（everolimus-eluting stent，EES，Xience V，Abbott Vascular）[13]或佐他莫司洗脱支架（zotarolimus-eluting stent，ZES，Medtronic）[14]应用于 CTO 病变的疗效。CIBELES 研究显示，CTO 病变使用 EES 或 SES，其再狭窄率和再次血运重建率相当，但 EES 组支架内血栓发生风险有降低的趋势（0% 比 3%，P=0.075）。CATOS 研究发现，SES 组与 Endeavor ZES 组患者造影结果随访和临床预后相当[14]。然而，PRISON Ⅲ研究随访 8 个月发现，与 SES 组相比，Endeavor ZES 组晚期支架节段内管腔丢失发生率更高，而与 Resolute ZES 组相当[14]。

意大利一项纳入 802 例 CTO 病变 PCI 患者注册研究的 8 年随访结果发现，EES 组再闭塞率明显低于第一代 DES（3.0% 比 10.1%，P<0.001）[21]。纳入超长病变患者且既往行冠脉搭桥患者比例较高的 ACE-CTO 研究发现，EES 置入 12 个月后靶病变血运重建率（37%）明显增加[16]。EXPERT CTO 研究纳入 250 例 CTO 患者，222 例 CTO PCI 成功，均置入依维莫司洗脱支架，随访 1 年时靶病变再次血运重建率为 6.3%[17]。

PRISON Ⅳ研究将 330 例患者随机分入生物可降解聚合物西罗莫司洗脱超薄支架（Orsiro SES，Biotronik）组或持久聚合物 Xience EES 组，Orsiro SES 节段内晚期管腔丢失未达到非劣效性（Orsiro SES 0.13±0.63mm，EES 0.02±0.47mm，P=0.08）[18]。与 EES 相比，Orsiro SES 支架内和节段内再狭窄率明显增加（8.0% 比 2.1%，P=0.028），且靶病变（9.2% 比 4.0%，P=0.08）及靶血管再次血运重建率（9.2% 比 6.0%，P=0.33）有增加趋势。

CTO 病变 PCI 经常需要长段置入支架（full metal jacket），生物可吸收支架有助于保留血管舒缩功能。早期研究显示生物可吸收支架置入后不良事件发生率较低[22-27]。BONITO 研究[28]是一项纳入 153 例 Absorb 生物可吸收支架置入术和 384 例二代 DES 置入术的国际多中心注册研究，中位随访时间 703 天，结果显示生物可吸收支架组与 DES 组患者靶血管失败（心源性死亡、靶血管心肌梗死及缺血驱动的靶病变再次血运重建）率无显著差异（4.6% 比 7.7%，P=0.21）。该研究同时显示，对病变充分预扩张、支架置入后高压力后扩张并应用腔内影像学指导有助于改善患者预后[28,29]。腔内影像学指导推荐用于所有生物可吸收支架置入术中，尤其是 CTO 病变 PCI 时更应使用。考虑到生物可吸收支架极晚期支架内血栓风险高，其安全性及有效性尚需更有力的临床研究证据支持。

由于大隐静脉桥（saphenous vein graft，SVG）CTO 病变 PCI 术后再狭窄率高达 50% 以上，因此推荐优先行原位血管 CTO 病变 PCI[30]。特殊情况下，可通过 SVG 逆向开通原位血管 CTO 病变。如果原位血管 CTO 病变 PCI 不成功，可考虑 SVG CTO 病变 PCI[30-36]。

总之,与第一代 DES 相比,第二代 DES(EES 和 Resolute ZES)预后更好,推荐用于 CTO 病变 PCI。但仍需发明新的技术以克服目前金属支架的局限性(例如 CTO 病变成功血运重建后因管腔显著增大导致的晚期获得性支架贴壁不良)[37]。

二、内膜下与真腔支架置入

如第 5 章所述,STAR 技术具有较高的再狭窄率和再闭塞率,因此该策略应作为其他技术失败后的备选策略[21,38]。然而,大多数研究显示采用正向或逆向夹层再入真腔技术开通血管置入支架后,其预后与真腔至真腔通过技术相当[39-46]。

三、支架置入优化策略

支架膨胀良好对降低再狭窄率和减少支架内血栓形成具有重要意义。以下方法有助于优化支架置入:

1. 选择恰当直径的支架

CTO 病变成功 PCI 数月后血管管腔直径通常会增大。研究显示,69% 的再通血管在术后 6 个月内平均管腔直径增加 0.4mm[47]。腔内影像学检测有助于术者选择合适大小的支架。支架直径过小可能导致支架贴壁不良,增加远期再狭窄率和支架内血栓发生率,然而,支架直径过大可导致冠状动脉夹层甚至破裂。如不能进行腔内影像学检测,行弯曲导丝技术,导丝头端环形的大小可帮助术者粗略估计血管直径。

光学相干断层成像(Optical coherence tomography, OCT)技术对选择最适支架长度和发现夹层是否需要支架置入有较大帮助[48](图 11-1)。

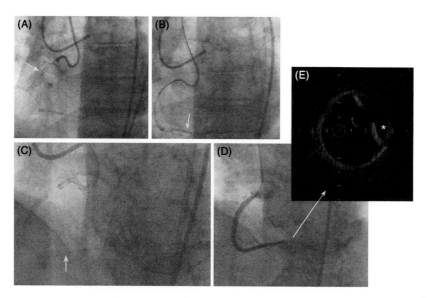

图 11-1 OCT 证实远端血管夹层示例
A. RCA 近段 CTO 病变(箭);B. 采用正向导丝升级技术经内膜下通过病变;C. 应用 Stingray 系统(箭)辅助导丝成功再入远端血管真腔;D. 造影结果显示远端血流欠佳;E. OCT 显示远端夹层致血管真腔受压(星号),补救性置入另一枚支架

在 CTO 病变 PCI 术中应避免为使术后血管看起来更完美而置入过长支架[49],从而增加再狭窄和支架内血栓发生风险。如果支架远端形成血管壁内血肿,可先采用切割球囊处理,必要时再置入支架。

2. 高压球囊后扩张

高压球囊后扩张可获得良好的支架膨胀,尤其适合钙化病变。CTO 病变支架置入后常规后扩张应选择非顺应性球囊高压(≥20atm)扩张。如选择的支架直径较大应避免高压后扩张(尤其采用夹层/再入真腔技术或血管钙化严重时),以免导致冠状动脉穿孔。

3. 应用血管腔内影像学技术

IVUS 或 OCT 除能够帮助术者开通闭塞病变[50]外,还可优化支架置入,帮助术者判断支架膨胀不全、贴壁不良、边缘夹层(图 11-1)及开口病变支架覆盖不全等,改善预后[37,48]。

两项随机对照研究发现,CTO 病变 PCI 术中应用 IVUS 可改善远期预后。CTO-IVUS 研究将 402 例导丝成功通过闭塞病变的患者随机分为 IVUS 指导支架置入组和造影指导支架置入组,随访 12 个月时 IVUS 指导组主要心血管不良事件发生率显著低于造影指导组(2.6%比 7.1%,$P=0.035$)[51]。AIR CTO 研究将 230 例导丝成功通过闭塞段的患者随机分为 IVUS 指导支架置入组和造影指导支架置入组,12 个月时 IVUS 指导组晚期管腔丢失(0.28±0.48mm 比 0.46±0.68mm,$P=0.025$)和再狭窄率(3.9%比 13.7%,$P=0.021$)显著低于造影指导组[52]。

一项 CTO PCI 注册研究发现,约 1/3 病例采用腔内影像学(主要为 IVUS)指导开通闭塞病变及优化支架置入[53]。由于腔内影像学能够显著改善 CTO PCI 预后,推荐 CTO 病变 PCI 术中更多应用腔内影像学指导。

四、CTO 病变 PCI 术后抗血小板治疗

PCI 术后双联抗血小板治疗(dual antiplatelet therapy,DAPT)的最佳持续时间仍无定论,目前指南推荐稳定型缺血性心脏病支架术后至少 6 个月[54]。但由于 CTO 病变置入支架较长,甚至造成靶血管"全金属化",很多术者经验性推荐 CTO 病变 PCI 术后 DAPT 应维持更长时间,特别是右冠状动脉 CTO 病变。生物可吸收支架置入术后可能也需要较长 DAPT 时间。尽管 Resolute ZES 置入术后 DAPT 持续 1 个月、Xience EES 和 Synergy EES 置入术后 DAPT 持续 3 个月已经获得欧洲 CE 认证,但 CTO 病变 PCI 术后短期应用 DAPT 是否安全仍有待进一步证实。

综上所述,置入第二代 DES 并确保支架膨胀和贴壁良好是保持 CTO 病变成功开通后长期通畅的关键。

(王定宇　译)

参考文献

1. Agostoni P, Valgimigli M, Biondi-Zoccai GG, et al. Clinical effectiveness of bare-metal stenting compared with balloon angioplasty in total coronary occlusions: insights from a systematic overview of randomized trials in light of the drug-eluting stent era. *Am Heart J* 2006;**151**:682–9.

2. Buller CE, Dzavik V, Carere RG, et al. Primary stenting versus balloon angioplasty in occluded coronary arteries: the Total Occlusion Study of Canada (TOSCA). *Circulation* 1999;**100**:236–42.

3. Suttorp MJ, Laarman GJ, Rahel BM, et al. Primary Stenting of Totally Occluded Native Coronary Arteries II (PRISON II): a randomized comparison of bare metal stent implantation with sirolimus-eluting stent implantation for the treatment of total coronary occlusions. *Circulation* 2006;**114**:921–8.

4. Teeuwen K, Van den Branden BJ, Rahel BM, et al. Late catch-up in lumen diameter at five-year angiography in MACE-free patients treated with sirolimus-cluting stents in the Primary

Stenting of Totally Occluded Native Coronary Arteries: a randomised comparison of bare metal stent implantation with sirolimus-eluting stent implantation for the treatment of total coronary occlusions (PRISON II). *EuroIntervention* 2013;**9**:212–9.

 5. Rubartelli P, Petronio AS, Guiducci V, et al. Comparison of sirolimus-eluting and bare metal stent for treatment of patients with total coronary occlusions: results of the GISSOC II-GISE multicentre randomized trial. *Eur Heart J* 2010;**31**:2014–20.

 6. Reifart N, Hauptmann KE, Rabe A, Enayat D, Giokoglu K. Short and long term comparison (24 months) of an alternative sirolimus-coated stent with bioabsorbable polymer and a bare metal stent of similar design in chronic coronary occlusions: the CORACTO trial. *EuroIntervention* 2010;**6**:356–60.

 7. Colmenarez HJ, Escaned J, Fernandez C, et al. Efficacy and safety of drug-eluting stents in chronic total coronary occlusion recanalization: a systematic review and meta-analysis. *J Am Coll Cardiol* 2010;**55**:1854–66.

 8. Saeed B, Kandzari DE, Agostoni P, et al. Use of drug-eluting stents for chronic total occlusions: a systematic review and meta-analysis. *Catheter Cardiovasc Interv* 2011;**77**:315–32.

 9. Niccoli G, Leo A, Giubilato S, et al. A meta-analysis of first-generation drug-eluting vs bare-metal stents for coronary chronic total occlusion: effect of length of follow-up on clinical outcome. *Int J Cardiol* 2011;**150**:351–4.

10. Ma J, Yang W, Singh M, Peng T, Fang N, Wei M. Meta-analysis of long-term outcomes of drug-eluting stent implantations for chronic total coronary occlusions. *Heart Lung* 2011;**40**:e32–40.

11. Kandzari DE, Rao SV, Moses JW, et al. Clinical and angiographic outcomes with sirolimus-eluting stents in total coronary occlusions: the ACROSS/TOSCA-4 (approaches to chronic occlusions with sirolimus-eluting stents/total occlusion study of coronary Arteries-4) trial. *JACC Cardiovasc Interv* 2009;**2**:97–106.

12. Van den Branden BJ, Rahel BM, Laarman GJ, et al. Five-year clinical outcome after primary stenting of totally occluded native coronary arteries: a randomised comparison of bare metal stent implantation with sirolimus-eluting stent implantation for the treatment of total coronary occlusions (PRISON II study). *EuroIntervention* 2012;**7**:1189–96.

13. Moreno R, Garcia E, Teles R, et al. Randomized comparison of sirolimus-eluting and everolimus-eluting coronary stents in the treatment of total coronary occlusions: results from the chronic coronary occlusion treated by everolimus-eluting stent randomized trial. *Circ Cardiovasc Interv* 2013;**6**:21–8.

14. Park HJ, Kim HY, Lee JM, et al. Randomized comparison of the efficacy and safety of zotarolimus-eluting stents vs. sirolimus-eluting stents for percutaneous coronary intervention in chronic total occlusion–CAtholic Total Occlusion Study (CATOS) trial. *Circ J* 2012;**76**:868–75.

15. Van den Branden BJ, Teeuwen K, Koolen JJ, et al. Primary Stenting of Totally Occluded Native Coronary Arteries III (PRISON III): a randomised comparison of sirolimus-eluting stent implantation with zotarolimus-eluting stent implantation for the treatment of total coronary occlusions. *EuroIntervention* 2013;**9**:841–53.

16. Kotsia A, Navara R, Michael TT, et al. The AngiographiC Evaluation of the Everolimus-Eluting Stent in Chronic Total Occlusion (ACE-CTO) study. *J Invasive Cardiol* 2015;**27**:393–400.

17. Kandzari DE, Kini AS, Karmpaliotis D, et al. Safety and effectiveness of everolimus-eluting stents in chronic total coronary occlusion revascularization: results from the EXPERT CTO multicenter trial (evaluation of the XIENCE coronary stent, performance, and technique in chronic total occlusions). *JACC Cardiovasc Interv* 2015;**8**:761-9.

18. Teeuwen K, van der Schaaf RJ, Adriaenssens T, et al. Randomized multicenter trial investigating angiographic outcomes of hybrid sirolimus-eluting stents with biodegradable polymer compared with everolimus-eluting stents with durable polymer in chronic total occlusions: the PRISON IV trial. *JACC Cardiovasc Interv* 2017;**10**:133-43.

19. Kedhi E, Joesoef KS, McFadden E, et al. Second-generation everolimus-eluting and paclitaxel-eluting stents in real-life practice (COMPARE): a randomised trial. *Lancet* 2010;**375**:201-9.

20. Lanka V, Patel VG, Saeed B, et al. Outcomes with first – versus second-generation drug-eluting stents in coronary chronic total occlusions (CTOs): a systematic review and meta-analysis. *J Invasive Cardiol* 2014;**26**:304-10.

21. Valenti R, Vergara R, Migliorini A, et al. Predictors of reocclusion after successful drug-eluting stent-supported percutaneous coronary intervention of chronic total occlusion. *J Am Coll Cardiol* 2013;**61**:545-50.

22. Vaquerizo B, Barros A, Pujadas S, et al. Bioresorbable everolimus-eluting vascular scaffold for the treatment of chronic total occlusions: CTO-ABSORB pilot study. *EuroIntervention* 2015;**11**:555-63.

23. Lesiak M, Lanocha M, Araszkiewicz A, et al. Percutaneous coronary intervention for chronic total occlusion of the coronary artery with the implantation of bioresorbable everolimus-eluting scaffolds. Poznan CTO-Absorb Pilot Registry. *EuroIntervention* 2016;**12**:e144-51.

24. Goktekin O, Yamac AH, Latib A, et al. Evaluation of the safety of everolimus-eluting bioresorbable vascular scaffold (BVS) implantation in patients with chronic total coronary occlusions: acute procedural and short-term clinical results. *J Invasive Cardiol* 2015;**27**:461-6.

25. Vaquerizo B, Barros A, Pujadas S, et al. One-year results of bioresorbable vascular scaffolds for coronary chronic total occlusions. *Am J Cardiol* 2016;**117**:906-17.

26. Wiebe J, Hoppmann P, Kufner S, et al. Impact of stent size on angiographic and clinical outcomes after implantation of everolimus-eluting bioresorbable scaffolds in daily practice: insights from the ISAR-ABSORB registry. *EuroIntervention* 2016;**12**:e137-43.

27. Fam JM, Ojeda S, Garbo R, et al. Everolimus eluting bioresorbable vascular scaffold for treatment of complex chronic total occlusions. *EuroIntervention* 2017.

28. Azzalini L, Giustino G, Ojeda S, et al. Procedural and long-term outcomes of bioresorbable scaffolds versus drug-eluting stents in chronic total occlusions: the BONITO registry (bioresorbable scaffolds versus drug-eluting stents in chronic total occlusions). *Circ Cardiovasc Interv* 2016:9.

29. Mitomo S, Naganuma T, Fujino Y, et al. Bioresorbable vascular scaffolds for the treatment of chronic total occlusions: an international multicenter registry. *Circ Cardiovasc Interv* 2017:10.

30. Brilakis ES, Banerjee S, Lombardi WL. Retrograde recanalization of native coronary artery chronic occlusions via acutely occluded vein grafts. *Catheter Cardiovasc Interv* 2010;**75**:109-13.

31. Sachdeva R, Uretsky BF. Retrograde recanalization of a chronic total occlusion of a saphenous vein graft. *Catheter Cardiovasc Interv* 2009;**74**:575-8.

32. Takano M, Yamamoto M, Mizuno K. A retrograde approach for the treatment of chronic total

occlusion in a patient with acute coronary syndrome. *Int J Cardiol* 2007;**119**:e22–4.

33. Ho PC, Tsuchikane E. Improvement of regional ischemia after successful percutaneous intervention of bypassed native coronary chronic total occlusion: an application of the CART technique. *J Invasive Cardiol* 2008;**20**:305–8.

34. Brilakis ES, Grantham JA, Thompson CA, et al. The retrograde approach to coronary artery chronic total occlusions: a practical approach. *Catheter Cardiovasc Interv* 2012;**79**:3–19.

35. Nguyen-Trong PK, Alaswad K, Karmpaliotis D, et al. Use of saphenous vein bypass grafts for retrograde recanalization of coronary chronic total occlusions: insights from a multicenter registry. *J Invasive Cardiol* 2016;**28**:218–24.

36. Debski A, Tyczynski P, Demkow M, Witkowski A, Werner GS, Agostoni P. How should I treat a chronic total occlusion of a saphenous vein graft? Successful retrograde revascularisation. *EuroIntervention* 2016;**11**:e1325–8.

37. Galassi AR, Tomasello SD, Crea F, et al. Transient impairment of vasomotion function after successful chronic total occlusion recanalization. *J Am Coll Cardiol* 2012;**59**:711–8.

38. Kandzari DE, Grantham JA, Lombardi W, Thompson C. Not all subintimal chronic total occlusion revascularization is alike. *J Am Coll Cardiol* 2013;**61**:2570.

39. Mogabgab O, Patel VG, Michael TT, et al. Long-term outcomes with use of the Bridgepoint Medical System for the recanalization of coronary chronic total occlusions. *J Invasive Cardiol* 2013;**25**, 579–85.

40. Rinfret S, Ribeiro HB, Nguyen CM, Nombela-Franco L, Urena M, Rodes-Cabau J. Dissection and re-entry techniques and longer-term outcomes following successful percutaneous coronary intervention of chronic total occlusion. *Am J Cardiol* 2014;**114**:1354–60.

41. Amsavelu S, Christakopoulos GE, Karatasakis A, et al. Impact of crossing strategy on intermediate-term outcomes after chronic total occlusion percutaneous coronary intervention. *Can J Cardiol* 2016;**32**:1239e1–7.

42. Carlino M, Figini F, Ruparelia N, et al. Predictors of restenosis following contemporary subintimal tracking and reentry technique: the importance of final TIMI flow grade. *Catheter Cardiovasc Interv* 2016;**87**:884–92.

43. Azzalini L, Dautov R, Brilakis ES, et al. Procedural and longer-term outcomes of wire- versus device-based antegrade dissection and re-entry techniques for the percutaneous revascularization of coronary chronic total occlusions. *Int J Cardiol* 2017;**231**:78–83.

44. Muramatsu T, Tsuchikane E, Oikawa Y, et al. Incidence and impact on midterm outcome of controlled subintimal tracking in patients with successful recanalisation of chronic total occlusions: J-PROCTOR registry. *EuroIntervention* 2014;**10**:681–8.

45. Saito S, Maehara A, Yakushiji T, et al. Serial intravascular ultrasound findings after treatment of chronic total occlusions using drug-eluting stents. *Am J Cardiol* 2016;**117**:727–34.

46. Hasegawa K, Tsuchikane E, Okamura A, et al. Incidence and impact on midterm outcome of intimal versus subintimal tracking with both antegrade and retrograde approaches in patients with successful recanalisation of chronic total occlusions: J-PROCTOR 2 study. *EuroIntervention* 2017;**12**:e1868–73.

47. Park JJ, Chae IH, Cho YS, et al. The recanalization of chronic total occlusion leads to lumen area increase in distal reference segments in selected patients: an intravascular ultrasound study. *JACC Cardiovasc Interv* 2012;**5**:827–36.

48. Jaguszewski M, Guagliumi G, Landmesser U. Optical frequency domain imaging for guidance of optimal stenting in the setting of recanalization of chronic total occlusion. *J Invasive Cardiol* 2013;**25**:367–8.

49. Gasparini GL, Oreglia JA, Milone F, Presbitero P. Avoid overtreatment in the setting of chronic total occlusions: the role of blood flow restoration in positive vascular remodeling. *Int J Cardiol* 2015;**184**:414–5.

50. Galassi AR, Sumitsuji S, Boukhris M, et al. Utility of intravascular ultrasound in percutaneous revascularization of chronic total occlusions: an overview. *JACC Cardiovasc Interv* 2016;**9**:1979–91.

51. Kim BK, Shin DH, Hong MK, et al. Clinical impact of intravascular ultrasound-guided chronic total occlusion intervention with zotarolimus-eluting versus biolimus-eluting stent implantation: randomized study. *Circ Cardiovasc Interv* 2015;**8**:e002592.

52. Tian NL, Gami SK, Ye F, et al. Angiographic and clinical comparisons of intravascular ultrasound- versus angiography-guided drug-eluting stent implantation for patients with chronic total occlusion lesions: two-year results from a randomised AIR-CTO study. *EuroIntervention* 2015;**10**:1409–17.

53. Karacsonyi J, Alaswad K, Jaffer FA, et al. Use of intravascular imaging during chronic total occlusion percutaneous coronary intervention: insights from a contemporary multicenter registry. *J Am Heart Assoc* 2016;**5**.

54. Levine GN, Bates ER, Bittl JA, et al. 2016 ACC/AHA guideline focused update on duration of dual antiplatelet therapy in patients with coronary artery disease: a report of the American College of Cardiology/American Heart Association Task Force on clinical practice guidelines: an Update of the 2011 ACCF/AHA/SCAI Guideline for percutaneous coronary intervention, 2011 ACCF/AHA Guideline for coronary artery bypass graft surgery, 2012 ACC/AHA/ACP/AATS/PCNA/SCAI/STS Guideline for the Diagnosis and Management of patients with stable ischemic heart disease, 2013 ACCF/AHA Guideline for the Management of ST-Elevation myocardial infarction, 2014 AHA/ACC Guideline for the Management of patients with non-ST-Elevation acute coronary syndromes, and 2014 ACC/AHA Guideline on Perioperative Cardiovascular Evaluation and Management of patients undergoing noncardiac surgery. *Circulation* 2016;**134**:e123–55.

第 12 章

CTO 病变 PCI 并发症

根据并发症发生时间,可将 CTO 病变 PCI 并发症分为急性和远期并发症。根据并发症发生部位,可将 CTO 病变 PCI 并发症分为冠状动脉相关、非冠状动脉相关和非心脏相关并发症。

一、急性并发症

急性并发症分类见图 12-1[1]。

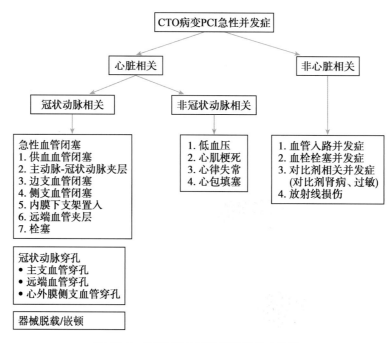

图 12-1 CTO 病变 PCI 急性并发症分类

根据 2013 年一项纳入 68 项研究 18 061 例患者的荟萃分析结果,CTO 病变 PCI 急性并发症发生率详表 12-1[2]。

表 12-1 CTO 病变 PCI 早期并发症发生率

	发生率(%)	95%可信区间	发生率范围(%)
造影成功率	77.0	74.3~79.6	41.2~100.0
MACE	3.1	2.4~3.7	0~19.4
死亡	0.2	0.1~0.3	0~3.6
急诊 CABG	0.1	0~0.2	0~2.3
卒中	<0.01	0~0.1	0~0.7
心肌梗死	2.5	1.9~3.0	0~19.4
Q 波心肌梗死	0.2	0.1~0.3	0~2.6

表 12-1　CTO 病变 PCI 早期并发症发生率(续)

	发生率(%)	95%可信区间	发生率范围(%)
冠状动脉穿孔	2.9	2.2~3.6	0~11.9
心脏压塞	0.3	0.2~0.5	0~4.7
急性支架内血栓	0.3	0.1~0.5	0~2.0
周围血管并发症	0.6	0.3~0.9	0~2.8
大出血	0.4	0~0.7	0~3.7
对比剂肾病	3.8	2.4~5.3	2.4~18.1
放射性皮肤损伤	<0.01	0~0.1	0~11.1

CABG:冠状动脉旁路搭桥手术;MACE:主要不良心脏事件(包括死亡、紧急 CABG、卒中和心肌梗死的复合终点)

Modified with permission from Patel VG, Brayton KM, Tamayo A, et al. Angiographic success and procedural complications in patients undergoing percutaneous coronary chronic total occlusion interventions; a weighted meta-analysis of 18 061 patients from 65 studies. JACC Cardiovasc Interv 2013; 6:128-36.

(一) 急性冠状动脉并发症

1. 急性血管闭塞

(1) CTO 病变逆向 PCI 术中供血血管闭塞

供血血管急性闭塞是 CTO 病变逆向 PCI 术中最严重并发症之一(图 12-2),特别是当供血血管是仅存的畅通冠状动脉时(常见于此前行 CABG 的患者),可导致大面积心肌缺血、循环衰竭甚至死亡,需立即行 PCI 或 CABG[3]。

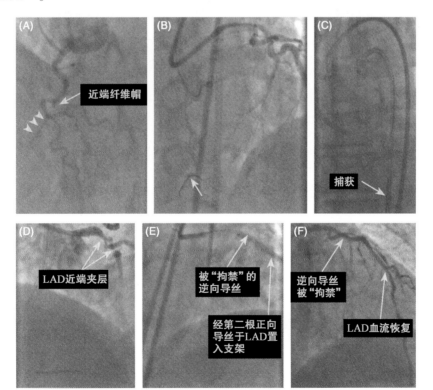

图 12-2　CTO 病变逆向 PCI 术中供血血管夹层示例

A. RCA 近段 CTO 病变;B. 正向 PCI 失败后尝试逆向 PCI;C. 逆向导丝通过 CTO 病变经正向指引导管至体外;D. 拟沿体外化的逆向导丝处理 RCA 病变并置入支架;由于前降支近段出现夹层,患者出现严重胸痛和低血压;E. 立即于 LAD 近段置入支架,F 和 G. LAD 前向血流恢复,病情稳定;H. 回撤被"拘禁"的逆向导丝,于 RCA 置入支架

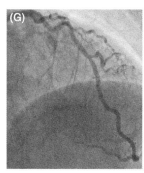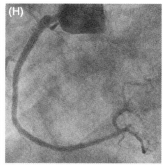

图 12-2(续)

制订 CTO 病变 PCI 手术计划时应包括针对供血血管闭塞的预案,例如:行 RCA CTO 病变逆向 PCI 时,如左主干存在病变,应先对该病变行 IVUS 检查;多支病变且射血分数降低患者或经仅存的畅通冠状动脉行逆向 PCI 时应预防性置入循环辅助装置。与常规 PCI 不同,CTO 病变逆向 PCI 术中,由于供血血管内常留置体外化导丝或微导管等器械,处理供血血管急性闭塞较为复杂。

原因

①导管致供血血管损伤:可由造影导管或指引导管引起,尤其回撤器械时或暴力牵拉被抓捕器捕获的逆向导丝时可导致导管过度深插,造成血管损伤。

②供血血管血栓形成:逆向微导管或导丝长时间留置在冠状动脉内可引起供血血管内血栓形成,在抗凝不充分时更易发生(详见第 3 章)。

预防措施

①时刻关注造影导管及指引导管位置。密切观察压力波形变化,压力波形衰减时需及时调整导管位置。双侧造影后,供血血管侧导管如非必须保留,应及时撤离冠状动脉开口。

②逆向途径应避免使用带侧孔指引导管,因为一旦出现指引导管嵌顿和血流受限,使用带侧孔的指引导管会影响对导管嵌顿的判断。

③为预防血栓形成,CTO 病变逆向 PCI 术中需维持 ACT>350s,正向 PCI 术中维持 ACT>300s。推荐每 20~30 分钟检测一次 ACT。建议置入小外径静脉鞘管用于采血监测 ACT。如 ACT 低于安全水平,应及时追加肝素。

④避免通过存在弥漫病变的供血血管行逆向 PCI。应考虑采用腔内影像学方法评估供血血管情况。如供血血管病变较重,应在逆向 PCI 前先行处理。

⑤在微导管或 OTW 球囊辅助下操控逆向导丝[4]。

⑥供血血管送入工作导丝,既可稳定指引导管,又便于在供血血管发生急性闭塞时立即处理。

⑦逆向导丝体外化过程中,应注意逆向指引导管位置,避免牵拉导丝造成指引导管深插,损伤供血血管。

⑧随时冲洗造影导管和指引导管,防止导管内血栓形成。在使用球囊捕获技术时,撤出捕获球囊后应释放少许血液以免发生空气栓塞。

⑨尽量避免经左内乳动脉(LIMA)行逆向 PCI,因易导致 LIMA 夹层和(或)和/或急性严重缺血或闭塞(图 12-3)[5]。

⑩通过微导管对吻技术[6]或正向微导管穿逆向导丝技术辅助送入正向工作导丝并撤出逆向导丝(详见第 6 章)。

处理策略

①终止 CTO 病变 PCI 操作,迅速开通急性闭塞的供血血管。

②如出现血流动力学不稳定,应在 IABP 或 Impella 支持下处理急性闭塞的供血血管。

③如在逆向 PCI 术中发生供血血管夹层,通常需在夹层部位置入支架,快速有效地阻止夹层延展,

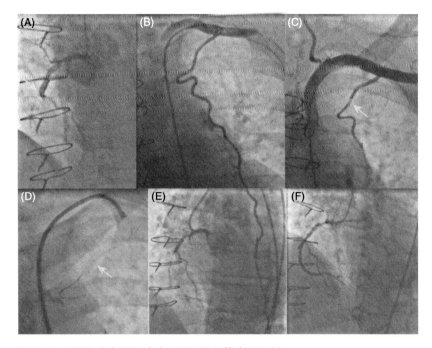

图 12-3　CTO 病变 PCI 术中 LIMA 桥血管夹层示例

A. RCA 中段 CTO 病变;B. 造影导管送至 LIMA 行双侧造影,LIMA 起始角度大,操作困难;C. Guideliner 导管送入 LIMA,导致开口夹层,前向血流减少;D. LIMA 置入支架,前向血流恢复;E. RCA CTO 病变 PCI 顺利进行;F. 最终成功开通病变

具体操作如下:

a. 如逆向导丝尚未通过闭塞血管段,回撤逆向导丝,保留逆向微导管于夹层部位远端血管内,经微导管交换为普通工作导丝,沿该导丝行支架置入术。

b. 如逆向导丝已通过闭塞血管段且供血血管夹层较局限,可沿该导丝处理急性闭塞的供血血管。

c. 也可送入第二根导丝至供血血管远端行 PCI,此时体外化的逆向导丝会被支架"拘禁"(图 12-2),回撤该导丝时需先沿该导丝正向送入微导管保护,并避免指引导管深插损伤供血血管。

④术中应定时检测 ACT。血栓抽吸和糖蛋白 Ⅱ b/Ⅲ a 受体拮抗剂常用于处理供血血管内血栓并发症。

(2) 主动脉-冠状动脉夹层

主动脉-冠状动脉夹层在 CTO 病变 PCI(尤其是逆向 PCI)中较常见(发生率约为 0.8% ~ 1.8%[7,8]),多见于 RCA[9](图 12-4 及图 12-5)。夹层可局限在冠状动脉窦内,也可延伸至升主动脉近段,甚至超过升主动脉[10]。

原因(图 12-5)

①指引导管深插或应用强支撑力指引导管(如 8Fr Amplatz 导管)损伤冠状动脉开口。

②指引导管压力嵌顿。

③用力推注对比剂,尤其在指引导管不同轴或压力波形下降时,更易发生。

④在冠状动脉开口行高压力预扩张。

⑤球囊破裂。

⑥行反向 CART 技术时,逆向导丝进入血管内膜下或主动脉壁。

预防措施

①避免指引导管深插损伤冠状动脉开口,如需增加指引导管支撑力,可采用锚定技术等(见第 3 章)。

②处理 RCA CTO 病变时,应用带侧孔指引导管可减少用力推注对比剂引起血管损伤风险。但需注意,使用带侧孔指引导管时,即使已发生主动脉-冠状动脉夹层,压力曲线仍可显示正常。

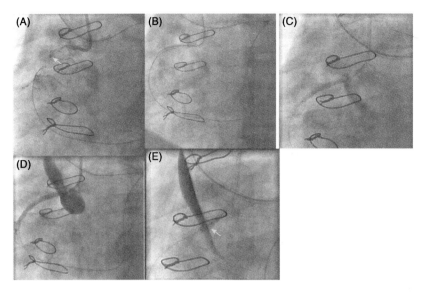

图 12-4　CTO 病变逆向 PCI 术中发生主动脉-冠状动脉夹层示例
A 和 B. 采用反向 CART 技术开通 RCA 近段 CTO 病变（箭）；C. 置入支架过程中，注射对比剂见主动脉-冠状动脉交界处对比剂染色；D. 支架释放同时注射对比剂，发现升主动脉近冠状动脉开口处及冠状动脉窦对比剂滞留；E. 于 RCA 开口处置入支架（箭），封闭主动脉-冠状动脉夹层入口，患者恢复良好。该病例提示，一旦发生主动脉-冠状动脉夹层，应立即在冠状动脉开口处置入支架封闭夹层入口，并避免继续正向注射对比剂
Courtesy of Dr. Parag Doshi.

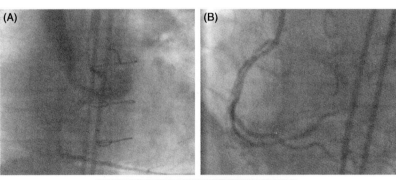

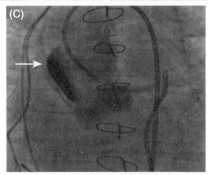

图 12-5　CTO 病变 PCI 术中发生主动脉-冠状动脉夹层示例
A. RCA 近段 CTO 病变逆向 PCI 时发生 Ⅱ 型（Dunning 分型）主动脉-冠状动脉夹层，指引导管为 AL1（Cordis，Miami，FL），可能是由于在指引导管不同轴时注射对比剂所致；B. RCA 开口 CTO 病变正向 PCI 时发生 Ⅰ 型主动脉-冠状动脉夹层（夹层局限在右冠状动脉窦内），指引导管为 JR4（Cordis），可能由于指引导管头端损伤冠状动脉开口所致；C. RCA 近段 CTO 病变逆向 PCI 时发生 Ⅱ 型主动脉-冠状动脉夹层及壁内血肿，指引导管为 AR1，可能由于指引导管头端损伤冠状动脉开口所致
Reproduced with permission from Boukhris M, Tomasello SD, Marza F, Azzarelli S, Galassi AR. Iatrogenic aortic dissection complicating percutaneous coronary intervention for chronic total occlusion. Can J Cardiol 2015;31:320-7,Elsevier.

③避免暴力推注对比剂。

处理策略

①停止止向推注对比剂,防止夹层延展。

②丁冠状动脉开口置入支架,封闭夹层入口(支架需突入主动脉 1mm)。

③推荐 IVUS 指导下置入支架,确保完全覆盖冠状动脉开口[11]。

④如需造影明确远端血管情况,可送入抽吸导管至夹层远端血管内行超选造影(图 12-6)[12]。

⑤如夹层范围较大,特别是累及升主动脉时,应采用非侵入性影像学检查(CT 或经食道超声心动图)动态观察夹层是否愈合并避免夹层延展(图 12-7)。

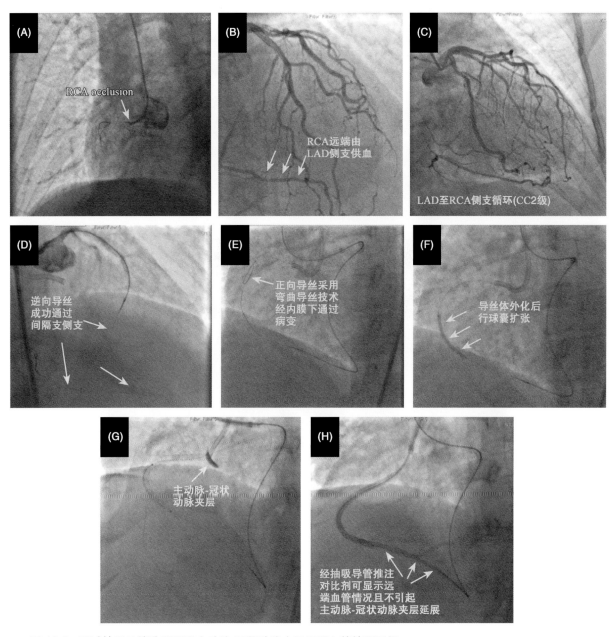

图 12-6　通过抽吸导管造影明确主动脉-冠状动脉夹层远端血管情况示例

A. RCA 近段 CTO 病变;B 和 C.闭塞段远端血管由 LAD 侧支供血;D~F.逆向导丝成功通过间隔支侧支,采用反向 CART 技术,完成导丝体外化;G. 置入支架后,发生主动脉-冠状动脉夹层;H. 送入 7Fr 抽吸导管至 RCA 远端,经抽吸导管推注对比剂可清晰显示远端血管情况且不引起近端夹层延展

Reproduced with permission from Al Salti Al Krad H,Kaminsky B,Brilakis ES. Use of a thrombectomy catheter for contrast injection：a novel technique for preventing extension of an aortocoronary dissection during the retrograde approach to a chronic total occlusion. J Invasive Cardiol 2014；26：E54-5.

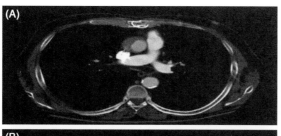

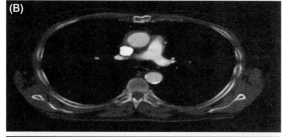

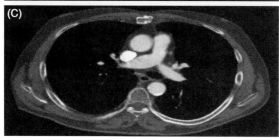

图 12-7 主动脉-冠状动脉夹层 CTA 随访示例

图 12-5A 介绍的主动脉-冠状动脉夹层患者 CTA 随访结果：A. 术后 24 小时，CTA 证实主动脉出现夹层（可见真假双腔和内膜钙化移位）；B. 1 个月后复查，血栓化的假腔近乎完全消失；C. 6 个月后复查，假腔完全消失

Reproduced with permission from Boukhris M, To-masello SD, Marza F, Azzarelli S, Galassi AR. Iatrogenic aortic dissection complicating percutaneous coronary intervention for chronic total occlusion. Can J Cardiol 2015;31:320-7, Elsevier.

⑥出现主动脉瓣反流、心脏压塞或夹层迅速延展等情况，需外科急诊手术治疗（图 12-8）[7-9,13]。

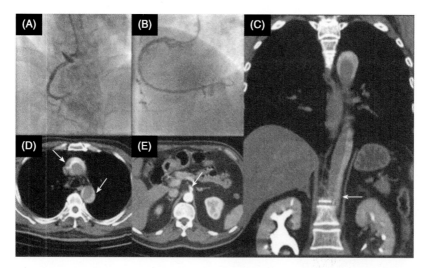

图 12-8 CTO 病变 PCI 术后发生主动脉-冠状动脉夹层延展至降主动脉示例

A. RCA 近段夹层较长，延展至主动脉窦；B. 置入 3.5×24mm 金属裸支架，造影见主动脉窦局部夹层；C 和 D. CTA 显示 A 型主动脉夹层，从升主动脉延伸至肾动脉以上；E. 同时累及主动脉弓和腹腔干

Reproduced with permission from Liao MT, Liu SC, Lee JK, Chiang FT, Wu CK. Aortocoronary dissection with extension to the suprarenal abdominal aorta: a rare complication after percutaneous coronary intervention. JACC Cardiovasc Interv 2012;5: 1292-3.

（3）边支闭塞

CTO 病变 PCI 术中可发生边支闭塞，尤其在采用夹层再入真腔技术时更易发生。边支闭塞与 PCI 术后心肌梗死密切相关（图 12-9）[9,14]。

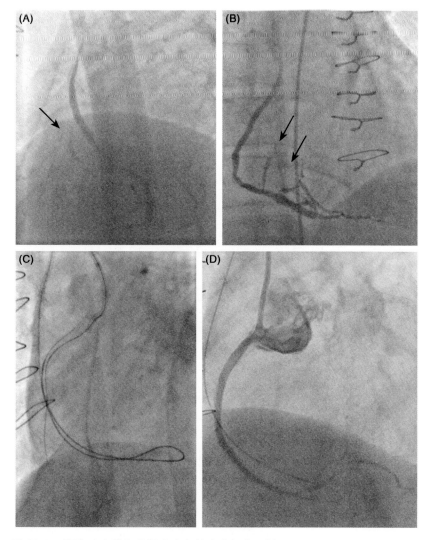

图 12-9　CTO 病变逆向 PCI 术中急性边支闭塞示例

A 和 B. RCA 中段 CTO 病变,远端由弥漫病变的 SVG 供血,CTO 病变远端发出较大锐缘支(箭);C. 采用逆向 PCI 成功开通 CTO 病变,支架置入后,RCA 前向血流恢复,但锐缘支急性闭塞(D),导致下侧壁 ST 段抬高型心肌梗死

Reproduced with permission from Michael TT, Papayannis AC, Banerjee S, Brilakis ES. Subintimal dissection/reentry strategies in coronary chronic total occlusion interventions. Circ Cardiovasc Interv 2012;5;729-38.

原因

当导丝经内膜下再进入 CTO 病变远端血管真腔时,置入支架后,撕裂的内膜可导致 CTO 病变近端或远端边支血管闭塞。

预防措施

①如 CTO 病变涉及血管分叉(见第 9 章),术前需仔细分析侧支供血情况,明确分支血管是否存在独立侧支供血。

②CTO 病变近端或远端纤维帽处存在较大分支时,避免应用夹层再入真腔技术。

③尽量送入导丝保护边支。

处理策略

①闭塞边支送入导丝后行球囊扩张,必要时置入支架。采用夹层再入真腔技术时,导丝进入闭塞边支难度较大。

②如闭塞边支存在侧支,可经侧支逆向开通闭塞边支。

③IVUS 有助于判断边支闭塞原因并指导操控导丝进入边支(图 12-10)。

应用夹层再入真腔技术时,尽量在靠近 CTO 远端纤维帽部位再入真腔,尽可能缩小内膜下夹层范围(见第 5 章)[15]。

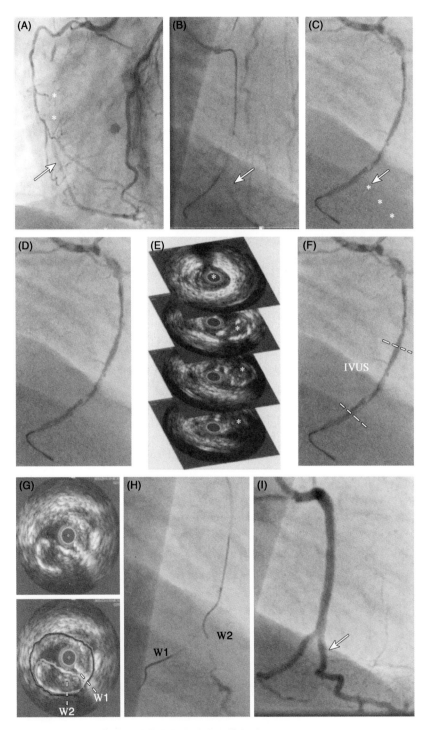

图 12-10   IVUS 指导下评估和处理分支血管闭塞
A. 首先尝试正向开通 RCA 中段 CTO 病变(星号);B. 采用平行导丝技术使导丝进入左室后侧支;C 和 D. 1. 5mm 球囊预扩后,造影显示后降支闭塞(星号);E 和 F. IVUS 提示左室后侧支导丝经内膜下通过后三叉进入左室后侧支(E 图 IVUS 影像中星号);G 和 H. IVUS 指导下送入另一导丝(W2)至后降支(G 图 IVUS 显示两根导丝的影像);I. 采用必要性支架术置入支架后,最终造影结果满意
Courtesy of Dr. Javier Escaned.

　　与弯曲导丝技术相比,CrossBoss 导管有助于控制内膜下夹层范围,利于导丝再入真腔。如 CTO 病变远端纤维帽处存在大的分支血管,首选逆向 PCI,可降低边支闭塞风险。

(4) 侧支血管闭塞

　　较大侧支血管闭塞(尤其是心外膜侧支)可导致严重心肌缺血和血流动力学障碍。开通 CTO 病变后,侧支血流灌注会明显减少,如靶血管再次闭塞,可造成严重缺血事件[16]。

(5) 内膜下置入支架

　　少数情况下,因术者未发现导丝远端位于内膜下而不经意间置入支架,导致支架置入后血流仍不能恢复(图 12-11)[17]。患者是否出现临床症状和心电图变化,主要取决于边支血流受累程度[17-19]。

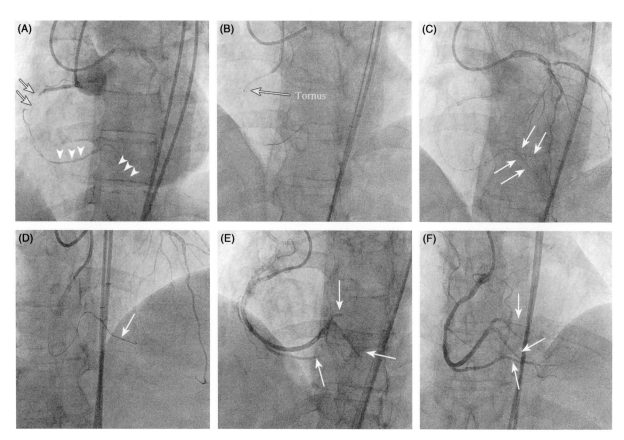

图 12-11　内膜下置入支架造成 CTO 病变远端血管夹层示例
A. RCA 中段 CTO 病变(箭),RCA 远端和后降支由 LAD 起源的侧支供血(箭头);B. Pilot 200 导丝正向通过 CTO 病变,但 Tornus 导管(箭)通过困难;C. 另一根 Pilot 200 导丝(箭)通过 CTO 病变;D. 尽管对侧造影提示该导丝(箭)位于远端血管真腔;E. 但支架置入后,锐缘支、后降支和后侧支(箭)前向血流消失;F. 重新送入导丝至上述血管(箭)远端真腔并行球囊扩张,前向血流恢复
Reproduced from Patel VG, Banerjee S, Brilakis ES. Treatment of inadvertent subintimal stenting during intervention of a coronary chronic total occlusion. Interv Cardiol 2013;5(2):165-9 with permission of Future Medicine Ltd.

原因

　　支架置入前对导丝远端位置判断错误(误认为导丝位于远端血管真腔而实际导丝位于远端血管内膜下)。

预防措施

　　采用较硬的锥形头端导丝或行弯曲导丝技术时,需注意导丝易进入内膜下。在行球囊扩张和支架置入前应确认导丝位于闭塞段远端血管真腔。确认导丝位置的方法包括:

　　①对侧造影:是确认导丝是否位于 CTO 病变远端血管真腔的最常用方法,需在两个相互垂直的投照角度确认导丝位置[20,21]。

　　②经微导管超选造影:可经微导管注射对比剂证实导丝位于闭塞段远端血管真腔。注射对比剂前,

应先回吸,见回血后才能注射对比剂。如导丝不在远端血管真腔,直接注射对比剂会增加内膜下损伤和夹层风险,增加导丝再入真腔难度。

③腔内影像学:采用短头 IVUS 导管辅助判断导丝位置,可降低夹层扩大风险(图 12-12)[22]。光学相干断层成像(OCT)透射深度较浅,OCT 镜头距导管头端有一定距离,操作过程中需注射对比剂,可造成夹层扩大[23,24]。

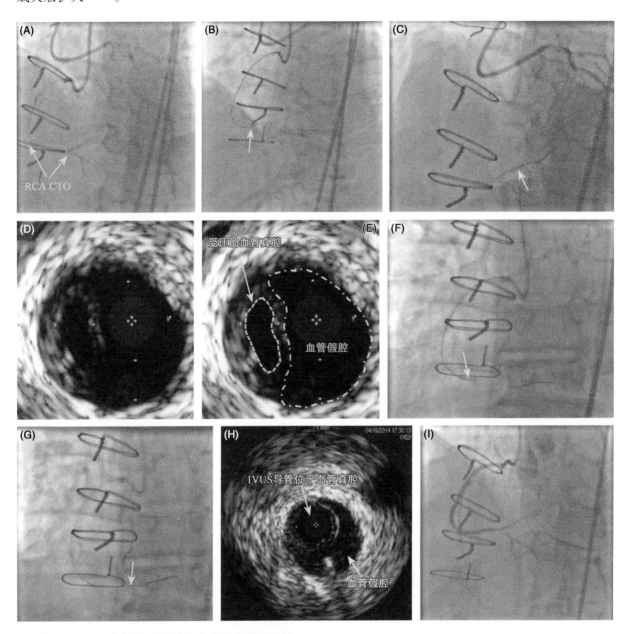

图 12-12　IVUS 指导下导丝再入远端血管真腔示例
A. RCA CTO 病变;B. 采用正向弯曲导丝技术通过远端纤维帽;C. 应用 Stingray 球囊辅助导丝再入真腔,导丝至 RCA 远端(箭),但不能完全确定导丝位于远端血管真腔;D 和 E. IVUS 证实导丝进入假腔;F. 应用 Stingray 系统再次尝试将导丝送入远端血管真腔;G. 送入第二根导丝至血管远端,该导丝与第一根导丝位置不同;H. IVUS 证实第二根导丝位于远端血管真腔;I. 支架置入术后,最终造影结果满意

④观察导丝能否进入边支:如果导丝能够进入边支,常常提示导丝位于远端血管真腔[25]。但需注意少数情况下,导丝也可能是经内膜下进入边支。由于工作导丝不易经内膜下进入分支,故导丝通过闭塞段后推荐交换为工作导丝。

处理策略
如导丝位于内膜下,可应用以下技术使导丝再入闭塞段远端血管真腔[14]:

①应用 Stingray 球囊系统[26]。

②逆向 PCI 技术[21]。

③基于导丝的再入真腔技术：如 STAR、LAST 和 mini-STAR 技术。LAST 和 mini-STAR 技术有助于导丝在紧邻 CTO 病变远端纤维帽血管真腔部位进入真腔,避免长段内膜下支架置入[27,28]。由于基于导丝的再入真腔技术是否能够成功具有不可预见性且存在夹层延展风险,因此建议首选应用 Stingray 球囊系统或逆向技术使导丝再入远端血管真腔。

④IVUS 指导下导丝再入真腔(图 12-10)。

非 CTO 病变 PCI 术中如发生血管夹层导致管腔急性闭塞时,也可应用上述技术使导丝再入真腔(图 12-13 和图 12-14)[29]。

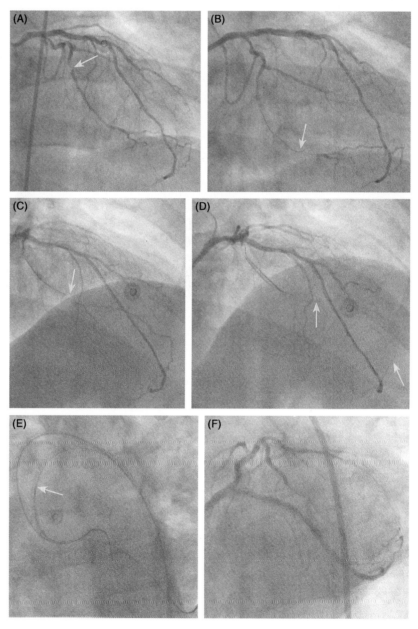

图 12-13　逆向技术处理急性血管闭塞
A. 第二钝缘支重度狭窄(箭);B. 导丝进入血管内膜下(箭);C. 第二钝缘支急性闭塞(箭),D. 逆向导丝经 LAD 远端心外膜侧支进入第二钝缘支(箭);E. 采用反向 CART 技术和"乒乓"指引导管技术,将逆向导丝和逆向 Corsair 微导管送入正向指引导管内(箭);F. 置入支架后,第二钝缘支血流恢复

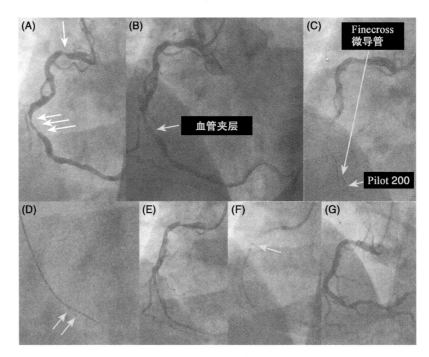

图 12-14　正向夹层再入真腔技术处理急性血管闭塞
A. RCA 走行纤曲且近段(箭)及中段(多箭)重度狭窄;B. 球囊预扩张后,RCA 中段出现夹层,支架沿导丝难以到达夹层部位,前向血流消失,且导丝脱位;C. 尝试送入导丝通过夹层节段失败,使用 Pilot 200 导丝以弯曲导丝技术通过夹层节段;D 和 E. 应用 Stingray 球囊(多箭)辅助导丝再入远端血管真腔;F 和 G. 在 Guide-Liner 延长导管(箭)辅助下,成功置入两枚支架,最终造影结果满意
Reproduced with permission from Martinez-Rumayor AA,Banerjee S,Brilakis ES. Knuckle wire and stingray balloon for recrossing a coronary dissection after loss of guidewire position. JACC Cardiovasc Interv 2012;5;e31-2.

(6) CTO 病变远端血管夹层

CTO 病变 PCI 术中发生靶血管远端夹层,会阻碍导丝再入远端血管真腔。

原因

①内膜下导丝再入真腔过程中引起内膜下血肿,血肿延展可压迫远端血管真腔。

②硬导丝或锥形头端导丝损伤 CTO 病变远端血管,造成血管夹层。

预防措施

①采用内膜下夹层再入真腔策略时,首选 CrossBoss 导管,减少内膜下夹层范围。

②如导丝已进入内膜下,避免用力正向推注对比剂。

③避免过度操控硬导丝(尤其是锥形头端硬导丝)。

处理策略

①应用 STRAW 技术(见第 5 章,图 5-38 和图 5-39)抽吸内膜下血肿,使远端血管真腔复张[30]。

②采用逆向导丝技术进入远端血管真腔。

③如血管夹层范围较大,可考虑终止操作[31]。待 2~3 个月夹层愈合后,再行冠状动脉造影随访,多数情况下患者靶血管远端真腔血流恢复[32]。

(7) 栓塞

严重的栓塞可引起血流动力学障碍,需及时处理。

原因

①空气栓塞:多由于采用球囊捕获技术后未及时松解 Y 型连接器止血阀释放血液所致。

②主动脉或髂动脉斑块栓塞:指引导管通过主动脉后未彻底回吸。

③血栓栓塞:手术时间长且 ACT 低于目标值时易形成血栓。

④冠状动脉斑块栓塞:更易发生在处理 ACS 罪犯血管 PCI 术中。

预防措施

①采用球囊捕获技术后应及时松解 Y 型连接器止血阀释放少量血液。

②注射对比剂前应注意回吸血液。

③维持足够高的 ACT 水平(正向 PCI:ACT>300s;逆向 PCI:ACT>350s)。

处理策略

①空气栓塞:常迅速发生血流动力学障碍,需及时处理。可采用吸入纯氧(促进空气吸收)或抽吸(大量空气栓塞时)等措施;患者出现心脏骤停时,可冠状动脉内注射肾上腺素[33]。

②血栓或斑块栓塞:可通过抽吸导管(如 Export 抽吸导管)、延长导管或深插指引导管进行抽吸。如无法抽吸,可尝试准分子激光冠状动脉斑块消蚀术。

2. 冠状动脉穿孔

冠状动脉穿孔是 CTO 病变 PCI 最严重并发症之一,可导致心脏压塞,有时需紧急行心包穿刺术或急诊外科手术。某些情况下,血管穿孔虽不会导致心脏压塞,但会产生局部积血(尤其是既往行 CABG 的患者)[34-38]或心肌内血肿[39]。冠状动脉穿孔在 CTO 病变 PCI 中较常见(可高达 27.6%[40]),多数不引起严重后果,心脏压塞发生率约 0.3%[2],但 CTO 病变逆向 PCI 发生冠状动脉穿孔时心脏压塞发生率较高(1.3%)[41,42]。与非 CTO 病变 PCI 相比,封堵穿孔的 CTO 病变靶血管通常并不引起心肌缺血,术者一般有较充足的时间尝试多种处理策略。

(1) 概述

穿孔分类:穿孔位置对治疗具有重要指导意义,因此以位置分类最佳:①主支血管穿孔;②远端血管穿孔;③侧支血管穿孔(间隔支或心外膜支)(图 12-15 和图 12-16)[1]。

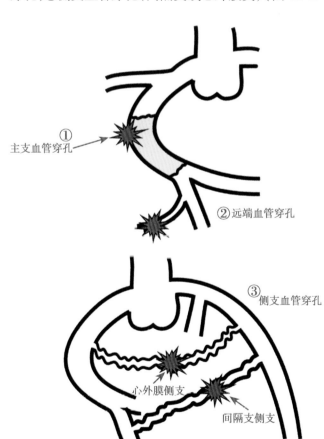

图 12-15　冠状动脉穿孔分类示意图

冠状动脉穿孔严重程度可根据 Ellis 分类法评估[43]:

Ⅰ型:破口没有穿破血管外膜,X 线下可见对比剂局部呈溃疡状向管腔外突出,对比剂无外漏。

Ⅱ型:心包或心肌染色,但没有对比剂向血管外喷射性外漏,破口<1mm。

Ⅲ型:对比剂通过 1mm 以上破口喷射到血管外,进入心包、心室腔或冠状窦。包括两个亚型:ⅢA 型:对比剂漏入心包;ⅢB 型:对比剂漏入心脏腔室,如心室腔或其他部位。

预防措施

①如不能确认导丝位于血管结构内,切勿推送及扩张球囊或推送微导管。

②部分 CTO 病变存在血管负性重构,如参考近端血管直径选择扩张球囊易偏大,增加血管破裂风险,IVUS 有助于明确 CTO 病变远端血管直径,指导选择合适的扩张球囊。

③CART 和反向 CART 技术有时需较大球囊扩张,以利于导丝进入血管真腔,但同时也增加血管穿孔风险,IVUS 指导下选择合适直径(通常为 75% 中膜-中膜直径)球囊更安全。

④经导丝交换器械时,亲水涂层导丝或聚合物护套导丝容易进入远端小分支血管,导致

冠状动脉穿孔类型

主支血管穿孔	远端血管穿孔	侧支血管穿孔

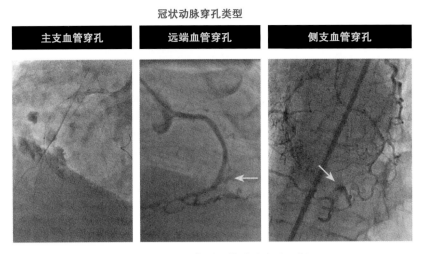

图 12-16　不同类型冠状动脉穿孔示例

远端血管穿孔。因此,交换器械时,首选球囊捕获技术或使用延长导丝,避免应用 Nanto 技术(即通过微导管高压注入生理盐水,见第 3 章)。

⑤双侧造影或经微导管超选造影有助于判断侧支血管走行情况,降低导丝损伤侧支引起穿孔的风险。

⑥与聚合物护套导丝相比,复合核芯导丝不仅具有更好的操控性,且头端较钝,不易引起侧支穿孔。因此,首选复合核芯导丝(如 Sion 导丝)用于通过侧支血管。

⑦心外膜侧支穿孔通常比间隔支穿孔更难处理。因此,CTO 病变逆向 PCI 首选间隔侧支。

⑧一旦发生血管穿孔,应及时用鱼精蛋白中和肝素抗凝作用。

⑨糖蛋白 Ⅱ b/ Ⅲ a 受体拮抗剂可加重未察觉的微小冠状动脉穿孔的出血程度,不推荐常规应用。

处理策略(图 12-17)

①立即于穿孔部位近端行球囊扩张封堵,防止血液进一步外渗。选用直径与穿孔血管直径一致的半顺应性球囊,扩张压力不超过 8~10atm,确保完全阻断正向血流且不会损伤近端血管。CTO 病变 PCI 术中常备另一血管入路行对侧造影,可通过此入路送入第二根指引导管和其他介入器械处理血管穿孔(图 12-18)。

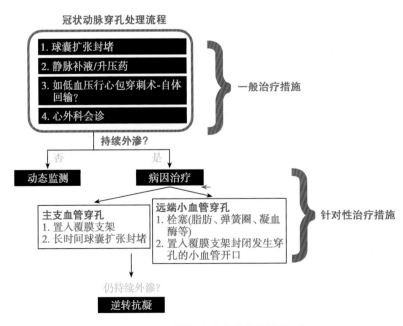

图 12-17　冠状动脉穿孔处理流程

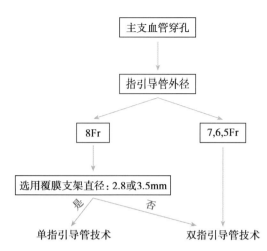

图 12-18　冠状动脉主支血管穿孔时指引导管技术(单根或双根指引导管)选择

②如患者因迷走反射引起心动过缓,应充分静脉补液,必要时使用升压药物或阿托品。

③心包穿刺:仅有少量心包积液可继续密切观察,维持心包腔内一定压力有助于减少穿孔部位进一步出血。如血流动力学不稳定应立即行心包穿刺。心包穿刺可在 X 线指导下进行。常规应用超声心动图评估心包积液量,以判断是否存在继续出血[44]。

④外科手术指征:经介入措施处理后,仍有持续出血,需行外科手术[44]。

在撤出介入器械前,不宜用鱼精蛋白中和肝素抗凝作用,以免增加导管内及靶血管血栓形成风险。鱼精蛋白中和肝素剂量为 1mg/100 单位肝素,最大剂量为 50mg,注射速度不超过 5mg/min。对使用过中效胰岛素或对鱼肉过敏的患者,应用鱼精蛋白可引起过敏反应[45]。尽管输注血小板可帮助逆转阿昔单抗的抗血小板作用,但 CTO 病变 PCI 术中不推荐常规应用糖蛋白Ⅱb/Ⅲa 受体拮抗剂。

(2) 冠状动脉主支血管穿孔

原因

①选择支架直径过大或用较大直径球囊高压力扩张,尤其在严重钙化的血管段。

②球囊破裂:球囊破裂后应立即行冠状动脉造影,明确血管有无穿孔。

③导丝在尝试通过闭塞病变时已穿出血管,随后又送入其他介入器械(如球囊或微导管)使破口扩大。单纯导丝所致冠状动脉穿孔,因破口较小且可自行愈合,很少引起血液外渗和心包填塞。但如经该破口送入球囊或微导管,会导致破口增大,增加血液外渗风险。极少数情况下,穿孔区域置入支架后才出现对比剂外渗。

预防措施

①避免选用直径过大的支架和球囊。

②避免过高压力球囊扩张。

③在送入其他介入器械前,需先确认导丝在闭塞段远端血管真腔。

处理策略(图 12-18 和图 12-21)

①在穿孔部位近端采用球囊低压力扩张封堵破口。

②如已中和肝素抗凝作用且长时间球囊封堵后仍有出血,可置入覆膜支架[46,47]。

③根据指引导管及覆膜支架直径,选择合适的输送技术(图 12-18)。覆膜支架的输送技术包括两种:a. 单指引导管技术(封堵-输送技术,"Block and deliver"[48])(图 12-19);b. 双指引导管技术("乒乓"指引导管技术[49])(图 12-20 和图 12-21)。两种技术的目的在于在输送和释放覆膜支架过程中,尽量减少血液外渗。如球囊和覆膜支架可经一根指引导管(通常是 8Fr)到达病变部位,可采用单指引导管技术,否则采用双指引导管技术。

如覆膜支架难以送至穿孔部位,长时间球囊扩张封堵通常也有效。如长时间球囊扩张封堵仍不成功,应尽快行外科手术。

(3) 远端血管穿孔

远端血管穿孔(图 12-22 和图 12-23)有时不易被发现。由于出血量较小、渗出较慢,可能术后数小时才发生心脏压塞[50]。发生远端血管穿孔患者应密观病情变化,避免使用糖蛋白Ⅱb/Ⅲa 受体拮抗剂。

原因

导丝或微导管误入远端小分支血管。硬导丝、锥形头端导丝及聚合物护套导丝易引起远端血管穿孔。此外,弯曲导丝抽出血可引起远端血管穿孔。

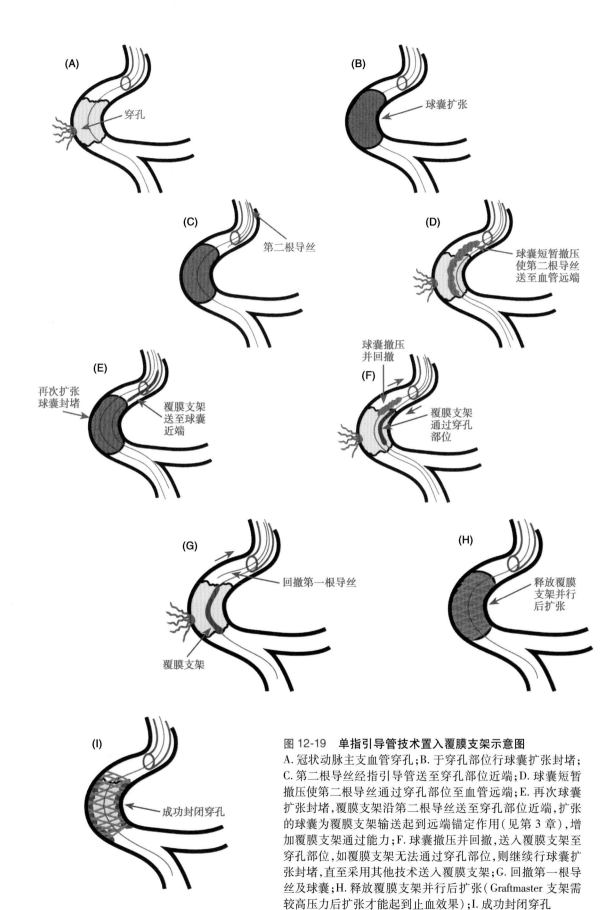

图 12-19　单指引导管技术置入覆膜支架示意图
A. 冠状动脉主支血管穿孔；B. 于穿孔部位行球囊扩张封堵；C. 第二根导丝经指引导管送至穿孔部位近端；D. 球囊短暂撤压使第二根导丝通过穿孔部位至血管远端；E. 再次球囊扩张封堵，覆膜支架沿第二根导丝送至穿孔部位近端，扩张的球囊为覆膜支架输送起到远端锚定作用（见第 3 章），增加覆膜支架通过能力；F. 球囊撤压并回撤，送入覆膜支架至穿孔部位，如覆膜支架无法通过穿孔部位，则继续行球囊扩张封堵，直至采用其他技术送入覆膜支架；G. 回撤第一根导丝及球囊；H. 释放覆膜支架并行后扩张（Graftmaster 支架需较高压力后扩张才能起到止血效果）；I. 成功封闭穿孔

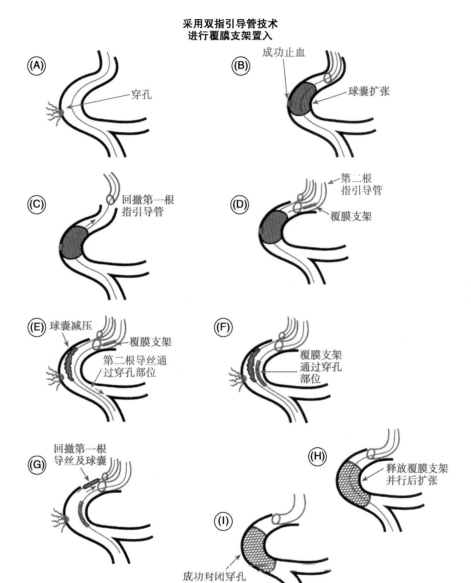

**采用双指引导管技术
进行覆膜支架置入**

图 12-20　双指引导管技术置入覆膜支架示意图

A. 冠状动脉主支血管穿孔；B. 于穿孔部位行球囊扩张封堵；C. 将第一根指引导管回撤至主动脉内；D. 将第二根指引导管（最好选用 8F 指引导管）送至穿孔血管开口，送入第二根导丝和覆膜支架；E. 球囊减压，使第二根导丝通过穿孔部位；F. 沿第二根导丝送入覆膜支架至穿孔部位，如覆膜支架无法通过穿孔部位，则继续行球囊扩张封堵，直至采用其他技术送入覆膜支架；G. 回撤第一根导丝及球囊；H. 释放覆膜支架并行后扩张（Graftmaster 支架需较高压力后扩张才能起到止血效果）；I. 成功封闭穿孔

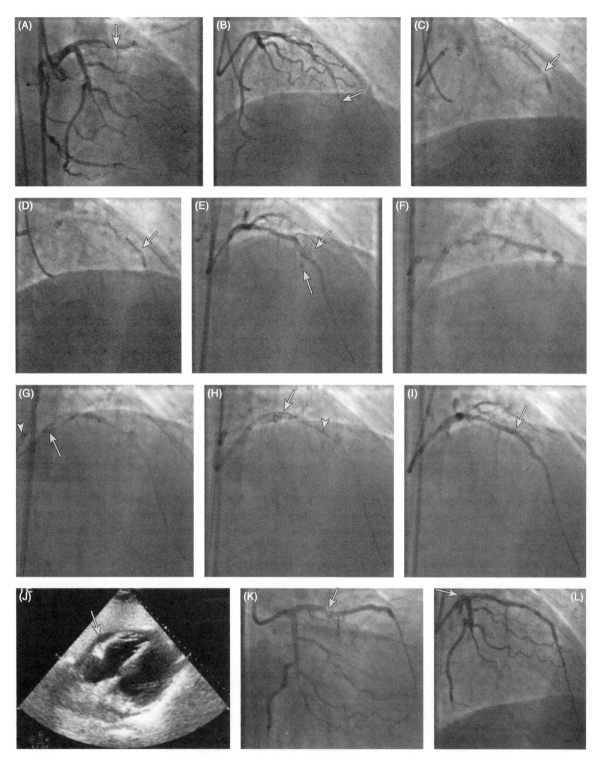

图 12-21　冠状动脉主支血管穿孔示例

A. LAD 中段 CTO 病变并钙化；B. Fielder XT 导丝通过 CTO 病变；C. 球囊不能充分扩张病变；D. 行冠状动脉内旋磨术后，球囊扩张良好；E. 球囊破裂，LAD 中段血管穿孔；F. 于穿孔部位近端球囊扩张封堵穿孔；G. 保留第一根指引导管（箭头），送入第二根指引导管（箭）至同一冠状动脉开口，通过该指引导管送入第二根导丝至穿孔部位远端；H. 经 8Fr GuideLiner 延长导管（箭头）将 2.8×19mm 覆膜支架（箭）送至穿孔部位；I. 释放覆膜支架封闭穿孔；J. 超声心动图提示少量心包积液；K. LAD 支架内血栓形成（箭）；L. LAD 近端穿孔并延展至 LM（箭）；M. 行血栓抽吸并于 LM 置入支架后，造影结果满意；N. 术后复查超声心动图，仅少量心包积液

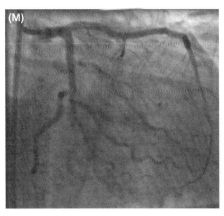
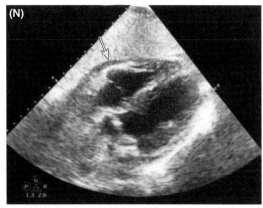

图 12-21（续）

预防措施

①沿导丝送入其他器械时,应注意观察导丝远端位置(特别是使用硬导丝或聚合物护套导丝时)。

②交换器械时,应用球囊捕获技术避免导丝移位。

③确认导丝成功通过闭塞病变后,应立即将硬导丝或聚合物护套导丝更换为工作导丝。

处理策略(图 12-22)

①在穿孔部位近端行球囊扩张封堵:

球囊扩张封堵可阻止血液经穿孔部位流入心包腔(见图 12-22A 和图 12-22B)。如患者出现血压下降,可行心包穿刺。上述措施无效时,需尽快行外科手术。

②评估出血情况:

如球囊扩张已封闭穿孔,只需观察及中和肝素抗凝作用(介入器械撤出后),也可将微导管送至穿孔部位负压回吸,使血管回缩发挥止血作用[51]。多数情况下,采用栓塞技术或置入覆膜支架可有效封闭穿孔,显著降低迟发性再次穿孔及心脏压塞风险。

③策略选择(栓塞或置入覆膜支架):

栓塞是处理远端血管穿孔最常用的方法,通常采用自体皮下脂肪或弹簧圈(图 12-22 C1~C7)栓塞出血血管。少数情况下,凝血酶、血凝块[52]、微颗粒、导丝[53]或其他材料也可用于栓塞出血血管。通常情况下,仅需一根指引导管即可完成操作[48,54]。

当穿孔血管细小或与主支血管角度较大,导丝及微导管难以到达穿孔部位时,应选择置入覆膜支架,封闭穿孔血管开口以达到止血效果。

如血管栓塞及覆膜支架均无法奏效,采用长时间球囊封堵可能起到止血效果。经介入手段处理后,如穿孔仍持续出血,需行外科手术治疗。在 2006 年至 2013 年英国心血管学会报告的 1 762 例冠状动脉穿孔中,仅 3% 的患者需要接受外科手术治疗[55]。

血管栓塞治疗远端血管穿孔(图 12-22 中 C1~C7)

步骤一(C1):球囊减压,将第二根导丝送入穿孔血管。

步骤二(C2):球囊重新扩张。

步骤三(C3):球囊减压,沿第二根导丝将微导管送入穿孔血管。

脂肪颗粒可经任何型号微导管输送。选择弹簧圈封堵时,应根据弹簧圈型号选择不同类型微导管。输送 Azur、Interlock 及 Micronester(Cook)等类型弹簧圈时,不宜选择内腔直径 0.014 英寸的微导管,如

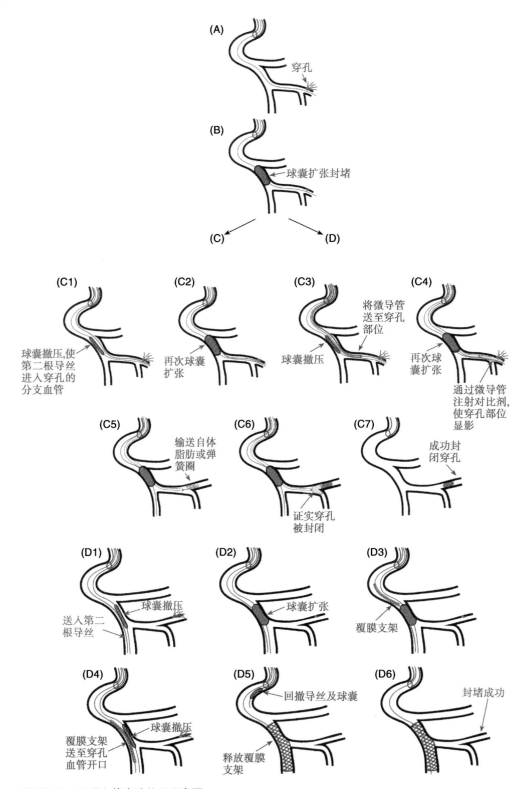

图 12-22 远端血管穿孔处理示意图

A. 远端血管穿孔,出血渗入心包;B. 球囊于穿孔部位近端扩张封堵;C. 栓塞技术:C1. 球囊撤压,将第二根导丝送入穿孔血管;C2. 重新扩张球囊;C3. 球囊撤压,沿第二根导丝将微导管送入穿孔血管;C4. 重新扩张球囊,经微导管注射对比剂,明确穿孔部位;C5. 经微导管将弹簧圈或自体脂肪等材料送入穿孔部位近端,并在预定位置释放;C6. 经微导管注射对比剂,明确穿孔是否被封闭(弹簧圈封闭效果可能在数分钟后出现);C7. 成功封闭穿孔;D. 置入覆膜支架;D1. 球囊撤压,将第二根导丝送入主支血管;D2. 重新扩张球囊;D3. 球囊起到远端锚定作用,辅助覆膜支架沿第二根导丝推送至球囊近端;D4. 球囊撤压,覆膜支架继续推进,横跨穿孔血管开口;D5. 回撤球囊及第一根导丝,释放覆膜支架并行较高压力后扩张;D6. 穿孔的血管被封闭后,行对侧造影排除穿孔血管存在逆向侧支供血

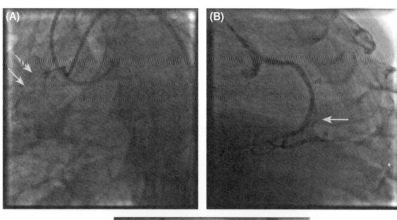

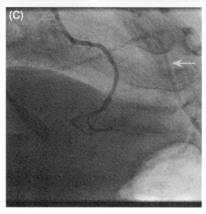

图 12-23　CTO 病变远端血管穿孔示例

A. 使用头端硬度为 12g 的导丝正向通过 RCA CTO 病变(箭);B. 支架置入后造影显示边支血管穿孔,血液漏入心包腔(箭);C. 立即行心包穿刺引流(箭),置入覆膜支架失败,但通过长时间球囊扩张封堵及中和肝素抗凝作用,边支血管穿孔出血已停止

Reproduced with permission from Brilakis ES, Karmpaliotis D, Patel V, Banerjee S. Complications of chronic total occlusion angioplasty. Interv Cardiol Clin 2012;1: 373-89.

Corsair、Turnpike 和 Finecross(尽管离体实验提示 Cook Micronester 可经 Finecross 微导管输送),应选用内腔直径 0.018 英寸微导管,如 Progreat 和 Renegade 等。在输送脑血管用弹簧圈(如 Axium 或 Medtronic)时,可选用内腔直径 0.014 英寸微导管(表 12-2)。

步骤四(C4):重新扩张球囊,经微导管注射对比剂,明确穿孔部位。微导管头端应尽可能靠近穿孔部位,以减少栓塞时血管闭塞范围。

步骤五(C5):栓塞

血管栓塞时最常用的材料是自体脂肪和弹簧圈。自体脂肪具有普适性、低成本、低排斥反应等优势,但其操控性不如弹簧圈,且不适用于较大的血管穿孔(表 12-2)。

表 12-2　自体脂肪和弹簧圈用于治疗冠状动脉远端血管穿孔的比较

	自体脂肪	弹簧圈
可视性	否(除非脂肪浸润造影剂)	是
控制下释放	否	是(可分离式弹簧圈)
所需微导管型号	任何微导管	需直径较大的微导管(直径 0.018 英寸),输送脑血管用弹簧圈时可使用任何型号的微导管
适用性	普遍	有限
费用	0	高

脂肪栓塞

①用手术钳沿股动脉穿刺部位推进可获取脂肪组织(图 12-24),用手术刀将大块脂肪组织切成细小碎片。

②将脂肪碎片浸润在对比剂中约 1 分钟,使脂肪碎片在 X 线下显影。

③由于脂肪密度较低,易漂浮于生理盐水表面,因此将脂肪碎片放入微导管尾端后,翻转微导管尾端,使其开口向下,有助于将脂肪组织送入微导管(图 12-25)。

④经微导管推注生理盐水,将脂肪碎片推送至冠状动脉穿孔部位。

⑤有时需使用多个脂肪碎片进行多次栓塞以获得确切止血效果。

弹簧圈栓塞

①由于弹簧圈在心导管室并不常用,术者平时应勤加练习,熟练掌握弹簧圈使用方法,以便在发生冠状动脉穿孔时能快速应用。

②掌握 1~2 种弹簧圈的使用方法。

③如第 2 章所述,弹簧圈最重要特性为:

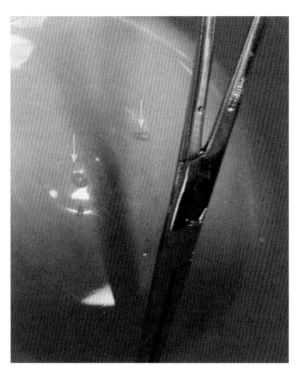

图 12-24　使用手术钳在股动脉穿刺部位获取的脂肪组织(多箭)

a. 与微导管兼容(内腔直径 0.018 英寸和 0.014 英寸微导管);b. 释放形式(推送式和可分离式)。CTO 病变 PCI 时常使用内腔直径 0.014 英寸的微导管,理想的弹簧圈应与其兼容且为可分离式(以便弹簧圈在拟栓塞部位精准释放)。处理冠状动脉穿孔时常用外径较小的弹簧圈。表 12-3 中介绍了几种可与直径 0.014 英寸微导管兼容的弹簧圈。

表 12-3　已在美国上市的脑血管用弹簧圈(与 0.014 英寸微导管适配)

名称	制造商	结构	可分离系统
Axium	Medtronic	裸铂金弹簧圈,可将 Nylon 或 PGLA 材质的微纤毛缠绕在弹簧圈的裸金属平台上	Axium I.D.(机械分离系统)
Hydrocoil(HES) MicroPlex (MCS)	Microvention	HES:裸铂金弹簧圈外覆盖水凝胶复合体 MCS:裸铂金圈,成型自然、外形柔软	V-Grip(热熔分离系统)
OrbitCerecyte	Codman	Orbit:裸铂金弹簧圈,成型自然、外形柔软 Cerecyte:裸铂金弹簧圈内部含有 PGA 成分	EnPower(热熔分离系统)
Target	Stryker	裸铂金弹簧圈,成型自然、外形柔软	InZone(电解分离系统)

④经微导管将弹簧圈送至穿孔血管。

⑤推送式弹簧圈在经微导管释放后将无法回收,而可分离式弹簧圈是可回收的。在确定可分离式弹簧圈位置及形态理想后,连接分离系统释放弹簧圈,如释放位置不满意,可回收重新释放。

步骤六(C6):经微导管注射对比剂,确认穿孔是否已被完全栓塞(有时弹簧圈在释放数分钟后才能达到栓塞效果)。如果穿孔部位仍有出血,可继续行脂肪或弹簧圈栓塞。

步骤七(C7):经指引导管行冠状动脉造影,证实穿孔已被完全栓塞。

弹簧圈栓塞示例见图 12-26。

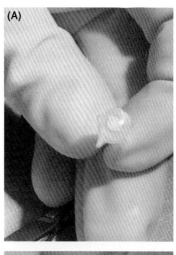

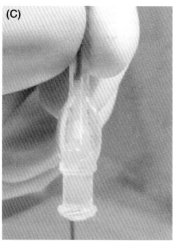

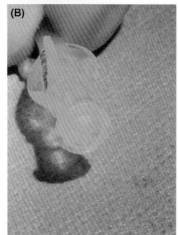

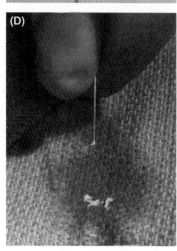

图 12-25　使用脂肪碎片栓塞远端血管穿孔操作方法

A. 脂肪碎片漂浮于微导管开口；B. 将微导管开口向下；C. 脂肪碎片进入微导管内腔；D. 微导管尾端连接注射器，推注生理盐水，将脂肪碎片推出微导管

Reproduced with permission from Shemisa K, Karatasakis A, Brilakis ES. Management of guidewire-induced distal coronary perforation using autologous fat particles versus coil embolization. Catheter Cardiovasc Interv 2016；89：253-8.

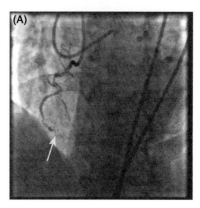

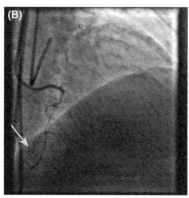

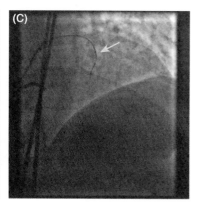

图 12-26　弹簧圈栓塞冠状动脉远端血管穿孔示例

A. RCA 中段 CTO 病变（箭）；B. 正向导丝无法通过 CTO 病变（箭）；C. 逆向导丝无法通过间隔支侧支（箭）；D. 再次尝试正向，在 CrossBoss 导管（箭头）辅助下，使用 Fielder XT 导丝（箭）以弯曲导丝技术经内膜下通过 CTO 病变；E. 采用 Stingray 系统（箭）尝试导丝再入远端血管真腔失败；F. 采用弯曲导丝技术成功再入远端血管真腔（箭）（STAR 技术）；G. 球囊预扩张后造影显示远端血管穿孔（箭）；H. 送入球囊至穿孔部位近端扩张封堵（箭头），并将 Progreat 微导管（箭）送至穿孔部位；I. 经微导管释放两个 2×5mm 的弹簧圈（箭头）后，穿孔部位仍有出血（箭）；J. 释放一枚 2mm×2cm 可分离式弹簧圈（箭头）后，仍见出血（箭）；K. 15min 后出血停止（箭）；L. 成功封闭穿孔；M. 心脏彩超显示少量心包积液（箭）；N. 心脏超声造影证实穿孔部位出血停止

Reproduced with permission from Tarar MN, Christakopoulos GE, Brilakis ES. Successful management of a distal vessel perforation through a single 8-French guide catheter：combining balloon inflation for bleeding control with coil embolization. Catheter Cardiovasc Interv 2015；86：412-6.

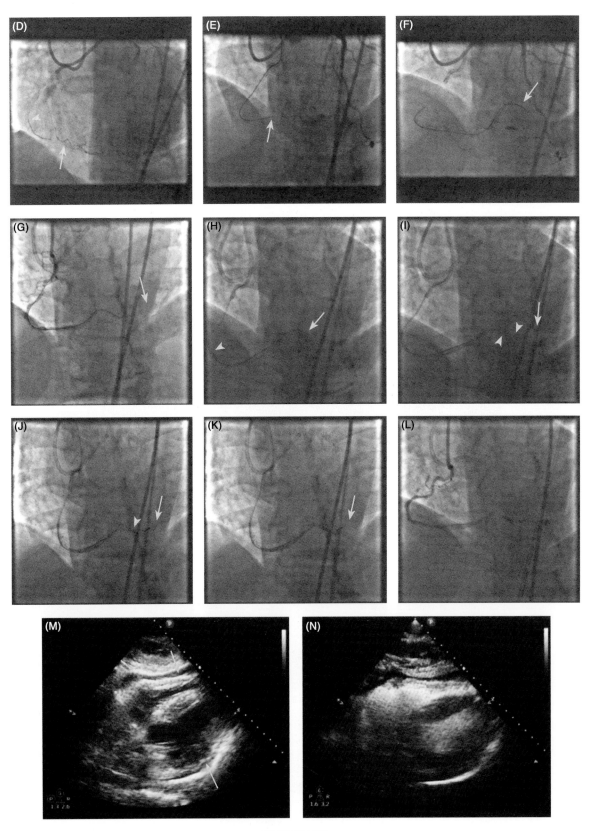

图 12-26(续)

覆膜支架置入治疗远端血管穿孔(图 12-22D1~D6)

如果发生穿孔的血管细小、扭曲,导丝不易进入该血管内,可尝试使用弹簧圈栓塞发出穿孔血管的上级分支血管。如穿孔血管起自较大的血管,上述方法风险较大,应考虑置入覆膜支架覆盖穿孔血管开口[56]。

步骤一(D1):球囊减压,将第二根导丝送入主支血管。

步骤二(D2):重新充盈球囊压迫,使穿孔部位出血停止,减少心脏压塞风险。及时行球囊充盈封堵可避免心包穿刺。

步骤三(D3):充盈球囊固定第二根导丝,发挥远端锚定作用,有助于覆膜支架沿第二根导丝送至球囊近端。

步骤四(D4):球囊减压,继续推送覆膜支架跨越穿孔血管开口。在覆膜支架送达穿孔血管开口前,不应回撤第一根导丝及球囊,以便在覆膜支架无法到位时可继续球囊扩张封堵。

步骤五(D5):释放覆膜支架并行较高压力后扩张。由于覆膜支架较难膨胀(尤其是 Graftmaster 覆膜支架,其由两个不锈钢支架及夹在中间的 PTFE 膜组成),需较高压力释放支架。

步骤六(D6):发生穿孔的血管被封闭后,行对侧造影排除穿孔血管存在逆向供血。

覆膜支架置入治疗远端血管穿孔示例见图 12-27。

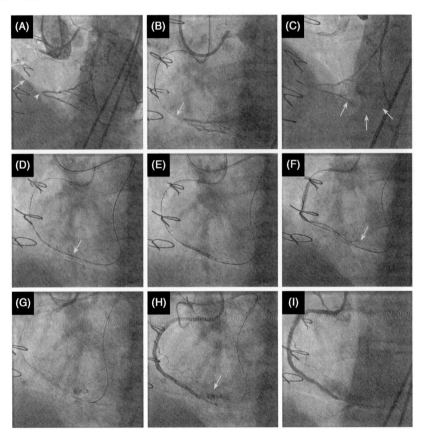

图 12-27 覆膜支架置入治疗远端血管穿孔示例

A. RCA 近段 CTO 病变(多箭),远端钙化纤维帽位于 PDA 与 PLA 分叉部位(箭头);B. 尝试多根导丝(Pilot 200、Gaia 2、Gaia 3 和 Conquest Pro 12 等导丝)行正向导丝升级技术通过远端纤维帽失败(箭);C. 采用逆向途径,Sion 导丝通过间隔支侧支(箭);D. 沿 Sion 导丝送入 Corsair 微导管至远端纤维帽处(箭);E. 逆向导丝采用弯曲导丝技术通过远端纤维帽;F. 在 RCA 中段行 GuideLiner 延长导管辅助的反向 CART 技术;G. RG3 导丝体外化成功;H. RCA 病变部位置入支架后,PDA 的一个小分支出现穿孔(箭);I. PDA 置入一枚 2.8×19mm 的 Graftmaster Rx 覆膜支架,穿孔被成功封闭

Reproduced with permission from Karatasakis A, Akhtar YN, Brilakis ES. Distal coronary perforation in patients with prior coronary artery bypass graft surgery: the importance of early treatment. Cardiovasc Revasc Med 2016;17:412-7,Elsevier.

（4）侧支血管穿孔

心外膜侧支血管穿孔是逆向 PCI 严重并发症,可迅速导致心脏压塞且难以控制,常需外科处理[57,58]。间隔支穿孔很少引起严重后果[3,59],但出血量较大会导致室间隔血肿(图 12-28)[60,61],偶有报道间隔支穿孔也可引起心脏压塞[52]。

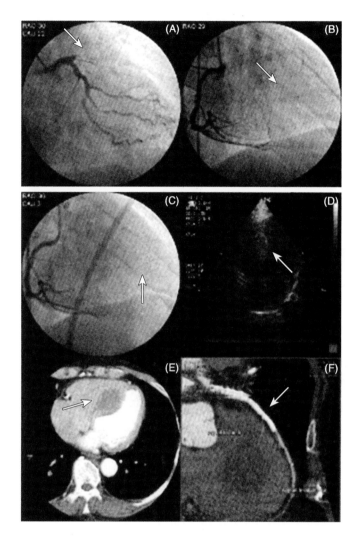

图 12-28 间隔支侧支穿孔导致室间隔血肿示例

A. LAD 近端 CTO 病变(箭);B. RCA 至 LAD 的间隔支侧支(箭);C. 逆向导丝通过失败(箭),正向开通 CTO 病变,患者术后出现胸痛伴心肌坏死标志物升高;D. 超声心动图提示室间隔内血肿(箭);E. CT 证实室间隔血肿(箭);F. CT 示 LAD 支架通畅

Reproduced with permission from Lin TH, Wu DK, Su HM, et al. Septum hematoma: a complication of retrograde wiring in chronic total occlusion. Int J Cardiol 2006;113:e64-6.

既往观点认为,既往行 CABG 患者 PCI 术中出现侧支血管穿孔时,由于心包粘连具有潜在保护作用,患者出现心脏压塞风险较低。目前观点认为,既往行 CABG 患者出现侧支血管穿孔时,形成的包裹性心包积液可导致心腔受压[34](如左心房[35-37]或右心室[38]),且很难通过介入手段处理,可造成严重后果,甚至危及生命。因此,上述患者出现侧支血管穿孔时,应立即封闭穿孔血管(覆膜支架、弹簧圈或脂肪碎片),防止形成包裹性心包积液[34]。

①间隔支穿孔

逆向 PCI 术中约 6.9% 患者发生间隔支破裂或血肿[62],患者可出现胸痛或无症状性心律失常。经胸超声心动图可见室间隔存在无回声区域(图 12-28),血肿可自行吸收[63]。间隔支穿孔偶可破入冠状窦[64]。间隔支穿孔破入心腔内时通常不引起症状,但应避免进一步球囊扩张或送入其他器械。

原因

a. 粗暴操控导丝通过间隔支,尤其当导丝穿出间隔支血管后继续送入微导管,使穿孔扩大。

b. 选择管腔细小而迂曲的间隔支侧支行逆向 PCI。

c. 球囊扩张间隔支侧支。

预防措施

a. 选择理想的间隔支。

b. 经微导管超选造影时应先回吸,见到持续血液回流后再推注对比剂。如无"回血"现象,需稍回撤微导管再回吸,不宜直接用力推注对比剂,以免损伤侧支血管。

c. 未确认导丝位置(侧支血管内或闭塞段远端血管真腔)前,避免送入微导管。

d. CTO 病变成功开通后,需再次双侧造影确认侧支血管无穿孔,才能撤出逆向导丝和微导管。

处理策略

a. 间隔支穿孔常具自限性,一般无须特殊处理[59]。

b. 推送微导管至穿孔部位通常可有效控制出血。

c. 送入微导管至穿孔部位负压回吸,有助于侧支血管回缩和破口封闭。

d. 如发生心脏压塞,应及时封堵侧支穿孔。

②心外膜侧支穿孔

心外膜侧支穿孔可迅速导致心脏压塞,因此导丝通过心外膜侧支应由逆向 PCI 经验丰富的术者进行操作。对于既往接受过 CABG 或心包手术的患者,经心外膜侧支行逆向 PCI 并不安全。由于存在心包粘连,一旦发生侧支穿孔,形成的包裹性血肿可压迫心腔导致低血压、休克甚至死亡[34,36,38],需要在 CT 引导下对包裹性血肿行穿刺引流[36,38]或行外科手术清除血肿[65]。

原因

a. 暴力操控导丝通过迂曲的心外膜侧支。

b. 导丝已造成穿孔未能及时发现,又送入微导管或其他介入器械。

预防措施

a. 使用微导管超选造影,在对比剂指导下操控导丝通过心外膜侧支,禁用"导丝冲浪"技术。

b. 切忌扩张心外膜侧支,可应用 Corsair 微导管辅助导丝通过,但要注意避免微导管走行于导丝前面。

c. 经同侧侧支血管行逆向 PCI 可显著牵拉和损伤侧支血管[66],采用正向微导管穿逆向导丝技术(Tip-in 技术)送入正向导丝通过 CTO 病变,无须行逆向导丝体外化,可降低血管穿孔风险。

d. 行对侧造影确认侧支血管无穿孔后,方可撤出逆向导丝。

处理策略

a. 心外膜侧支穿孔可迅速引起心脏压塞,需及时妥善处理。可采用处理血管穿孔的一般治疗措施,见本章前文所述。

b. 使用小直径球囊长时间扩张封堵(图 12-29)或送入微导管在穿孔部位负压回吸,使血管回缩封闭破口。

c. 推送微导管至心外膜侧支穿孔部位通常可有效控制出血。

d. 如穿孔部位仍继续出血,可经正向及逆向微导管在穿孔近端和远端进行双向栓塞(图 12-30),该方法适用于 CTO 病变已开通的病例,可避免逆向出血[57]。

操作步骤

第一步　保留侧支血管内的导丝(图 12-30A)

侧支血管发生穿孔时,如果导丝仍在侧支血管内,应保留该导丝;如导丝已撤出侧支血管,应从穿孔部位的近端和远端各送入一根导丝至穿孔部位。

可能出现的问题:

如果侧支血管极度扭曲或成角,导丝不易到达穿孔部位时,可在侧支血管两端的主支血管内分别置入一枚覆膜支架,封堵侧支血管两端。

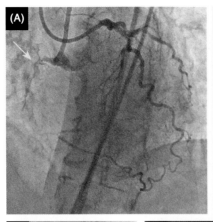
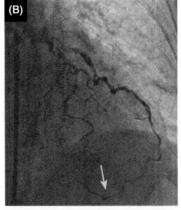
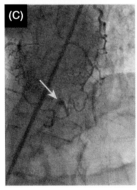
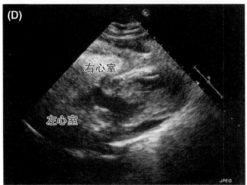

图 12-29　心外膜侧支血管穿孔示例
A. RCA 近段 CTO 病变（箭）行逆向 PCI；B. 导丝尝试通过对角支至 RCA 后降支的心外膜侧支时引起侧支血管穿孔（箭）；C. 长时间球囊扩张封堵和注射鱼精蛋白中和肝素抗凝作用后，穿孔部位出血停止（箭）；D. 心脏超声造影证实穿孔愈合

Reproduced with permission from Brilakis ES, Karmpaliotis D, Patel V, Banerjee S. Complications of chronic total occlusion angioplasty. Interv Cardiol Clin 2012;1:373-89.

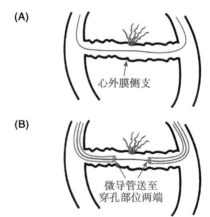

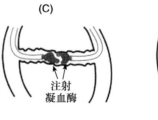
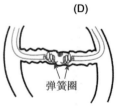

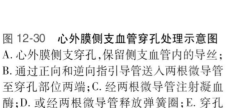

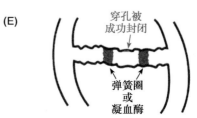

图 12-30　心外膜侧支血管穿孔处理示意图
A. 心外膜侧支穿孔，保留侧支血管内的导丝；B. 通过正向和逆向指引导管送入两根微导管至穿孔部位两端；C. 经两根微导管注射凝血酶；D. 或经两根微导管释放弹簧圈；E. 穿孔被成功封闭

第二步　微导管送至穿孔部位（图 12-30B）

正向及逆向微导管送至穿孔部位两端。

第三步　栓塞穿孔的侧支血管（图 12-30C 和 D）

采用凝血酶或弹簧圈栓塞。凝血酶栓塞[67]:凝血酶中混入少量对比剂,使封堵过程在 X 线下可见。经微导管在穿孔部位两端分别注射少量凝血酶(0.2~0.3ml)（图 12-31）,注射速度不宜太快,以免凝血酶进入主支血管。弹簧圈栓塞:经微导管将弹簧圈送至穿孔部位两端并释放,封堵出血部位,详见本章前文所述。

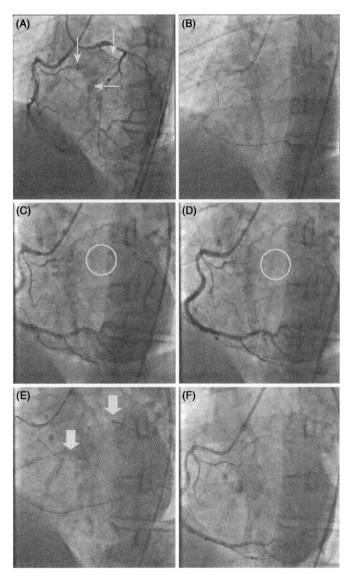

图 12-31　凝血酶栓塞处理心外膜侧支血管穿孔示例

A. 双侧造影显示 RCA CTO 病变,闭塞段远端由同侧心房支侧支（箭）供血;B. 正向导丝未能通过 CTO 病变,逆向导丝经心房支心外膜侧支成功通过 CTO 病变;C 和 D. 沿体外化导丝于病变部位置入支架,回撤 Corsair 微导管后,见侧支发生穿孔;E. 经正向和逆向送入两根 Corsair 微导管至穿孔部位两端,经两根微导管推注凝血酶;F. 穿孔被成功栓堵

Reproduced with permission from Kotsia AP, Brilakis ES, Karmpaliotis D. Thrombin injection for sealing epicardial collateral perforation during chronic total occlusion percutaneous coronary interventions. J Invasive Cardiol 2014;26:E124-6.

可能出现的问题:

如凝血酶误入主支血管,血栓形成后可导致大面积心肌梗死,因此在注射凝血酶时应格外小心。如发生侧支血管穿孔时 CTO 病变尚未开通,注射凝血酶可导致该侧支供血区域的心肌发生缺血或梗死(除非该区域心肌还由其他侧支供血)。

第四步　确认穿孔被成功封闭(图 12-30E)

CTO 病变未开通时,无法经穿孔部位两端行栓塞封堵。这种情况下,对穿孔部位近端进行选择性栓塞后,绝大多数病例可取得满意的止血效果(在穿孔部位近端置入弹簧圈后,侧支血管内来自逆向侧的压力下降)(图 12-32),但仍需常规行双侧造影,如仍存在对侧来源出血,应考虑行外科手术。

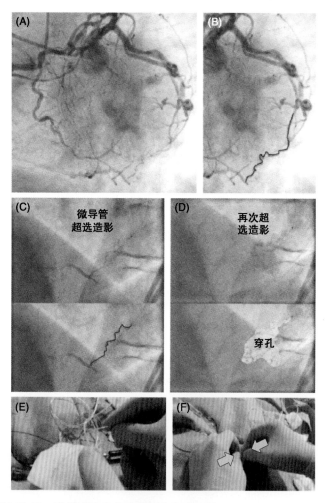

图 12-32　弹簧圈栓塞心外膜侧支穿孔示例

A 和 B. RCA CTO 病变行正向 PCI 失败数周后再次行 PCI,选用 LCX 至 RCA 后侧支的心外膜侧支血管(CC2 级,B 图蓝线)行逆向 PCI;C. 在 Finecross 微导管超选造影指导下,送入逆向导丝(Sion Blue)尝试通过侧支血管;D. 导丝通过迂曲的心外膜侧支血管时引起穿孔,对比剂快速外渗;E~K. 微导管负压回吸未能止血,将其交换为内径 0.021 英寸的 Progreat 微导管,通过该微导管送入 0.018 英寸 Interlock 弹簧圈,弹簧圈释放后,双侧造影(K 图蓝线)证实侧支血管出血停止(红色圆圈示穿孔部位);L. 处理侧支穿孔过程中未使用鱼精蛋白中和肝素抗凝作用,随后成功开通闭塞血管,置入生物可降解支架(蓝箭),8 个月造影随访示 RCA 管腔通畅
Courtesy of Dr. Javier Escaned.

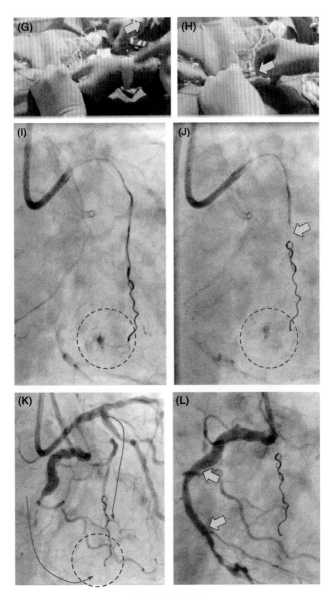

图 12-32(续)

3. 器械脱载和嵌顿

CTO 病变血管常伴有钙化或扭曲,介入器械输送困难,容易发生支架脱载或导丝嵌顿[68]。

原因

(1) 通过扭曲及钙化血管输送器械。

(2) 正向球囊或支架沿同一体外化导丝与逆向 Corsair 微导管头端相接触。

(3) 经迂曲侧支逆向输送导丝或其他器械时,容易造成支架脱载或导丝嵌顿[69,70]。

(4) 导丝头端嵌顿在闭塞部位或导丝打结时,过度操控导丝。

(5) 过度旋转 Tornus 微导管,增加嵌顿风险。

(6) 应用弯曲导丝技术时导丝打结,无法经微导管回撤导丝。

(7) 暴力推送旋磨头引起旋磨头嵌顿。

预防措施

(1) 支架置入前,需充分预处理病变。

(2) 通过体外化导丝输送器械时,需注意推送力度。

(3) 推送 Tornus 或其他微导管时,应反复确认导管是否可以回撤,再继续前送。

（4）同一方向旋转 Tornus 导管或其他微导管最多不超过 10 圈,随后反方向旋转,释放积聚的扭力。

（5）观察导丝头端扭动方向,确认扭力是否传递至导丝尖端。采用"钻"的技术操控导丝时,导丝旋转度数限制在 360°以内,顺时针和逆时针旋转交替进行。

（6）避免正向微导管、球囊或支架沿同一体外化导丝与逆向微导管头端接触。

（7）避免选择极度迂曲的心外膜侧支行逆向 PCI,以免增加导丝嵌顿风险。

（8）支架尽量由远至近顺序置入,尽量避免经已置入支架输送支架,以免增加支架脱载风险[68]。

（9）旋磨时,宜缓慢渐进推送旋磨头,减少嵌顿风险[71,72]。

处理策略

（1）首先决定是回收脱载器械,还是原位释放或挤压脱载器械。一般情况下,在原地释放支架是最有效的低风险处理策略,而回收支架会延长手术和 X 线曝光时间,且增加靶血管损伤风险[68,70,73]。

（2）如采用原位挤压策略处理脱载支架,推荐行腔内影像学检查确认是否已完全覆盖脱载支架[68,70]。

（3）采用回收策略处理脱载器械(通常是支架)的方法包括小球囊回收技术和抓捕技术等(图 12-33)。

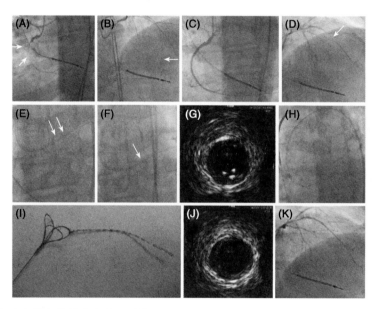

图 12-33 CTO 病变逆向 PCI 术中支架脱载示例

A. 正向导丝通过 RCA 中段 CTO 病变(箭)失败,导丝进入内膜下;B. 在 Corsair 微导管(箭)辅助下,逆向送入 Fielder FC 导丝通过间隔支侧支及 RCA 闭塞段至近端血管真腔,IVUS 证实逆向导丝位于 RCA 近端血管真腔;C. 逆向送入球囊扩张闭塞病变后,正向导丝成功通过 CTO 病变,置入药物洗脱支架后,RCA 恢复 TIMI 3 级血流;D. 造影见 LAD 间隔支侧支发出部位存在病变(箭);E. 拟处理该病变过程中,2.5×28mm 支架脱载于左主干内(箭);F. 使用 Micro Snare Elite 抓捕器捕获脱载支架(箭);G. IVUS 显示,脱载支架未能成功回收,仍位于左主干内,部分突入主动脉;H. 改用 En Snare 抓捕器捕获脱载支架;I. 脱载支架被成功取出体外;J. IVUS 证实脱载支架被成功回收;K. LAD 病变部位成功置入支架

Reproduced from Iturbe JM, Abdel-Karim AR, Papayannis A, et al. Frequency, treatment, and consequences of device loss and entrapment in contemporary percutaneous coronary interventions. J Invasive Cardiol 2012;24:215-21 with permission from HMP Communications.

（4）如导丝仍在支架内,可通过支架送入小球囊,在支架远端扩张球囊,连同脱载支架一起回撤至指引导管内撤出。

（5）多种抓捕器可用于回收脱载的器械,三环抓捕器最常用,详见第 2 章。

（6）回收断裂导丝时,可平行送入多根导丝并旋转,缠绕断裂导丝后一起回撤。

（7）回撤嵌顿导丝时应避免导丝头端被拉成长的金属丝(图 12-34)。

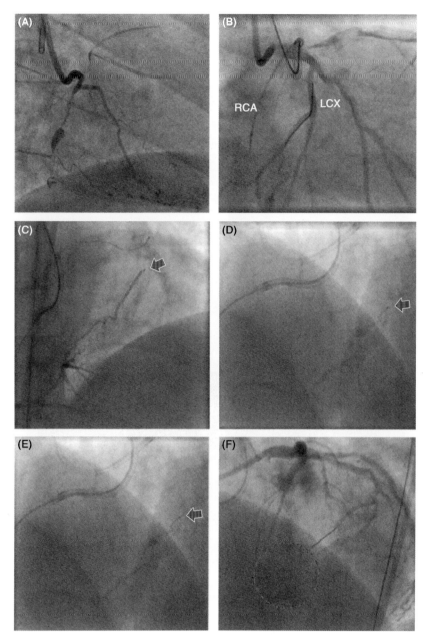

图 12-34　CTO 病变逆向 PCI 术中导丝嵌顿示例

A. 正向技术和逆向技术联合处理复杂 RCA CTO 病变;B. 正向技术失败,尝试通过起源于 LCX 走行至 RCA 后侧支的心外膜侧支(CC2 级)行逆向 PCI;C~E. Fine-cross 微导管超选造影见侧支血管极度迂曲;F. 采用 Sion Blue 导丝尝试通过侧支时发生导丝嵌顿(红色圆圈);G. 将 Finecross 微导管交换为 Corsair 微导管,使其尽可能接近导丝嵌顿部位,旋转导丝和 Corsair 微导管试图使嵌顿导丝可控性断裂;H. 反复尝试后,导丝头端被拉成长的金属丝并断裂;I 和 J. CTO 病变未开通,冠状动脉 CTA 显示,断裂的金属丝未进入主要血管分支,无须进一步处理
Courtesy of Dr. Javier Escaned.

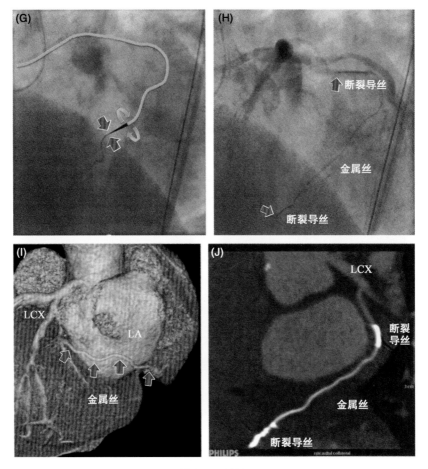

图 12-34(续)

（8）避免暴力牵拉嵌顿器械，以免造成冠状动脉近端夹层。回撤嵌顿导丝时，应沿导丝送入微导管辅助回撤导丝，避免直接回拉导丝损伤冠状动脉。

（9）如脱载器械部分位于指引导管内时，可送入球囊至指引导管头端，球囊扩张固定脱载器械后，将指引导管连同球囊及脱载器械一并撤出。

（10）如旋磨头发生嵌顿，可经同一指引导管或另一指引导管送入导丝通过嵌顿处，沿该导丝送入球囊扩张，松解病变利于嵌顿旋磨头撤出[71,74,75]。

（二）急性非冠状动脉并发症

非冠状动脉心脏并发症包括围术期心肌梗死、心律失常和心脏压塞。心脏压塞多由冠状动脉穿孔所致。心律失常在 CTO 病变 PCI 术中并不常见，多由心肌缺血引起。

1. CTO 病变 PCI 术中低血压

在 CTO（或非 CTO）病变 PCI 过程中，应持续密切关注压力曲线和心电监护。CTO 病变 PCI 术中低血压可能机制如下：

（1）假性低血压（外周动脉血压正常但冠状动脉压力降低）

①止血阀开放。

②导管与压力传感器的连接断开（该原因较易识别，因 CTO 病变 PCI 常用两个指引导管，两个压力传感器很少同时受到影响）。

③压力嵌顿：较常见，尤其在冠状动脉开口存在病变或使用较大直径指引导管（8Fr）时。使用带侧孔指引导管会掩盖压力嵌顿，因此，逆向指引导管不宜选用带侧孔指引导管，以免掩盖压力嵌顿，引起血流动力学崩溃。

(2) 真性低血压

①指引导管导致的主动脉瓣反流较常见,特别是使用 Amplatz 指引导管时,导管推压主动脉瓣,可导致严重的主动脉瓣反流。及时调整指引导管位置可纠正此类低血压。

②使用硝酸甘油等血管扩张剂。

③血管穿孔或心脏压塞。

④供血血管损伤。

⑤其他部位出血(如腹膜后出血):如怀疑腹膜后出血,透视发现膀胱移位有助于诊断。

⑥全身过敏反应,如对比剂过敏。

⑦血管迷走反射。

预防及处理

高危患者行 CTO 病变 PCI 时,预防性应用循环辅助装置可降低术中发生血流动力学障碍风险,并在患者出现心源性休克时提供血流动力学支持。高危患者行 CTO 病变 PCI 时,是否应用循环辅助装置,需考虑如下因素:

(1) 解剖因素

①经唯一畅通血管行逆向 PCI。

②经 LIMA 桥血管行逆向 PCI。

③合并多支血管病变的 CTO PCI(尤其是行逆向 PCI)。

(2) 血流动力学参数

①射血分数降低。

②肺毛细血管楔压升高。

(3) 并存疾病

①严重肺病。

②肾功能衰竭。

应用循环辅助装置,应平衡其潜在的获益与风险,尤其要注意血管入路相关并发症的发生。

2. CTO 病变 PCI 围术期心肌梗死

术后心肌梗死也是较少见并发症,但由于 CTO 病变 PCI 术后并不常规监测心肌肌钙蛋白和 CK-MB 水平,其发生率可能被低估[76]。CTO 病变 PCI 围术期心肌损伤和心肌梗死可能机制包括[1]:

(1) 边支闭塞[77]。

(2) 侧支闭塞或损伤,尤其当该侧支是唯一提供侧支血流的血管时(常见于心外膜侧支)。

(3) 导丝造成 CTO 病变远端血管损伤。

(4) 供血血管损伤、血栓形成或气栓等。

(5) 室间隔血肿形成。

与正向 PCI 相比,逆向 PCI 术后心肌损伤标志物升高的概率更高,但对短期及长期预后的影响尚不清楚[76,78,79]。

3. CTO 病变 PCI 术中心脏传导阻滞

如患者存在潜在的心脏传导异常,会增加 CTO 病变 PCI 手术风险。心肌缺血或经侧支行逆向 PCI 会增加迷走神经张力,使原本存在但尚稳定的传导异常进一步加重,严重时可导致心脏骤停。如患者存在三分支传导阻滞时,经间隔支侧支行逆向 PCI 可使仅存的传导功能正常的分支发生传导阻滞,导致完全性房室传导阻滞(图 12-35)。

CTO 病变 PCI 前,术者应常规检查患者是否存在潜在的心脏传导异常。为防止患者出现心脏传导阻滞或血流动力学紊乱,PCI 术前可置入临时起搏器。

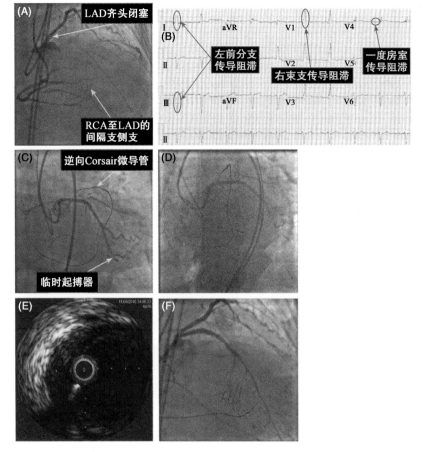

图 12-35　存在三分支传导阻滞患者 CTO 病变 PCI 术中出现完全性房室传导阻滞

A. 一例缺血性心肌病患者因 LAD 开口闭塞病变行 PCI 治疗;B. 术前心电图提示三分支传导阻滞;C. 经间隔支侧支行逆向 PCI 时,患者出现完全性房室传导阻滞及心脏骤停,给予胸外按压及置入临时起搏器;D. 逆向导丝送入左主干;E. IVUS 证实逆向导丝位于血管真腔;F. LAD 置入支架,成功开通闭塞病变
Courtesy of Dr. Michael Luna.

（三）其他并发症

1. 血管入路并发症　CTO 病变 PCI 常选择双侧股动脉入路并使用较大直径鞘管,血管入路并发症更常见(见第 3 章)。如选用单侧或双侧桡动脉入路,可降低血管穿刺部位并发症发生率,但指引导管支撑力较经股动脉入路差[80,81]。X 线透视或超声指导下选择股动脉穿刺部位,可减少血管入路并发症[82,83,84]。

2. 血栓栓塞并发症　指引导管通过主动脉后,应常规回吸。经 1.70mm(0.065 英寸)导丝送入指引导管能够减少导管"刮蹭"主动脉壁,降低主动脉壁斑块脱落引起栓塞风险。充分抗凝治疗可降低导管内血栓形成及血栓栓塞风险,尤其行逆向 PCI 时手术时间较长,应监测 ACT,防止供血血管血栓形成。

3. 非心脏性出血　见于长时间 PCI 强化抗凝治疗(ACT>350s)过程中,尤其当患者合并胃肠道肿瘤等疾病时。排除其他诱因,如 PCI 术中或术后反复出现血管迷走反射,应注意是否出现非心脏性出血。

4. 对比剂过敏反应和对比剂肾病　可通过术前给予类固醇激素或 H1 组胺受体拮抗剂(通常选用苯海拉明)预防。术前充分水化和术中限制对比剂用量(对比剂用量应<3.7×肌酐清除率),有助于降低对比剂肾病风险[85,86]。随着 X 射线系统持续改进,辐射剂量越来越低,对比剂用量已成为限制 CTO 病

变 PCI 的常见原因。CTO 病变 PCI 术中减少对比剂用量的措施包括:

（1）尽量使用微导管注射对比剂。

（2）利用血管壁的各种标识(如血管壁钙化或桥血管上血管夹等)来辅助确定器械位置。

（3）在腔内影像学及功能学指导下,CTO 病变 PCI 可在低对比剂或无对比剂情况下完成[87]。

5. 放射性损伤　也是 CTO 病变 PCI 较严重的非心脏相关并发症之一,详见第 10 章。

二、远期并发症

目前,多数研究只报道 CTO 病变 PCI 短期预后,其远期安全性和有效性仍有待进一步证实。随着第二代药物洗脱支架的应用,CTO 病变 PCI 术后支架内再狭窄及再次血运重建率显著降低。CTO 病变靶血管由于长期血流灌注不足,血管充盈欠佳,PCI 术中选择支架直径常偏小。CTO 病变常需置入多个支架,增加支架内血栓风险。因此,CTO 病变成功开通后,患者应常规服用双联抗血小板药物至少 12 个月。

晚期冠状动脉瘤形成也是 CTO 病变 PCI 术后远期并发症之一(图 12-36 和图 12-37)。一项入选 560 例 CTO 病变 PCI 患者的研究结果显示,冠状动脉瘤在正向 PCI 组发生率为 2.6%,在逆向 PCI 组发生率为 7.3%[88]。冠状动脉瘤的长期转归尚不明确,其治疗策略也存在争议。目前最常用的治疗措施是长期双联抗血小板治疗,并定期行腔内影像学(IVUS 或 OCT)随访。部分冠状动脉瘤存在自愈可能,冠状动脉瘤封堵术仅限于冠状动脉瘤较大或随访过程中动脉瘤逐渐增大的患者(图 12-37)[89]。

CTO 病变 PCI 需要权衡手术风险与获益(见第 1 章)。CTO 病变成功开通将给患者带来显著获益,对术中可能出现并发症的担忧不应成为阻碍介入医生开展工作的绊脚石。CTO 病变 PCI 术前要充分准备,做好各种并发症防范措施,术中谨慎操作,一旦发生并发症应做到快速识别和及时处理[90]。

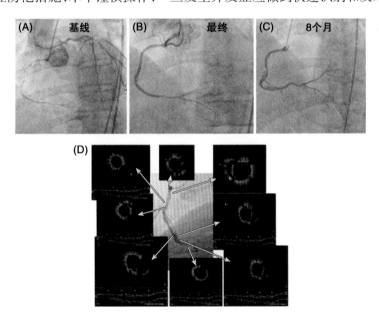

图 12-36　CTO 病变 PCI 术后晚期冠状动脉瘤形成示例

A. RCA CTO 病变;B. 采用夹层再入真腔技术成功开通 CTO 病变,置入 3 枚药物洗脱支架;C. 8 个月造影随访,RCA 中段动脉瘤形成;D. OCT 证实冠状动脉瘤形成,患者无症状,建议长期双联抗血小板治疗并造影随访

Reproduced with permission from Brilakis ES, Karmpaliotis D, Patel V, Banerjee S. Complications of chronic total occlusion angioplasty. Interv Cardiol Clin 2012; 1:373-89.

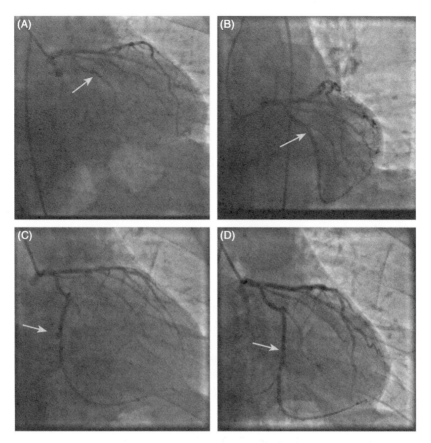

图 12-37 CTO 病变 PCI 术后冠状动脉瘤自愈示例
A. LCX 中段 CTO 病变(箭);B. 采用正向夹层再入真腔技术成功开通 CTO 病变(箭);C. 术后 3 个月造影随访,见导丝再入真腔部位冠状动脉瘤形成(箭);D. 术后 10 个月造影随访,冠状动脉瘤自愈
Courtesy of Dr. Michael Luna.

(李俭强 译)

参考文献

1. Brilakis ES, Karmpaliotis D, Patel V, Banerjee S. Complications of chronic total occlusion angioplasty. *Interv Cardiol Clin* 2012;**1**:373–89.

2. Patel VG, Brayton KM, Tamayo A, et al. Angiographic success and procedural complications in patients undergoing percutaneous coronary chronic total occlusion interventions: a weighted meta-analysis of 18,061 patients from 65 studies. *JACC Cardiovasc Interv* 2013;**6**:128–36.

3. Lee NH, Seo HS, Choi JH, Suh J, Cho YH. Recanalization strategy of retrograde angioplasty in patients with coronary chronic total occlusion – Analysis of 24 cases, focusing on technical aspects and complications. *Int J Cardiol* 2009.

4. Ge JB, Zhang F, Ge L, Qian JY, Wang H. Wire trapping technique combined with retrograde approach for recanalization of chronic total occlusion. *Chin Med J (Engl)* 2008;**121**:1753–6.

5. Lichtenwalter C, Banerjee S, Brilakis ES. Dual guide catheter technique for treating native coronary artery lesions through tortuous internal mammary grafts: separating equipment delivery from target lesion visualization. *J Invasive Cardiol* 2010;**22**:E78–81.

6. Papayannis A, Banerjee S, Brilakis ES. Use of the Crossboss catheter in coronary chronic total occlusion due to in-stent restenosis. *Catheter Cardiovasc Interv* 2012;**80**:E30–6.

7. Shorrock D, Michael TT, Patel V, et al. Frequency and outcomes of aortocoronary dissection during percutaneous coronary intervention of chronic total occlusions: a case series and systematic review of the literature. *Catheter Cardiovasc Interv* 2014;**84**:670–5.

8. Boukhris M, Tomasello SD, Marza F, Azzarelli S, Galassi AR. Iatrogenic aortic dissection complicating percutaneous coronary intervention for chronic total occlusion. *Can J Cardiol* 2015;**31**:320–7.

9. Carstensen S, Ward MR. Iatrogenic aortocoronary dissection: the case for immediate aortoostial stenting. *Heart Lung Circ* 2008;**17**:325–9.

10. Gomez-Moreno S, Sabate M, Jimenez-Quevedo P, et al. Iatrogenic dissection of the ascending aorta following heart catheterisation: incidence, management and outcome. *EuroIntervention* 2006;**2**:197–202.

11. Abdou SM, Wu CJ. Treatment of aortocoronary dissection complicating anomalous origin right coronary artery and chronic total intervention with intravascular ultrasound guided stenting. *Catheter Cardiovasc Interv* 2011;**78**:914–9.

12. Al Salti Al Krad H, Kaminsky B, Brilakis ES. Use of a thrombectomy catheter for contrast injection: a novel technique for preventing extension of an aortocoronary dissection during the retrograde approach to a chronic total occlusion. *J Invasive Cardiol* 2014;**26**:E54–5.

13. Liao MT, Liu SC, Lee JK, Chiang FT, Wu CK. Aortocoronary dissection with extension to the suprarenal abdominal aorta: a rare complication after percutaneous coronary intervention. *JACC Cardiovasc Interv* 2012;**5**:1292–3.

14. Michael TT, Papayannis AC, Banerjee S, Brilakis ES. Subintimal dissection/reentry strategies in coronary chronic total occlusion interventions. *Circ Cardiovasc Interv* 2012;**5**:729–38.

15. Lombardi WL. Retrograde PCI: what will they think of next? *J Invasive Cardiol* 2009;**21**:543.

16. Zimarino M, Ausiello A, Contegiacomo G, et al. Rapid decline of collateral circulation increases susceptibility to myocardial ischemia: the trade-off of successful percutaneous recanalization of chronic total occlusions. *J Am Coll Cardiol* 2006;**48**:59–65.

17. Patel VG, Banerjee S, Brilakis ES. Treatment of inadvertent subintimal stenting during intervention of a coronary chronic total occlusion. *Interv Cardiol* 2013;**5**(2):165–9.

18. Omurlu K, Ozeke O. Side-by-side false and true lumen stenting for recanalization of the chronically occluded right coronary artery. *Heart Vessels* 2008;**23**:282–5.

19. Krivonyak GS, Warren SG. Compression of a subintimal or false lumen stent by stenting in the true lumen. *J Invasive Cardiol* 2001;**13**:698–701.

20. Singh M, Bell MR, Berger PB, Holmes Jr DR. Utility of bilateral coronary injections during complex coronary angioplasty. *J Invasive Cardiol* 1999;**11**:70–4.

21. Brilakis ES, Grantham JA, Rinfret S, et al. A percutaneous treatment algorithm for crossing coronary chronic total occlusions. *JACC Cardiovasc Interv* 2012;**5**:367–79.

22. Banerjee S, Master R, Brilakis ES. Intravascular ultrasound-guided true lumen Re-entry for successful recanalization of chronic total occlusions. *J Invasive Cardiol* 2010;**22**:608–10.

23. Schultz C, van der Ent M, Serruys PW, Regar E. Optical coherence tomography to guide treatment of chronic occlusions? *J Am Coll Cardiol Intv* 2009;**2**:366–7.

24. Frick K, Michael TT, Alomar M, et al. Low molecular weight dextran provides similar optical coherence tomography coronary imaging compared to radiographic contrast media. *Catheter Cardiovasc Interv* 2014;**84**:727–31.

25. Hussain F. Distal side branch entry technique to accomplish recanalization of a complex and heavily calcified chronic total occlusion. *J Invasive Cardiol* 2007;**19**:E340–2.

26. Wosik J, Shorrock D, Christopoulos G, et al. Systematic review of the BridgePoint system for crossing coronary and peripheral chronic total occlusions. *J Invasive Cardiol* 2015;**27**: 269–76.

27. Colombo A, Mikhail GW, Michev I, et al. Treating chronic total occlusions using subintimal tracking and reentry: the STAR technique. *Catheter Cardiovasc Interv* 2005;**64**:407–11.

28. Galassi AR, Tomasello SD, Costanzo L, et al. Mini-STAR as bail-out strategy for percutaneous coronary intervention of chronic total occlusion. *Catheter Cardiovasc Interv* 2012;**79**: 30–40.

29. Martinez-Rumayor AA, Banerjee S, Brilakis ES. Knuckle wire and stingray balloon for recrossing a coronary dissection after loss of guidewire position. *JACC Cardiovasc Interv* 2012;**5**:e31–2.

30. Smith EJ, Di Mario C, Spratt JC, et al. Subintimal TRAnscatheter withdrawal (STRAW) of hematomas compressing the distal true lumen: a novel technique to facilitate distal reentry during recanalization of chronic total occlusion (CTO). *J Invasive Cardiol* 2015;**27**:E1–4.

31. Wilson WM, Walsh SJ, Yan AT, et al. Hybrid approach improves success of chronic total occlusion angioplasty. *Heart* 2016;**102**:1486–93.

32. Visconti G, Focaccio A, Donahue M, Briguori C. Elective versus deferred stenting following subintimal recanalization of coronary chronic total occlusions. *Catheter Cardiovasc Interv* 2015;**85**:382–90.

33. Prasad A, Banerjee S, Brilakis ES. Images in cardiovascular medicine. Hemodynamic consequences of massive coronary air embolism. *Circulation* 2007;**115**:e51–3.

34. Karatasakis A, Akhtar YN, Brilakis ES. Distal coronary perforation in patients with prior coronary artery bypass graft surgery: the importance of early treatment. *Cardiovasc Revasc Med* 2016;**17**:412–7.

35. Aggarwal C, Varghese J, Uretsky BF. Left atrial inflow and outflow obstruction as a complication of retrograde approach for chronic total occlusion: report of a case and literature review of left atrial hematoma after percutaneous coronary intervention. *Catheter Cardiovasc Interv* 2013;**82**:770–5.

36. Wilson WM, Spratt JC, Lombardi WL. Cardiovascular collapse post chronic total occlusion percutaneous coronary intervention due to a compressive left atrial hematoma managed with percutaneous drainage. *Catheter Cardiovasc Interv* 2015;**86**:407–11.

37. Franks RJ, de Souza A, Di Mario C. Left atrial intramural hematoma after percutaneous coronary intervention. *Catheter Cardiovasc Interv* 2015;**86**:E150–2.

38. Adusumalli S, Morris M, Pershad A. Pseudo-pericardial tamponade from right ventricular hematoma after chronic total occlusion percutaneous coronary intervention of the right coronary artery: successfully managed percutaneously with computerized tomographic guided drainage. *Catheter Cardiovasc Interv* 2016;**88**:86–8.

39. Kawana M, Lee AM, Liang DH, Yeung AC. Acute right ventricular failure after successful opening of chronic total occlusion in right coronary artery caused by a large intramural hematoma. *Circ Cardiovasc Interv* 2017:10. pii:e004674.

40. Rathore S, Matsuo H, Terashima M, et al. Procedural and in-hospital outcomes after percutane-

ous coronary intervention for chronic total occlusions of coronary arteries 2002 to 2008: impact of novel guidewire techniques. *JACC Cardiovasc Interv* 2009;**2**:489–97.

41. Karmpaliotis D, Karatasakis A, Alaswad K, et al. Outcomes with the use of the retrograde approach for coronary chronic total occlusion interventions in a contemporary multicenter us registry. *Circ Cardiovasc Interv* 2016:9. pii:e003434.

42. Danek BA, Karatasakis A, Karmpaliotis D, et al. Development and Validation of a Scoring System for Predicting Periprocedural Complications During Percutaneous Coronary Interventions of Chronic Total Occlusions: the Prospective Global Registry for the Study of Chronic Total Occlusion Intervention (PROGRESS CTO) Complications Score. *J Am Heart Assoc* 2016:5.

43. Ellis SG, Ajluni S, Arnold AZ, et al. Increased coronary perforation in the new device era. Incidence, classification, management, and outcome. *Circulation* 1994;**90**:2725–30.

44. Bagur R, Bernier M, Kandzari DE, Karmpaliotis D, Lembo NJ, Rinfret S. A novel application of contrast echocardiography to exclude active coronary perforation bleeding in patients with pericardial effusion. *Catheter Cardiovasc Interv* 2013;**82**:221–9.

45. Stewart WJ, McSweeney SM, Kellett MA, Faxon DP, Ryan TJ. Increased risk of severe protamine reactions in NPH insulin-dependent diabetics undergoing cardiac catheterization. *Circulation* 1984;**70**:788–92.

46. Briguori C, Nishida T, Anzuini A, Di Mario C, Grube E, Colombo A. Emergency polytetrafluoroethylene-covered stent implantation to treat coronary ruptures. *Circulation* 2000;**102**:3028–31.

47. Romaguera R, Waksman R. Covered stents for coronary perforations: is there enough evidence? *Catheter Cardiovasc Interv* 2011;**78**:246–53.

48. Tarar MN, Christakopoulos GE, Brilakis ES. Successful management of a distal vessel perforation through a single 8-French guide catheter: combining balloon inflation for bleeding control with coil embolization. *Catheter Cardiovasc Interv* 2015;**86**:412–6.

49. Ben-Gal Y, Weisz G, Collins MB, et al. Dual catheter technique for the treatment of severe coronary artery perforations. *Catheter Cardiovasc Interv* 2010;**75**:708–12.

50. Stathopoulos IA, Kossidas K, Garratt KN. Delayed perforation after percutaneous coronary intervention: rare and potentially lethal. *Catheter Cardiovasc Interv* 2014;**83**:E45–50.

51. Yasuoka Y, Sasaki T. Successful collapse vessel treatment with a syringe for thrombus-aspiration after the guidewire-induced coronary artery perforation. *Cardiovasc Revasc Med* 2010;**11**:e1–3.

52. Matsumi J, Adachi K, Saito S. A unique complication of the retrograde approach in angioplasty for chronic total occlusion of the coronary artery. *Catheter Cardiovasc Interv* 2008;**72**:371–8.

53. Hartono B, Widito S, Munawar M. Sealing of a dual feeding coronary artery perforation with homemade spring guidewire. *Cardiovasc Interv Ther* 2015;**30**:347–50.

54. Garbo R, Oreglia JA, Gasparini GL. The Balloon-Microcatheter technique for treatment of coronary artery perforations. *Catheter Cardiovasc Interv* 2017;**89**:E75–83.

55. Kinnaird T, Kwok CS, Kontopantelis E, et al. Incidence, determinants, and outcomes of coronary perforation during percutaneous coronary intervention in the United Kingdom between 2006 and 2013: an analysis of 527 121 cases from the British Cardiovascular Intervention

Society Database. *Circ Cardiovasc Interv* 2016:9.

56. Sandoval Y, Lobo AS, Brilakis ES. Covered stent implantation through a single 8-French guide catheter for the management of a distal coronary perforation. *Catheter Cardiovasc Interv* 2017;**90**:584–8.

57. Boukhris M, Tomasello SD, Azzarelli S, Elhadj ZI, Marza F, Galassi AR. Coronary perforation with tamponade successfully managed by retrograde and antegrade coil embolization. *J Saudi Heart Assoc* 2015;**27**:216–21.

58. Ngo C, Christopoulos G, Brilakis ES. Conservative management of an epicardial collateral perforation during retrograde chronic total occlusion percutaneous coronary intervention. *J Invasive Cardiol* 2016;**28**:E11–2.

59. Araki M, Murai T, Kanaji Y, et al. Interventricular septal hematoma after retrograde intervention for a chronic total occlusion of a right coronary artery: echocardiographic and magnetic resonance imaging-diagnosis and follow-up. *Case Rep Med* 2016;**2016**:8514068.

60. Lin TH, Wu DK, Su HM, et al. Septum hematoma: a complication of retrograde wiring in chronic total occlusion. *Int J Cardiol* 2006;**113**:e64–6.

61. Abdel-Karim AR, Vo M, Main ML, Grantham JA. Interventricular Septal Hematoma, Coronary-ventricular Fistula: a complication of retrograde chronic total occlusion intervention. *Case Rep Cardiol* 2016:8750603.

62. Sianos G, Barlis P, Di Mario C, et al. European experience with the retrograde approach for the recanalisation of coronary artery chronic total occlusions. A report on behalf of the euroCTO club. *EuroIntervention* 2008;**4**:84–92.

63. Fairley SL, Donnelly PM, Hanratty CG, Walsh SJ. Images in cardiovascular medicine. Interventricular septal hematoma and ventricular septal defect after retrograde intervention for a chronic total occlusion of a left anterior descending coronary artery. *Circulation* 2010;**122**:e518–21.

64. Sachdeva R, Hughes B, Uretsky BF. Retrograde approach to a totally occluded right coronary artery via a septal perforator artery: the tale of a long and winding wire. *J Invasive Cardiol* 2010;**22**:E65–6.

65. Marmagkiolis K, Brilakis ES, Hakeem A, Cilingiroglu M, Bilodeau L. Saphenous vein graft perforation during percutaneous coronary intervention: a case series. *J Invasive Cardiol* 2013;**25**:157–61.

66. Mashayekhi K, Behnes M, Akin I, Kaiser T, Neuser H. Novel retrograde approach for percutaneous treatment of chronic total occlusions of the right coronary artery using ipsilateral collateral connections: a European centre experience. *EuroIntervention* 2016;**11**:e1231–6.

67. Kotsia AP, Brilakis ES, Karmpaliotis D. Thrombin injection for sealing epicardial collateral perforation during chronic total occlusion percutaneous coronary interventions. *J Invasive Cardiol* 2014;**26**:E124–6.

68. Iturbe JM, Abdel-Karim AR, Papayannis A, et al. Frequency, treatment, and consequences of device loss and entrapment in contemporary percutaneous coronary interventions. *J Invasive Cardiol* 2012;**24**:215–21.

69. Utsunomiya M, Kobayashi T, Nakamura S. Case of dislodged stent lost in septal channel during stent delivery in complex chronic total occlusion of right coronary artery. *J Invasive Cardiol* 2009;**21**:E229–33.

70. Sianos G, Papafaklis MI. Septal wire entrapment during recanalisation of a chronic total occlusion with the retrograde approach. *Hellenic J Cardiol* 2011;**52**:79–83.

71. Rangan BV, Brilakis ES. Getting out of jail: creative solutions in a moment of crisis. *Catheter Cardiovasc Interv* 2011;**78**:571–2.

72. Kaneda H, Saito S, Hosokawa G, Tanaka S, Hiroe Y. Trapped Rotablator: kokesi phenomenon. *Catheter Cardiovasc Interv* 2000;**49**:82 4.

73. Brilakis ES, Best PJ, Elesber AA, et al. Incidence, retrieval methods, and outcomes of stent loss during percutaneous coronary intervention: a large single-center experience. *Catheter Cardiovasc Interv* 2005;**66**:333–40.

74. Grise MA, Yeager MJ, Teirstein PS. A case of an entrapped rotational atherectomy burr. *Catheter Cardiovasc Interv* 2002;**57**:31–3.

75. Hyogo M, Inoue N, Nakamura R, et al. Usefulness of conquest guidewire for retrieval of an entrapped rotablator burr. *Catheter Cardiovasc Interv* 2004;**63**:469–72.

76. Lo N, Michael TT, Moin D, et al. Periprocedural myocardial injury in chronic total occlusion percutaneous interventions: a systematic cardiac biomarker evaluation study. *JACC Cardiovasc Interv* 2014;**7**:47–54.

77. Paizis I, Manginas A, Voudris V, Pavlides G, Spargias K, Cokkinos DV. Percutaneous coronary intervention for chronic total occlusions: the role of side-branch obstruction. *EuroIntervention* 2009;**4**:600–6.

78. Werner GS, Coenen A, Tischer KH. Periprocedural ischaemia during recanalisation of chronic total coronary occlusions: the influence of the transcollateral retrograde approach. *EuroIntervention* 2014;**10**:799–805.

79. Stetler J, Karatasakis A, Christakopoulos GE, et al. Impact of crossing technique on the incidence of periprocedural myocardial infarction during chronic total occlusion percutaneous coronary intervention. *Catheter Cardiovasc Interv* 2016;**88**:1–6.

80. Rinfret S, Joyal D, Nguyen CM, et al. Retrograde recanalization of chronic total occlusions from the transradial approach; early Canadian experience. *Catheter Cardiovasc Interv* 2011;**78**:366–74.

81. Alaswad K, Menon RV, Christopoulos G, et al. Transradial approach for coronary chronic total occlusion interventions: insights from a contemporary multicenter registry. *Catheter Cardiovasc Interv* 2015;**85**:1123–9.

82. Seto AH, Abu-Fadel MS, Sparling JM, et al. Real-time ultrasound guidance facilitates femoral arterial access and reduces vascular complications: FAUST (Femoral Arterial Access with Ultrasound Trial). *JACC Cardiovasc Interv* 2010;**3**:751–8.

83. Abu-Fadel MS, Sparling JM, Zacharias SJ, et al. Fluoroscopy vs. traditional guided femoral arterial access and the use of closure devices: a randomized controlled trial. *Catheter Cardiovasc Interv* 2009;**74**:533–9.

84. Seto AH, Roberts JS, Abu-Fadel MS, et al. Real-time ultrasound guidance facilitates transradial access: RAUST (Radial Artery Access with Ultrasound Trial). *JACC Cardiovasc Interv* 2015;**8**:283–91.

85. Laskey WK, Jenkins C, Selzer F, et al. Volume-to-creatinine clearance ratio: a pharmacokinetically based risk factor for prediction of early creatinine increase after percutaneous coronary intervention. *J Am Coll Cardiol* 2007;**50**:584–90.

86. Levine GN, Bates ER, Blankenship JC, et al. 2011 ACCF/AHA/SCAI Guideline for percutaneous coronary intervention: executive summary: a report of the American College of Cardiology Foundation/American Heart Association Task Force on Practice Guidelines and the Society for Cardiovascular Angiography and Interventions. *Catheter Cardiovasc Interv* 2012;**79**:453–95.

87. Ali ZA, Karimi Galougahi K, Nazif T, et al. Imaging- and physiology-guided percutaneous coronary intervention without contrast administration in advanced renal failure: a feasibility, safety, and outcome study. *Eur Heart J* 2016;**37**:3090–5.

88. Tanaka H, Kadota K, Hosogi S, Fuku Y, Goto T, Mitsudo K. Mid-term angiographic and clinical outcomes from antegrade versus retrograde recanalization for chronic total occlusions. *J Am Coll Cardiol* 2011;**57**:E1628.

89. Brilakis ES, Banerjee S. Advances in the treatment of coronary artery aneurysms. *Catheter Cardiovasc Interv* 2011;**77**:1042–4.

90. Brilakis ES. Should the fear of complications stop you from doing CTO interventions? *Cardiology Today's Interv* July August 2013.

第 13 章

如何开展 CTO 病变 PCI

一、对术者的要求

判断一名介入医生是否适合从事 CTO 病变 PCI 工作是一个极具挑战性的问题,需要深思熟虑并反复斟酌才能得出恰当结论。回答这一问题前,应综合考虑以下因素:

1. 足够的激情

富有激情是保证顺利通过 CTO 病变 PCI 学习曲线(并保持学习状态)的关键。CTO 病变 PCI 术者应致力于使每位患者获得最佳治疗效果,即使在极具挑战的病例中也应如此。虽然术者的激情可以培养,但优秀的 CTO 病变 PCI 术者应该自从事 CTO 病变 PCI 第一天起就充满激情,以适应不同学习阶段的需要。

2. 技术和经验积累

尽管术者在学习 CTO 病变 PCI 过程中会不断学习和优化自己的 PCI 手术技巧,但在从事 CTO 病变 PCI 工作前应已具备丰富的复杂 PCI 经验。例如,术者不应该在没有心包穿刺经验的情况下开展经心外膜侧支逆向 PCI。同样,在没有左心室辅助装置应用经验的情况下,术者也不应尝试经仅存的一支侧支血管或经内乳动脉桥血管行逆向 PCI。

3. 学习的时机

考虑到许多习惯可能难以改变,在职业生涯晚期可能不太利于开始 CTO 病变 PCI 学习计划。然而,这是相对的,许多术者尽管在职业生涯晚期才开展 CTO 病变 PCI,但在此领域取得了巨大成功。CTO 病变 PCI 初学者可考虑与有经验的术者合作。

4. 既往行 PCI 数量

因手术技能高低与手术数量明确相关,在学习 CTO 病变 PCI 前,术者应已完成大量 PCI 手术,积累足够经验。

5. 面对失败和并发症的态度

即使是世界上最好的术者也会遇到手术失败和手术并发症。失败可能会令人非常沮丧和压抑,尤其是考虑到对每个病例所付出的巨大努力。能够接受失败,并从中汲取经验教训是成长为 CTO 术者的关键一步。如果能够做到这一点,再次遇到类似病例时通常都会成功。

6. 提高整体 PCI 技能

用于 CTO 病变 PCI 的多种手术技能可转化应用到非 CTO 病变 PCI。CTO 病变 PCI 可以显著提高术者治疗复杂病变的 PCI 水平。

7. 充裕的时间

CTO 病变 PCI 的学习和操作都很耗时,尤其在 CTO 病变 PCI 学习曲线早期,更需要大量时间来学习、观摩和实践。

以下不应作为从事 CTO 病变 PCI 工作的目的:

1. 单纯为了自我提升

成为一名优秀的 CTO 术者当然可以提高自信,但由于 CTO 病变 PCI 必然会有手术失败和并发症发生,因此单纯自我提升不应是从事 CTO 病变 PCI 的出发点,而使患者更大获益才应该是术者从事 CTO 病变 PCI 的主要动力来源。

2. 创收

考虑到 CTO 病变 PCI 手术复杂且所需付出的时间、精力巨大,为增加收入而开展 CTO 病变 PCI 并不是一个合理的选择。在美国,如 CTO 病变 PCI 不成功,其收费与诊断性造影费用相当。

二、学习的阶段

CTO 病变 PCI 学习可分为四个不同阶段(图 13-1)。学习 CTO 病变 PCI 从熟练掌握正向技术开始,首先学习正向导丝升级技术(第 1 阶段),然后是正向夹层再入真腔技术(第 2 阶段)。逆向技术学习之初首选经间隔支和桥血管侧支完成逆向 PCI,因为它们更安全且更容易通过(第 3 阶段),然后尝试更具挑战性和风险的心外膜和同侧侧支(第 4 阶段)。

由于逆向技术操作的复杂性和高风险性,许多术者可能选择成为一个仅使用正向技术的术者[1]。只要他们充分了解自己的优势和不足,无论是仅采用正向技术还是采用正向逆向联合的策略,都只是个人选择问题,无可厚非。通过持续不断的学习和积累,一些最初选择仅使用正向技术的术者可能转变使用逆向技术,反之亦然。

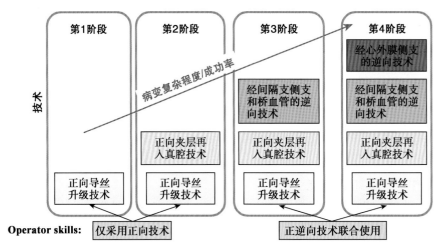

图 13-1　CTO 病变 PCI 学习的四个阶段
Reproduced with permission from CCI, Azzalini L, Brilakis ES. Ipsilateral vs. contralateral vs. no collateral(antegrade only)chronic total occlusion percutaneous coronary interventions: what is the right choice for your practice? Catheter Cardiovasc Interv 2017;89:656-7.

三、正式培训和在职训练

学习 CTO 病变 PCI 可以通过正式培训或通过在职训练来实现(表 13-1)。目前大多数术者是在在职实践中学习 CTO 病变 PCI[2]。

表 13-1　通过正式培训[3,4]或通过在职训练学习 CTO 病变 PCI 比较

	正式培训	在职训练
可获得性	有限	广阔
灵活性	+	+++
锻炼基础 PCI 技能	+	++
提炼经验	+++	+
接触高度复杂病例	+++	+
与资深术者建立师生联系	+++	++
参加研究机会	+++	+

正式培训的优势包括能接触大量高度复杂的经典病例、与资深 CTO 术者保持长期直接的工作关系,以及大量参与 CTO 病变 PCI 临床研究的机会;缺点包括心导管诊疗技术仍在发展中,专门用于培训 CTO 病变 PCI 和其他复杂高风险手术的机会有限[5]。

两种途径都可以提供良好的训练。

四、学习途径:书籍、互联网、会议和现场演示

介入医生可通过以下途径的学习成长为一位成功的 CTO 病变 PCI 术者:

1. 阅读 CTO 病变相关文献(所有的介入治疗相关杂志,尤其 Catheterization and Cardiovascular Interventions,Journal of Invasive Cardiology,Eurointervention,Circulation:Cardiovascular Interventions 和 JACC Cardiovascular Interventions)。

2. 在线教育:本书提供了 YouTube 上几个记录 CTO 病变 PCI 病例的链接(可在以下网址搜索:www. ctomanual. org)。还有 www. ctofundamentals. org,http://apcto. club/apctoalgorithm/ 和 www. incath-lab. com,是从基础到高级 CTO 病变 PCI 技术教学资源的优秀网站,也是医生相互交流和分享经验的平台。许多病例成功的关键在于 CTO 病变 PCI 技术的灵活应用及改良,这些知识只有通过在线学习或广泛阅读文献才能够掌握。

3. 在 CTO 病变介入治疗经验丰富的中心观摩学习。

4. 参加 CTO 病变 PCI 相关会议(例如 CRT 的 CTO 学院,心血管研究基金会 CTO 峰会,SCAI 年会,日本 CTO Club,心血管创新会议,TCT 和 Euro CTO Club 等)。

5. 在有经验的 CTO 病变介入治疗医生指导下完成手术。在职训练对于学习 CTO 病变 PCI 技术是不可或缺的。

6. 在实际工作中不断实践,熟能生巧。

7. 在 CTO 病变 PCI 期间与其他介入治疗医生合作,相互交流并调整手术计划。

五、学习 CTO 病变 PCI 的要诀

1. 认真制订 CTO 病变 PCI 计划,包括病变影像学特征评估、根据杂交策略流程图选择病变通过策略和适时策略转换(第 7 章)。

2. 选择可从介入治疗中获益的 CTO 病变患者行 PCI(见第 1 章)。

3. 熟练掌握 CTO 病变 PCI 基本技能(见第 2 章)。

4. CTO 病变 PCI 时间长,需要充沛的体能。北美 CTO 病变介入治疗领军人物 Lombardi 教授指出"CTO 病变 PCI 只有做或者不做,不存在尝试一说。"CTO 病变 PCI 操作复杂且富有挑战性,随着术者经验不断积累,CTO 病变 PCI 过程会逐渐加快,成功率也逐渐提高[6]。

5. 创造性:每个 CTO 病例都有自身特点,需要采取针对性的治疗策略[7]。

6. 从失败中学习:与非 CTO 病变 PCI 相比,CTO 病变 PCI 失败率较高,初学者更是如此。失败并不可怕,也不必灰心丧气,一个有潜质的 CTO 病变 PCI 术者应从失败病例中汲取经验和教训。与其他经验丰富的术者进行失败病例讨论十分有益。知道何时停止也是非常重要的,最好是在未发生并发症的情况下中止手术,而不是等到发生灾难性并发症时才放弃。

7. 报道挑战性和少见的 CTO 病变 PCI 病例,随访本单位 CTO 病变 PCI 患者预后情况。

8. 跟踪随访患者预后。通过创建本地 CTO 病变 PCI 数据库或加入多中心 CTO 病变 PCI 注册研究数据库(如 PROGRESS-CTO 研究,clinicaltrials. gov 标识符:NCT02061436,www. progresscto. org)。

9. 参加 CTO 病变介入治疗临床研究。

六、建立 CTO 病变 PCI 团队

建立一支精干的 PCI 团队、配备必要的手术器械并制订合理的规章制度,对于成功开展 CTO 病变 PCI 至关重要。包括以下内容:

1. 人员培训
(1) 向导管室工作人员讲授 CTO 病变 PCI 的适应证和复杂性。
(2) 向非导管室团队介绍关于 CTO 病变 PCI 的过程和结果。
(3) 有意识培养团队成员的专长方向。

2. 配备 CTO 病变 PCI 基本器械和设备(第 2 章,表 2-1)
(1) 至少两个导管室(如一个手术间进行 CTO 病变 PCI,急诊手术可使用另一个手术间)。
(2) 心脏计算机断层扫描和磁共振成像设备。
(3) 心脏外科。

3. 制定 CTO 病变 PCI 专用操作规范,包括放射线防护(见第 10 章)和抗凝治疗等。
(1) 放射线防护:推荐使用 6~7.5fps 透视。持续监测放射线剂量,放射线剂量达 7~10Gy 时,如果仍未开通 CTO 病变,应停止操作。放射线剂量超过 5Gy 患者,需随访观察是否发生皮肤受损。
(2) 抗凝治疗:CTO 病变 PCI 术中要求每 30 分钟检测一次 ACT,正向 PCI 时 ACT 需>300s,逆向 PCI 时 ACT 需>350s。

4. 建议设立“CTO 病变 PCI 日”。术者这一天除 CTO 病变 PCI 手术外,应取消其他工作,保证有充足时间来完成手术而不被打断。设立“CTO 病变 PCI 日”还可方便管理人员或临床专家访视,并便于心内科相关医生观摩学习。

5. 团队协作完成挑战性病例。两名介入术者同台协作有助于提高手术成功率。

七、获得管理机构的支持

可通过以下方式获得管理机构的支持:
1. 通过上报从介入治疗中获益的 CTO 病变患者数据,显示 CTO 病变介入治疗的必要性。
2. 向管理机构汇报 CTO 病变 PCI 的可行性、经济效益和社会效益。经济学分析结果证实,CTO 病变 PCI 和非 CTO 病变 PCI 对医院收入具有同样贡献[2]。
3. 阐明开展 CTO 病变 PCI 对所在医疗机构未来发展的重要性,如提升医疗中心在本地区或全国进行冠状动脉复杂病变介入治疗的知名度等。

八、提高自身 CTO 病变介入治疗的知名度

一旦开展 CTO 病变介入治疗并取得了良好结果,CTO 病变介入治疗的知名度将得以提升,许多此类患者将慕名而来并从术中获益。但凡事过犹不及,在自己技术尚未成熟之前就自认是 CTO 病变 PCI 专家并贸然从事非常复杂的闭塞病变介入治疗可能会带来相反效果,因为重复失败的病例总是会令人沮丧。因此,在大力推动开展 CTO 病变 PCI 之前,最好先埋头苦练,掌握 CTO 病变 PCI 的相关技能。与此同时,与同事分享成功经验也很重要,可有效地让他们了解 CTO 病变 PCI 带来的获益。

提高非手术医生和患者对 CTO 病变 PCI 的认知度,具体措施如下:
1. 医生宣教:使非手术医生了解 CTO 病变 PCI 的临床获益。
2. 在病例讨论、大查房或学术会议中,汇报 CTO 病变 PCI 病例,让更多医生和患者意识到,介入治疗可使 CTO 病变患者获益。
3. 患者宣教:线上 CTO 病变 PCI 患者手册、介入治疗视频资料是有效的宣教工具。

九、从事 CTO 病变 PCI 会让你成为更好的冠心病介入治疗医生

CTO 病变 PCI 治疗的目标是使患者受益。除了使患者受益外,从事 CTO 病变 PCI 可以使你成为更好的冠心病介入治疗医生。

1. 成长的重要性

CTO 病变 PCI 会给术者带来对 PCI 的新认识。CTO 病变 PCI 能够训练介入治疗医生安全有效地处理复杂冠状动脉病变患者。因此,CTO 病变 PCI 成为学习和应用新技术的强大动力。

2. 更好的冠状动脉造影评估能力

当我们面对 CTO 病变时,需要对冠状动脉造影结果进行认真评估。我们需要观察病变近端血管以确定是否存在可能阻碍器械输送的迂曲和钙化,是否存在需要在开通 CTO 病变之前进行干预的病变,以及是否存在可用于行球囊锚定的近端分支血管以辅助器械输送。我们需要多体位投照来确定 CTO 病变近端纤维帽位置以及 CTO 病变残端形态。我们需要评估闭塞段长度,病变越长,开通病变所需时间可能就越长,就越需要使用更多技术(逆向和正向夹层/再入真腔技术)。我们还需要评估闭塞段远端血管情况,以判断导丝一旦走行至内膜下时再入远端血管真腔的难易程度及远端分支是否存在闭塞风险。最后,我们需要评估侧支的存在与否、直径和迂曲程度,以确定逆向技术是否可行且安全。

鉴于 CTO 病变 PCI 的复杂性,我们需要双侧造影、多体位投照评估,以更好地理解血管的解剖结构,以便在最初通过策略失败情况下选择其他通过策略。CTO 病变 PCI 会使我们体会到仔细规划以及深入了解每位患者独特冠状动脉解剖结构的重要价值。花费 15～30 分钟仔细阅读冠状动脉造影影像对提高后续手术成功率非常值得。在评估其他冠状动脉病变时,学习 CTO 血管造影评估方法,可增加手术成功率、效率和安全性。

3. 提高处理复杂病变的能力和技术

当你学会如何处理复杂的 CTO 病变后,非 CTO 病变 PCI 将变得非常简单。CTO 病变介入治疗医生知道如何通过使用 8Fr 指引导管或使用延长导管和锚定技术来获得良好的指引导管支撑力;可以使用 45 厘米长鞘减少髂动脉迂曲对导管支撑力的影响;了解如何最恰当地使用微导管(包括将其用于非 CTO 病变的复杂情况)以及选用导丝;内膜下间隙将不再是禁区,尤其是处理长钙化病变时。

4. 更好地掌握器械性能

CTO 病变 PCI 术中使用的导丝各有特点。了解高穿透力导丝(如 Miracle 和 Conquest 系列)和聚合物护套导丝(如 Pilot 200 和 Fielder FC)的区别对发挥其最佳效能非常重要。这类导丝不适用于急性心肌梗死的次全或完全闭塞病变。CTO 病变 PCI 的基本原则(在确认导丝位于远端血管真腔或至少在血管结构内之前,不能推进球囊和微导管)适用于所有介入治疗,包括急性心肌梗死介入治疗。通过双侧造影确认导丝远端位置这一技术已在一些急诊 PCI 病例中应用。

5. 增加 PCI 治疗数量

在过去的几年里,欧美等地区 PCI 和 CABG 的数量都一直在稳步下降。CTO 病变 PCI 可能是唯一有增长潜力的领域。必要的 PCI 数量是术者提高手术技术的先决条件之一,因此,在欧美地区开展 CTO 病变 PCI 比以往任何时候都更重要。

6. 改进工作流程

CTO 病变 PCI 需要不断且迅速地调整手术策略。如果一种技术在短时间内未能取得成功,则需要适时进行调整。这种调整有时可能仅是小的调整,比如导丝头端塑形的改变,也可能是策略的根本性改变,比如从正向转为逆向或从逆向转为正向。早期策略转换是杂交技术的核心,通过缩短失败方法的操作和时间,使成功可能性最大化。初始策略不成功时尝试采用替代策略的基本原则适用于任何介入手术。不断思考后续步骤可为器械的准备留出时间并顺利及时地完成过渡。工作流程得到改进,结果也会得到改善。

7. 参加专业学术团体

CTO 病变 PCI 专业学术团体非常强大,也许是因为每个人都意识到他们需要其他人的帮助和建议才能获得成功。因此,在具有挑战性的病例中寻求同事的建议并且在会议期间以及通过 www. ctofundamentals. org 等不断进行互动和学习的情况并不少见。总会有更多需要学习的地方,总会有需要改进的余地。

8. 提高并发症处理水平

CTO 病变 PCI 计划包括对并发症的处理预案。虽然穿孔是 CTO 病变 PCI 术中术者特别关注的内容,但其实穿孔在任何病变 PCI 术中都有可能发生。因此,CTO 病变 PCI 术中对并发症的预防和治疗有助于提高非 CTO 病变 PCI 的安全性。这促使术者必须熟悉覆膜支架、弹簧圈、凝血酶和微导管的使用。非 CTO 病变 PCI 术中如发生急性血管闭塞,可使用 CTO 病变 PCI 技术进行挽救,例如采用正向夹层/再入真腔技术[8]或逆向技术[9,10]。此外还可使用正向夹层/再入真腔技术处理器械嵌顿并发症[11]。如术者未能掌握上述技术,这些病人通常需要行紧急心脏外科手术。这些患者如果知道因您采用了 CTO 病变 PCI 技术而使他们免于外科手术,那么必将对您感激不尽。

9. 辐射管理

最大限度减少辐射暴露对于 CTO 病变介入治疗成功至关重要。经验丰富的 CTO 病变术者会最大限度地减少患者的辐射暴露。他们经常使用每秒 6~7.5 帧透视,并持续监测患者辐射量。他们知道对空气比释动能数值进行观察,并知道如何解读这些数字(空气比释动能>5Gy,皮肤放射损伤的风险就会增加;如果已经达到 7~10Gy,导丝还没有通过闭塞病变,手术就必须终止)。这些技能同样也适用于非 CTO 病变 PCI。现在许多术者在所有病例中都常规使用每秒 7.5 帧透视。他们也尽量减少使用"电影"造影而更多使用透视保存功能来记录球囊和支架充盈过程。

10. 保持谦虚

CTO 病变 PCI 提供了关于谦虚和尊重重要性的持续课程。尊重病变同时尊重病人。CTO 病变 PCI 告诉我们,失败常在,我们也并非全知全能。在患者和他们的家庭面前承认我们力有不逮能够帮助我们保持谦虚,并对我们所能取得的成绩心存感激。

患者最终会从 CTO 病变 PCI 术者技术进步中获得到更安全、更有效的治疗。也许有一天,越来越多的患者在需要行 PCI 时会问"你会做 CTO 病变 PCI 吗?"这一天可能比我们想象的要更快到来。

总之,成功开展 CTO 病变 PCI 需要介入治疗医生、导管室工作人员以及内科医生彼此协作、共同努力。包括美国在内的世界范围内,对 CTO 病变 PCI 的需求仍然很大,开展高水平的 CTO 病变 PCI 将为患者提供绝佳的治疗选择。

(盛力 译)

参考文献

1. Rinfret S, Joyal D, Spratt JC, Buller CE. Chronic total occlusion percutaneous coronary intervention case selection and techniques for the antegrade-only operator. *Catheter Cardiovasc Interv* 2015; **85**: 408–15.

2. Karmpaliotis D, Lembo N, Kalynych A, et al. Development of a high-volume, multiple-operator program for percutaneous chronic total coronary occlusion revascularization: procedural, clinical, and cost-utilization outcomes. *Catheter Cardiovasc Interv* 2013;**82**:1–8.

3. Kalra A, Bhatt DL, Kleiman NS. A 24-month interventional cardiology fellowship: learning motor skills through blocked repetition. *JACC Cardiovasc Interv* 2017;**10**:210–1.

4. Kalra A, Bhatt DL, Pinto DS, et al. Accreditation and funding for a 24-month advanced interventional cardiology fellowship program: a call-to-action for optimal training of the next generation of interventionalists. *Catheter Cardiovasc Interv* 2016;**88**:1010–5.

5. Kirtane AJ, Doshi D, Leon MB, et al. Treatment of higher-risk patients with an indication for revascularization: evolution within the field of contemporary percutaneous coronary intervention. *Circulation* 2016;**134**:422–31.

6. Brilakis ES. The why and how of CTO interventions. *Cardiol Today's Interv* January/February 2012.

7. Brilakis ES, Grantham JA, Rinfret S, et al. A percutaneous treatment algorithm for crossing coronary chronic total occlusions. *JACC Cardiovasc Interv* 2012;**5**:367–79.

8. Martinez-Rumayor AA, Banerjee S, Brilakis ES. Knuckle wire and stingray balloon for recrossing a coronary dissection after loss of guidewire position. *JACC Cardiovasc Interv* 2012;**5**:e31–2.

9. Azemi T, Fram DB, Hirst JA. Bailout antegrade coronary reentry with the stingray balloon and guidewire in the setting of an acute myocardial infarction and cardiogenic shock. *Catheter Cardiovasc Interv* 2013; **82**: E211–4.

10. Patel VG, Zankar A, Brilakis E. Use of the retrograde approach for primary percutaneous coronary intervention of an inferior ST-segment elevation myocardial infarction. *J Invasive Cardiol* 2013;**25**:483–4.

11. Tanaka Y, Saito S. Successful retrieval of a firmly stuck rotablator burr by using a modified STAR technique. *Catheter Cardiovasc Interv* 2016;**87**:749–56.

附录 1

CTO 病变介入治疗常用器械

器械名称	类型	制造商
Amplatz"鹅颈"式抓捕器	抓捕器	Covidien
Angiosculpt	scoring 球囊	Spectranetics
Astato XS 20	特硬锥形头端导丝(头端硬度 20g)	Asahi Intecc
Atlantis SR Pro	血管内超声导管	Boston Scientic
Atrieve	抓捕器(3 个环)	Angiotech
Axium	直径 0.014 英寸的弹簧圈	Medtronic
Azur	直径 0.014 英寸的弹簧圈	Terumo
BHW	强支撑导丝	Abbott Vascular
Blimp	scoring 球囊	Interventional Medical Device Solutions
Caravel	微导管(小外径)	Asahi Intecc
CenterCross	支撑导管(自膨式,大腔)	Roxwood Medical
Choice PT floppy	导丝(具聚合物护套)	Boston Scientific
Conquest	导丝(硬,锥形头端)	Asahi Intecc
Conquest Pro 12	导丝(硬,锥形头端,亲水涂层)	Asahi Intecc
Co-pilot	带按压式止血阀的 Y 型连接器	Abbott Vascular
Corsair	微导管——通道扩张导管	Asahi Intecc
Corsair Pro	微导管——通道扩张导管(头端比 Corsair 更柔软)	Asahi Intecc
CrossBoss	用于 ADR 的钝头微导管	Boston Scientific
Cross-it 100XT	导丝	Abbott Vascular
Crosswire NT	导丝	Terumo
Crusade	双腔微导管	Kaneka Medix Corporation
Diamondback 360	轨道式斑块去除系统	CSI
Eagle Eye	血管内超声系统(固态数组式)	Philips Volcano
Eagle Eye Short Tip	血管内超声系统(短头)	Philips Volcano
Eaucath	无鞘指引导管	Asahi Intecc
ELCA	准分子激光冠状动脉消蚀系统	Spectranetics
Ensnare	抓捕器(3 个环)	Merit Medical
Fielder FC	导丝(聚合物护套,柔软非锥形头端)	Asahi Intecc
Fielder XT	导丝(聚合物护套,柔软锥形头端)	Asahi Intecc
Fielder XT-A	导丝(聚合物护套,复合核芯,用于正向通过)	Asahi Intecc

续表

器械名称	类型	制造商
Fielder XT-R	导丝(聚合物护套,复合核芯,用于逆向通过侧支)	Asahi Intecc
Fighter	导丝(聚合物护套,锥形头端)	Boston Scientifc
Finecross	微导管	Terumo
FineDuo	双腔微导管	Terumo
Gaia 1,2,3	导丝(锥形头端硬导丝,复合核芯)	Asahi Intecc
Gladius	导丝(聚合物护套,复合核芯)	Asahi Intecc
Glidesheath Slender	用于桡动脉入路的薄鞘	Terumo
Graftmaster Rx	覆膜支架(快速交换型)	Abbott Vascular
Grand Slam	强支撑导丝	Asahi Intecc
Guardian	带按压式止血阀的 Y 型连接器	Vascular Solutions
GuideLiner Navigation Catheter	GuideLiner 延长导管专用扩张器	Vascular Solutions
Guideliner V3	延长导管	Vascular Solutions
Guidezilla Ⅱ	延长导管	Boston Scientific
Guidion	延长导管	Interventional Medical Device Solutions
Heartmate PHP	左心室辅助装置	Abbott Vascular
Hornet 10,14	硬的锥形头端导丝	Boston Scientifc
Impella(2.5,CP,5.0)	左心室辅助装置	Abiomed Inc.
Interlock	0.018 英寸弹簧圈	Boston Scientific
Iron Man	头端柔软、体部坚硬的导丝,用于输送器械	Abbott Vascular
Mailman	头端柔软、体部坚硬的导丝,用于输送器械	Boston Scientific
Mamba	微导管	Boston Scientifc
Mamba Flex	微导管	Boston Scientifc
Micro 14	微导管(155cm)	Roxwood Medical
Micro 14 es	微导管(更强支撑,155cm)	Roxwood Medical
Micronester	0.018 英寸弹簧圈	Cook Medical
Minnie	微导管	Vascular Solutions
Miracle 3,4.5,6,12	非锥形头端硬导丝	Asahi Intecc
Mizuki	微导管	Kaneka Medix Corporation
Mizuki FX	微导管(比 Mizuki 更柔软)	Kaneka Medix Corporation
MultiCross	强支撑导管(自膨式,有三个独立的腔)	Roxwood Medical
Nhancer ProX	微导管	Interventional Medical Device Solutions
Nhancer Rx	双腔微导管	Interventional Medical Device Solutions
No Brainer	放射线防护帽	Worldwide Innovations & Technologies
NovaCross	强支撑导管	Nitiloop

续表

续表

器械名称	类型	制造商
NovaCross Xtreme	强支撑导管(增加闭塞病变内通过能力)	Nitiloop
Ostial Flash	治疗开口病变专用球囊	Cardinal Health
Papyrus	覆膜支架	Biotronik
Persuader 3,6,9	硬导丝	Medtronic
Pilot 50,150,200	导丝(聚合物护套,非锥形加硬导丝)	Abbott Vascular
Prodigy	强支撑导管(头端附着一枚无损伤球囊)	Radius Medical
Progreat	大腔微导管(内径 0.018 英寸,通常用于输送弹簧圈)	Terumo
Progress 40,80,120,140T,200T	锥形头端硬导丝	Abbott Vascular
ProVia 3,6,9	硬导丝	Medtronic
Prowler	微导管	Cordis
PT Graphix Intermediate	导丝(聚合物护套)	Boston Scientific
PT2 Moderate Support	导丝(聚合物护套)	Boston Scientific
Quick Cross	微导管	Spectranetics
Quick-Access Needle Holder	放射线下进行血管穿刺的持针器	Spectranetics
R350	导丝(350cm,用于体外化过程)	Vascular Solutions
RadPad	放射线防护屏	Worldwide Innovations & Technologies
Renegade	大腔微导管(0.018 英寸,通常用于输送弹簧圈)	Boston Scientific
Revolution	血管内超声系统(机械旋转式)	Volcano
RG3	导丝(330cm,用于体外化过程)	Asahi Intecc
Rotablator	旋磨系统	Boston Scientific
Rotaglide	润滑剂(用于旋磨)	Boston Scientific
RotaWire Floppy 和 Extra support	旋磨导丝	Boston Scientific
Runthrough	工作导丝	Terumo
Samurai RC	导丝(用于逆向)	Boston Scientific
Shinobi 和 Shinobi Plus	硬导丝	Cordis
Shuttle	鞘管	Cook Medical
Sion	导丝(复合核芯,适于逆向通过侧支)	Asahi Intecc
Sion Black	导丝(聚合物护套,复合核芯,适于通过侧支使用)	Asahi Intecc
Sion Blue	工作导丝	Asahi Intecc
Stingray 球囊	球囊(用于再入真腔)	Boston Scientific
Stingray LP 球囊	小外径球囊(用于再入真腔)	Boston Scientific
Stingray 导丝	导丝(用于经 Stingray 球囊再入真腔)	Boston Scientific

续表

续表

器械名称	类型	制造商
Suoh 03	导丝(软,头端硬度 0.3g,适于通过心外膜侧支)	Asahi Intecc
Supercross	微导管(头端不同预塑形)	Vascular Solutions
Tandem Heart	左心室辅助装置	Cardiac Assist Inc.
Tegaderm	无菌敷贴	3M
Threader	微扩张导管	Boston Scientifc
Tornus	微导管(用于球囊无法通过的病变)	Asahi Intecc
Transit	微导管(0.021 英寸,通常用于输送弹簧圈)	Cordis
Trap it	用于器械交换的锚定球囊	Interventional Medical Device Solutions
Trapliner	延长导管,可与 trapping 球囊配合使用	Vacular Solutions
Trapper	用于器械交换的锚定球囊	Boston Scientifc
Turbo Elite	激光导管	Spectranetics
Turnpike	微导管	Vascular Solutions
Turnpike Gold	微导管(镀金螺纹头端,用于正向)	Vascular Solutions
Turnpike LP	微导管(头端和连接杆外径更小)	Vascular Solutions
Turnpike Spiral	微导管(头端尼龙线圈,用于正向通过)	Vascular Solutions
TVC	血管内超声和近红外光融合导管	InfraRedx
Twin Pass 5200	双腔微导管	Vascular Solutions
Twin Pass Torque	编织样双腔微导管	Vascular Solutions
Ultimatebros 3	导丝(非锥形头端,复合核芯)	Asahi Intecc
Valet	微导管	Volcano
Venture	微导管(可偏转头端)	Vascular Solutions
Viper	导丝(用于轨道旋磨术)	CSI
Whisper LS,MS,ES	导丝(外敷聚合物护套,较软)	Abbott Vascular
Wiggle 导丝	导丝(头端部分弯曲)	Abbott Vascular
Wolverine	切割球囊	Boston Scientifc
Zero Gravity	放射线防护系统	Biotronik

附录 2

CTO 病变介入治疗常用词表

英文	释义
Anchor-Tornus technique	联合使用 Tornus 微导管和边支锚定技术以处理导丝通过而球囊不能通过的 CTO 病变
Antegrade balloon puncture	逆向导丝朝向充盈的正向球囊穿刺技术：一种改良的反向 CART 技术，该技术中正向球囊扩张充盈后，操控逆向导丝向正向球囊穿刺，然后在透视下吸负压后回撤球囊同时推送逆向导丝通过闭塞病变进入近端血管真腔。
Antegrade microcatheter probing	正向导丝穿入逆向微导管技术：在逆向导丝通过闭塞病变后，推送逆向微导管至正向指引导管内，退出逆向导丝，正向送入导丝穿入逆向微导管内通过 CTO 病变，再回撤逆向微导管，将正向导丝调整至闭塞段远端血管真腔。
Back bleeding sign	微导管辅助导丝前进过程中，为明确导丝是否进入远端真腔，撤出导丝后自微导管尾端回吸，如可见持续血液回流（至少 30s），提示位于真腔（但不能完全确定）。
BAM(Balloon-assisted microdissection, also called grenadoplasty)	球囊辅助的微夹层技术，又称球囊爆破松解纤维帽技术：一种用于导丝通过而球囊不能通过 CTO 病变的技术，将小直径球囊（直径 1.0 ~ 1.5mm）尽力前送抵住病变扩张至球囊破裂，喷射出的高速射流会修饰近端纤维帽，便于后续球囊通过。
BASE(Balloon-Assisted Subintimal Entry)	球囊辅助的内膜下进入技术：一种用于处理近端纤维帽模糊 CTO 病变的技术。选用比 CTO 病变近端血管直径略大的球囊于闭塞段近端扩张以制造夹层，然后前送弯曲导丝经该夹层进入 CTO 病变内。
BAT(Balloon-Assisted Tracking technique)	球囊辅助的跟踪前行技术：一种辅助指引导管通过迂曲桡动脉的方法。沿 PTCA 导丝送入一枚球囊至指引导管头端，使球囊前半部分突出于指引导管外，球囊充盈情况下前送指引导管，使指引导管连同球囊一起通过迂曲血管段。该技术也适用于无鞘情况下将指引导管送入桡动脉。
Block and deliver	封堵-输送技术：一种用于处理冠状动脉穿孔的技术。送入球囊至穿孔部位近端或穿孔部位扩张，以阻止穿孔部位持续出血。沿第二根导丝送入覆膜支架或微导管（用于输送弹簧圈）至球囊近端，短暂球囊撤压，推送覆膜支架或微导管以封堵穿孔。在经微导管推送弹簧圈时再次球囊扩张封堵以减少穿孔部位出血。输送覆膜支架时推荐使用大直径（8Fr）指引导管，输送弹簧圈时可使用常规外径指引导管。
Bobsled	"雪橇"技术：该技术是指在采用 Stingray 球囊实施正向夹层再入真腔技术时，改变 Stingray 球囊位置，通常选择病变负荷较轻、走行较平直且管腔较大的血管节段行导丝再入真腔操作。
Bridge or rendezvous	微导管对吻技术：在逆向导丝通过闭塞病变后，推送逆向微导管至正向指引导管内，再正向送入另外一根微导管，与逆向微导管在正向指引导管内行头对头对吻，再正向送入导丝至逆向微导管内通过病变至远端血管真腔。
Buddy wire stent anchor	用于近段血管需要置入支架时增加指引导管支撑力的一种方法。送入一根伴行导丝后，支架沿原导丝送入并释放。被支架挤压的伴行导丝可为指引导管提供较强支撑力。
Confluent balloon	汇合球囊技术：分别送入正向和逆向球囊至闭塞段内同时扩张，制造内膜下空间并使之贯通，便于导丝通过 CTO 病变。

续表

英文	释义
CART（Controlled Antegrade and Retrograde Tracking and dissection）	控制性正向-逆向内膜下循径技术：逆向 PCI 术中正向导丝进入内膜下，沿逆向导丝送入球囊在内膜下扩张制造假腔，操控正向导丝经该假腔到达远端血管真腔。
Contemporary reverse CART（Contemporary reverse Controlled Antegrade and Retrograde Tracking and dissection）	当代反向 CART 技术：为反向 CART 技术的一种。与标准反向 CART 相比，当代反向 CART 技术关键在于，避免反复尝试逆向导丝通过或对吻导丝技术形成较大假腔和血肿，推荐尽早正向送入 2.0~2.5mm 球囊扩张，操控逆向导丝向球囊方向穿刺，实现较小直径正向球囊扩张即可完成逆向导丝高效通过的目标。
Contrast-guided STAR（Contrast-guided Subintimal Tracking And Reentry，Carlino technique）	对比剂指导的 STAR 技术：是一种改良的 STAR 技术。送入微导管至近端纤维帽或内膜下，经微导管注射对比剂以制造夹层并使其显影，利于导丝前送。
Deflecting balloon or blocking-balloon technique	偏转球囊（阻闭球囊）技术：当近端或远端纤维帽附近存在分支时，有助于导丝通过病变的一种技术。送入球囊至分支开口扩张以阻止导丝进入该分支，有助于导丝进入闭塞病变。
Double-blind stick-and-swap	双盲"穿刺-交换"技术：导丝经内膜下通过病变后采用 Stingray 球囊再入远端血管真腔的一种方法。与"穿刺-交换"技术相似，先用硬导丝（如 Stingray 球囊导丝）制造与血管真腔的通道，之后交换为聚合物护套导丝经该通道进入远端血管真腔。采用"穿刺-交换"技术时，需对侧造影以确定远端血管真腔相对于 Stingray 球囊的位置。而采用双盲"穿刺-交换"技术时，无须对侧造影，使用硬导丝分别经 Stingray 球囊的两个侧孔穿刺制造通道，之后交换为聚合物护套导丝分别尝试经两个侧孔前送，直至导丝经其中一个通道进入远端血管真腔。
DRAFT（Deflate，Retract，and Advance into the Fenestration technique）	反向 CART 技术的一种，需要两位术者协同操作。正向球囊减压后，一名术者回撤该球囊，同时另一术者同时推送"屈曲的"逆向导丝通过该球囊扩张制造的内膜下空间，直至逆向导丝进入正向指引导管内。
e-CART（ElectroCauteryAssisted Re-en-Try）	反向 CART 技术的一种，用于逆向导丝无法穿透近端纤维帽且正向导丝无法穿入 CTO 病变近端纤维帽时（通常为主动脉-冠状动脉开口齐头闭塞）。沿微导管推送逆向硬导丝（通常选用 Conquest Pro 导丝）至闭塞节段内尽可能远的位置，之后逆向导丝尾端连接单极电刀（能量释放时间为 1 秒钟），利用电灼能量穿透坚硬纤维帽，将导丝推送至主动脉内。
Fast-spin CrossBoss technique	推送 CrossBoss 导管的技术：快速旋转扭矩器直至 CrossBoss 导管通过病变。
Finish with the boss	采用弯曲导丝技术时缩小内膜下夹层空间的一种方法：弯曲导丝在内膜下前行至远端纤维帽近端，交换为 CrossBoss 导管经内膜下通过病变。CrossBoss 导管可降低内膜下血肿和较大内膜下假腔形成风险，增加导丝再入真腔成功率。
Guideliner-assisted reverse CART（Guideliner-assisted reverse Controlled Antegrade and Retrograde Tracking and dissection）	反向 CART 技术的一种。通过正向导丝送入延长导管至闭塞段，便于逆向导丝通过闭塞病进入。
Hairpin technique；also called "reversed guidewire" technique	反转导丝技术：导丝进入高度成角血管的技术，选用聚合物护套导丝，距导丝头端约 3cm 处反折，经导引针将形成弯曲的导丝送入冠状动脉，再回撤该导丝，调整导丝头端进入高度成角的分支血管内。
IVUS-guided reverse CART	IVUS 指导的反向 CART 技术：改良的反向 CART 技术，沿正向导丝送入 IVUS 导管行 IVUS 检查，确定正、逆向导丝于血管内的位置，帮助选择合适直径的球囊，在不引起血管破裂前提下尽可能扩大假腔，便于逆向导丝再入真腔。
J-CTO Score（Japan Chronic Total Occlusion Score）	J-CTO 评分：日本多中心 CTO 注册研究总结出的评分系统，用于预测 30 分钟内导丝成功通过 CTO 病变的可能性。该评分纳入 5 个冠状动脉造影参数：近端纤维帽呈钝形残端、CTO 病变内可见钙化、闭塞段走行迂曲、闭塞段长度≥20mm 和既往尝试开通失败。

英文	释义
Jet exchange, also called hydraulic exchange, or Nanto technique	喷射交换,也称为液压交换或 Nanto 技术,是在保持导丝位置同时退出微导管的一种技术。将充满盐水的压力泵连接到微导管尾端柄,将压力泵充盈至较高压力,同时回撤微导管。
Just-marker technique	标记导丝技术:逆向技术的一种。推送逆向导丝至远端纤维帽处作为远端血管真腔的标记,指引正向导丝通过病变。
Kissing-wire technique	对吻导丝技术:逆向技术的一种,操控正向和逆向导丝,使其头端于闭塞段内交会,然后操控正向导丝沿逆向导丝制造的通道进入远端血管真腔内。
Knuckle-boss technique	防止 CrossBoss 导管进入分支的一种技术:回撤 CrossBoss 导管至分支开口近端,推送弯曲导丝跨过边支血管(弯曲导丝头端的较大弯曲可防止导丝进入分支血管内),再沿导丝送入 CrossBoss 导管。
LAST	限制性正向内膜下循径技术:基于导丝的再入真腔技术,应用弯曲导丝技术通过闭塞病变后采用该技术使导丝尽早再入远端真腔,常使用硬导丝,头端塑形 90°弯曲。
Mini-STAR	一种改良的 STAR 技术。采用聚合物护套导丝(如 Fielder FC 或 Fielder XT 导丝)尽早实现再入真腔。与 LAST 技术一样,目前已较少应用,更推荐 Stingray 球囊辅助的假腔再入真腔技术。
Modifed Carlino technique	改良的 Carlino 技术。透视下经微导管轻柔注射小剂量(0.5~1ml)对比剂至闭塞段内,目前主要应用于近端纤维帽辨识不清或球囊无法通过的 CTO 病变。
Mother-daughter-granddaughter technique	可同时使用两个延长导管(如 8Fr 延长导管内再送入一根 6Fr 延长导管)以提高支撑力。
Move-the-cap techniques	处理近端纤维帽模糊不清的 CTO 病变的一组正向夹层再入真腔技术,包括 BASE 技术、scratch-and-go 技术和 Carlino 技术。
Open-sesame technique	芝麻开门技术:近端纤维帽处存在分支时,有助于导丝通过病变的一项技术。送入球囊于该分支开口处扩张,修饰近端纤维帽,使导丝能够进入 CTO 病变内。
Parallel-wire technique	平行导丝技术:正向导丝升级过程中,如果第一根导丝进入内膜下,保留该导丝于原处,送入第二根导丝沿与第一根导丝平行的方向前送,直至进入远端血管真腔。
Ping-pong guide	乒乓指引导管技术:两根指引导管送至同一冠状动脉开口,一根指引导管插入冠脉开口同时另一根指引导管撤出,两者交替。
PROGRESS-CTO Score (PROspective Global REgiStry for the Study of Chronic Total Occlusion Intervention score)	PROGRESS CTO 评分:该评分系统纳入四个冠状动脉造影参数(近端纤维帽辨识不清、闭塞段中-重度迂曲、回旋支 CTO 病变、缺乏可用于行逆向 PCI 的侧支血管,每个参数计为 1 分,合计 4 分),用于预测 CTO 病变 PCI 技术成功率。
RASER technique (Rotablation and laser technique)	处理球囊不能通过或不能扩张 CTO 病变的一种技术。先采用激光消融便于旋磨导丝通过病变(直接操控旋磨导丝或经微导管交换),之后再采用旋磨术。
Reverse CART	反向 CART 技术:沿正向导丝送入球囊在内膜下扩张形成局限假腔,再操控逆向导丝穿入该假腔,并最终送入闭塞段近端血管真腔,是目前最常用的逆向再入真腔技术。
Reverse wire trapping technique	正向送入小外径抓捕器抓捕逆向导丝,回撤逆向导丝牵拉抓捕器通过闭塞病变至远端血管真腔。该技术目前极少应用。

英文	释义
Scratch-and-go technique	属于"Move the cap"技术的一种。推送硬导丝进入 CTO 病变近端血管内膜下,沿导丝送入微导管至内膜下,交换为聚合物护套导丝以弯曲导丝技术通过 CTO 病变。
See-saw balloon-wirecutting technique	处理球囊不能通过 CTO 病变的一种技术:分别沿两根导丝达入两个小球囊至近端纤维帽处,尽量推送其中一个球囊至不能前行时,高压力扩张球囊压迫伴行导丝对近端纤维帽产生聚力切割作用,之后第二个球囊重复上述操作,两球囊交替前行、扩张,直至其中一个球囊通过病变。
See-saw technique	导丝互参照技术:是一种改良的平行导丝技术。在正向导丝升级技术中,如果第一根导丝进入内膜下时,保留该导丝于原处,在第二根微导管辅助下送入第二根导丝以第一根导丝为参照前行。两根导丝交替前进,直至其中一根通过闭塞病变。该技术中使用两根微导管分别为两根导丝提供支撑。
Septal surfing	导丝"冲浪"技术是逆向导丝通过间隔支的一种技术。无须使用对比剂明确间隔支走行并指引导丝方向,旋转并快速推送导丝直至其头端出现弯曲或进入闭塞段远端血管真腔。如导丝头端出现弯曲,应回撤调整方向后重新推送。
Side-branch anchor technique	分支锚定技术用于增强指引导管支撑力。送入工作导丝至病变近端分支内,沿导丝送入外径与血管直径匹配的小球囊于分支内以 6~8atm 扩张,以增强指引导管支撑力。
STAR	内膜下循径及再入真腔技术。由 Antonio Colombo 提出的、最早的正向夹层再入真腔技术。持续推送聚合物护套弯曲导丝经内膜下直至其进入闭塞段远端血管真腔(通常在远端分叉部位)。
Stent reverse CART	支架反向 CART 技术,是一种改良的反向 CART 技术。于近端真腔至闭塞段内膜下假腔中置入支架,便于逆向导丝进入该支架内并送达近端血管真腔。
Stick and Drive	"穿刺-推送"技术:采用 Stingray 球囊再入真腔时标准的导丝操作方法。Stingray 导丝从球囊出口穿出,穿刺血管内膜进入血管真腔。对侧造影确认导丝已进入血管真腔后,180°旋转 Stingray 导丝,然后将其推送至远端血管。
Stick and Swap	"穿刺-交换"技术:当远端血管存在弥漫病变时采用 Stingray 系统再入真腔的导丝操作方法。采用 Stingray 导丝做初始穿刺以制造与远端真腔的通道,撤出 Stingray 导丝,送入 Pilot 200 导丝(或类似的聚合物护套导丝)沿 Stingray 同一导丝出口进入 Stingray 导丝制造的"隧道"送至远端血管真腔。
STRAW	内膜下经导管回吸技术:采用正向夹层再入真腔技术时如内膜下血肿形成,可通过 Stingray 球囊抽吸血肿。也可同时送入微导管或 OTW 球囊抽吸血肿(该方法更为理想)。
Subintimal distal anchoring technique	内膜下远端锚定技术:用于处理导丝通过而球囊不能通过的 CTO 病变的一种技术。送入第二根导丝经内膜下通过病变,沿该导丝送入球囊至病变远端扩张锚定位于远端真腔内的导丝,再沿真腔内的导丝送入球囊通过病变。
Tip-in technique	正向微导管穿逆向导丝技术:逆向导丝通过病变后,沿逆向导丝送入正向微导管至闭塞段远端血管真腔,然后撤出逆向导丝,经微导管送入正向导丝,再沿该导丝送入球囊和支架,完成球囊扩张和支架置入。与导丝体外化技术相比,该技术可减轻对侧支血管的牵拉,但有时可出现导丝移位。
Wire-cutting technique	导丝切割技术:用于处理球囊不能通过或不能扩张的 CTO 病变的一种技术。送入两根导丝通过 CTO 病变至远端血管真腔,沿第一根导丝尽可能推送球囊至近端纤维帽并扩张,同时回撤第二根导丝,在近端纤维帽局部产生切割作用。

后记

冠状动脉慢性完全闭塞(CTO)病变介入治疗是冠心病介入治疗领域的终极挑战。近年来,随着CTO病变介入治疗理念的更新、器械的改进和广泛的国际化交流,CTO病变介入治疗成功率得到很大提高。时至今日,CTO病变PCI已不再是少数专家掌握的技术,而是广大冠心病介入治疗医生通过学习能够获得的一种能力。但目前CTO病变PCI术者技术水平参差不齐,患者远期获益仍不尽如人意。因此,如何更规范、更高质量开通CTO病变,使患者获益最大化,是我们努力的方向。

2017年,我们团队翻译了由国际著名CTO病变介入治疗专家、美国得克萨斯大学西南医学中心Emmanouil Brilakis教授主编的《循序渐进学习冠状动脉慢性完全闭塞病变介入治疗》(*Manual of Coronary Chronic Total Occlusion Interventions:A Step-by-Step Approach*)。该书对CTO病变PCI相关知识和技术进行系统规范的总结,而且图文并茂、深入浅出、精炼易懂,为冠心病介入治疗术者提供了能够循序渐进学习掌握CTO病变PCI技术的著作。该书入选人民卫生出版社建社65周年献礼宣传图书,我们备受鼓舞。该书第2版在第1版基础上有较大更新,系统介绍了近年来CTO病变PCI领域的新理念、新器械和新技术,是当代CTO病变PCI领域极具特色的优秀著作之一。

本书在翻译过程中,我们力求内容的准确性、完整性和语言表达的流畅性,希望为广大有志于从事CTO病变介入治疗医生呈献一部具高度可读性、实用性和系统性的专业书籍,为中国CTO病变介入治疗的规范化开展尽绵薄之力。我们相信,通过循序渐进地不断学习和规范化实践,一定能够进一步提高CTO病变介入治疗的成功率和安全性,使患者更加获益。

在此,特别感谢人民卫生出版社国际中心编辑们为本书能够高质量出版给予的大力支持和辛苦付出。

李悦

2021年5月18日